北京中医药大学研究生教材

# 金匮问道

金匮要略北中医读本

主　　编　贾春华　钟相根

副 主 编　王雪茜　李鹏英　刘丹彤

编　　委　（按姓氏笔画排序）

　　　　　王雪茜　刘丹彤　李鹏英　钟相根

　　　　　贾春华　徐　爽　赖　敏

全国百佳图书出版单位
中国中医药出版社
·北京·

**图书在版编目（CIP）数据**

金匮问道 / 贾春华 , 钟相根主编 . -- 北京 : 中国
中医药出版社 , 2025. 7
ISBN 978-7-5132-9555-0

Ⅰ . R222.3

中国国家版本馆 CIP 数据核字第 2025Q7D685 号

**中国中医药出版社出版**

北京经济技术开发区科创十三街 31 号院二区 8 号楼
邮政编码　100176
传真　010-64405721
山东临沂新华印刷物流集团有限责任公司印刷
各地新华书店经销

开本 889×1194　1/16　印张 13　字数 339 千字
2025 年 7 月第 1 版　2025 年 7 月第 1 次印刷
书号　ISBN 978 - 7 - 5132 - 9555 - 0

定价　52.00 元
网址　www.cptcm.com

服 务 热 线　010-64405510
购 书 热 线　010-89535836
维 权 打 假　010-64405753

微信服务号　zgzyycbs
微商城网址　https://kdt.im/LIdUGr
官 方 微 博　http://e.weibo.com/cptcm
天猫旗舰店网址　https://zgzyycbs.tmall.com

如有印装质量问题请与本社出版部联系（010-64405510）

# 编写说明

自 1978 年我国开始中医药研究生教育以来，金匮要略既是中医临床基础专业研究生的专业课程，也是许多相关专业的基础课程。2006 年启动的全国高等中医药院校研究生"十一五"规划教材的编写，开我国中医药教育史上统编研究生教材之先河。

《金匮要略》是中医学的经典，是中医临床诊疗的基础与中医药理论创新的源泉。中医药研究生创新能力和职业能力的培养，都需要从《金匮要略》中汲取营养。现有金匮要略研究生教材的编写，虽不乏可圈可点之处，但源于经典教材的编写难度过大，不免存在这样或那样的欠缺：金匮要略研究生教材内容多半是对篇章条文的综合概括；研究方法多限于历代《金匮要略》研究的注疏，辨识度不高，缺乏时代特色；教材编写的深度不够，实用性和启发性亟待加强。

教材是教学环节的主要组成部分，是知识传播的重要载体，也是课程教学活动的主要工具。教育部印发的《普通高等学校教材管理办法》指出，高校要科学规划教材建设，重视教材质量，突出教材特色。为进一步完善研究生教材体系建设，特别是创新交叉课程教材建设，北京中医药大学研究生院资助建设了一批研究生教材，《金匮问道》位列其中。

本教材之编写以满足中医药研究生跨学科、融通式、多元化教育为宗旨，应用诠释学、逻辑学、隐喻学等多学科的理论与方法，对《金匮要略》进行多方位、多层面的阐发，突出《金匮要略》研究的前沿性、交叉性、实用性。本书由五大板块构成。

绪论以《金匮要略方论·序》为起点，回顾《金匮要略》一书的前生今世；继而追问《伤寒论》中的"伤寒"、《金匮要略》中的"杂病"，以及"伤寒""杂病"合论之缘由；再论杂病辨证论治体系，解析杂病诊疗模式、辨证方法、诊脉治则；于《金匮要略》的学习研究方法中，分别介绍了诠释学、逻辑学、隐喻学视角下的原文识读。

第一章为精读篇，遴选"脏腑经络先后病脉证第一""血痹虚劳病脉证并治第六""肺痿肺痈咳嗽上气病脉证治第七""胸痹心痛短气病脉证治第九""痰饮咳嗽病脉证并治第十二""水气病脉证并治第十四"共 6 篇。之所以选取以上篇章，乃基于以下考虑："脏腑经络先后病脉证第一"为《金匮要略》一书之总纲；"血痹虚劳病脉证并治第六""肺痿肺痈咳嗽上气病脉证治第七"和"胸痹心痛短气病脉证治第九"3 篇可为五脏气血病证之代表；"痰饮咳嗽病脉证并治第十二"于诸篇中最为系统丰富，"水气病脉证并治第十四"晦涩难通，且两者所载病证治疗对当今疑难病治疗颇具指导意义。解读方法是举一条或数条条文进行诠释，诠释的内容包括"条文说了什么""为什么这样说""这样说有什么用""应该如何接着说"，以上各项内容未必皆具，但必备前两项。

　　第二章为串讲篇，是精读篇以外篇章的串解，不包含"疟病脉证并治第四""跌蹶手指臂肿转筋阴狐疝蛕虫病脉证治第十九"，计有"痉湿暍病脉证治第二""百合狐惑阴阳毒病脉证治第三""中风历节病脉证并治第五""奔豚气病脉证治第八""腹满寒疝宿食病脉证治第十""五脏风寒积聚病脉证并治第十一""消渴小便不利淋病脉证并治第十三""黄疸病脉证并治第十五""惊悸吐衄下血胸满瘀血病脉证治第十六""呕吐哕下利病脉证治第十七""疮痈肠痈浸淫病脉证并治第十八""妇人妊娠病脉证并治第二十""妇人产后病脉证治第二十一""妇人杂病脉证并治第二十二"。本章依据原文提炼每篇主要内容，以病证为纲目，依病因病机、治法方药的次序撰写。

　　第三章为疑误篇，仿《医宗金鉴》，选取《金匮要略》有争议的条文或语句，就其争论的焦点进行剖析。本章共选择"阳病十八阴病十八""狐惑与狐惑""阴阳毒与虫""弦则为减""半夏补气""缓中补虚""奔豚与惊怖""五脏中风中寒""三焦竭部""脾色必黄与胆汁外溢""蜀漆还是蜀黍""妇人脏躁"12个问题依次解说。

　　第四章为专题篇，是有关《金匮要略》的专题讲座。内容分别是《金匮要略》原文原意研究的方法、意义与实践，"病脉证并治"逐级分类循证推理之诊疗决策模式，《金匮要略》水气病篇病证概念疏证，经方本草功效变迁研究，"方证相对"续论，桂枝汤调和营卫的功用如何被说出，共6篇内容。

　　金匮要略研究生教材如此之编写思路、框架设计，适用于不同中医专业研究生选读，学术型和专业型研究生可各取所需。本书撰写内容与本科教材有明显的区分度，教材内容兼具前瞻性、启发性和实用性，特色鲜明。研究生教材具有起点高、学术性强的要求，限于编者水平，难免疏漏讹误，敬祈方家多提宝贵意见。

《金匮问道》编委会

2025 年 1 月

# | 目　录 |

**绪论** ...................................................................................................... 1

　一、从《金匮要略方论·序》讲起 .............................................. 2

　二、伤寒与杂病 ................................................................................ 3

　三、杂病辨证论治体系 .................................................................. 6

　四、《金匮要略》的学习研究方法 .............................................. 7

**第一章　精读篇** .......................................................................... 15

　脏腑经络先后病脉证第一 .......................................................... 16

　血痹虚劳病脉证并治第六 .......................................................... 24

　肺痿肺痈咳嗽上气病脉证治第七 ............................................ 36

　胸痹心痛短气病脉证治第九 ...................................................... 41

　痰饮咳嗽病脉证并治第十二 ...................................................... 44

　水气病脉证并治第十四 .............................................................. 51

**第二章　串讲篇** .......................................................................... 65

　痉湿暍病脉证治第二 .................................................................. 66

　百合狐蟚阴阳毒病脉证治第三 ................................................ 74

　中风历节病脉证并治第五 .......................................................... 81

　奔豚气病脉证治第八 .................................................................. 87

　腹满寒疝宿食病脉证治第十 ...................................................... 90

　五脏风寒积聚病脉证并治第十一 ............................................ 98

　消渴小便不利淋病脉证并治第十三 ...................................... 102

　黄疸病脉证并治第十五 ............................................................ 108

　惊悸吐衄下血胸满瘀血病脉证治第十六 ............................ 116

　呕吐哕下利病脉证治第十七 .................................................... 122

　疮痈肠痈浸淫病脉证并治第十八 .......................................... 132

　妇人妊娠病脉证并治第二十 .................................................... 137

妇人产后病脉证治第二十一 ............................................ 141

妇人杂病脉证并治第二十二 ............................................ 145

## 第三章　疑误篇 ............................................ 155

一、阳病十八阴病十八 ............................................ 156

二、狐蜇与狐惑 ............................................ 157

三、阴阳毒与虫 ............................................ 160

四、弦则为减 ............................................ 161

五、半夏补气 ............................................ 162

六、缓中补虚 ............................................ 164

七、奔豚与惊怖 ............................................ 165

八、五脏中风中寒 ............................................ 166

九、三焦竭部 ............................................ 168

十、脾色必黄与胆汁外溢 ............................................ 169

十一、蜀漆还是蜀黍 ............................................ 170

十二、妇人脏躁 ............................................ 171

## 第四章　专题篇 ............................................ 173

一、《金匮要略》原文原意研究的方法、意义与实践 ............................................ 174

二、"病脉证并治"逐级分类循证推理之诊疗决策模式 ............................................ 178

三、《金匮要略》水气病篇病证概念疏证 ............................................ 182

四、经方本草功效变迁研究 ............................................ 187

五、"方证相对"续论 ............................................ 192

六、桂枝汤调和营卫的功用如何被说出 ............................................ 196

绪论

## 一、从《金匮要略方论·序》讲起

高保衡、孙奇、林亿在校成《金匮方论》（今名《金匮要略》）后写了一篇序言。该序言记述了宋以前《金匮要略》相关内容的流传概貌，并对其整理编次《金匮方论》的方法进行了简要说明。故研读此序，既能知宋以前《金匮要略》内容的传播概况，又可晓校订后之《金匮方论》较底本《金匮玉函要略方》的变动。

该序开篇既言，"张仲景为《伤寒杂病论》合十六卷"，孙奇如此言说的依据是仲景原序中有"为《伤寒杂病论》合十六卷"之语。"今世但传《伤寒论》十卷"，十卷宋本《伤寒论》共二十二篇。"杂病未见其书"，是说在王洙于蠹简中发现《金匮玉函要略方》之前，林亿等并未见仲景论治杂病之书。"或于诸家方中载其一二矣"中的"诸家方"是指宋以前的一些医籍，如《脉经》《诸病源候论》《备急千金要方》《外台秘要》等。这些医籍中，杂病内容尤以《脉经》记载较为全面。考陈延之《小品方·序》中关于《伤寒杂病论》的文字，可知仲景《伤寒杂病论》在晋代及南朝宋齐时代，被称为《张仲景辨伤寒并方》及《张仲景杂方》。《小品方·序》将仲景"伤寒"与"杂方"分为两部著录，可知仲景《伤寒杂病论》一书至迟于东晋已被分为"伤寒"与"杂方"分别传抄。由于《小品方》散佚，难以考证东晋流传之"杂方"与后世出现的《金匮要略》的关系，但宋以后称《金匮要略》者，可确知皆来自王洙从蠹简中所得。

翰林学士王洙于馆阁蠹简中得仲景《金匮玉函要略方》三卷，"上则辨伤寒，中则论杂病，下则载其方，并疗妇人，乃录而传之士流，才数家耳"。据史书记载，景祐元年（1034）时，昭文馆、史馆、集贤院及秘阁藏书谬乱不全者甚多，翰林学士张观，知制诰李淑、宋祁等人被命详审藏书，定其存伪；王尧臣、史馆检讨王洙、馆阁校勘欧阳修负责校正条目，讨论撰次。可知，王洙所见"仲景《金匮玉函要略方》三卷，上则辨伤寒，中则论杂病，下则载其方，并疗妇人"之《金匮玉函要略方》与现今所学的《金匮要略》不同。"士流"是古代的一个阶层，泛指知识分子。可见，王洙抄录《金匮玉函要略方》后，此书亦非广泛流传。

"尝以对方证对者，施之于人，其效若神"，是说曾经有医者恰好遇到与书中记载病证一样的患者，遂施与该方，用后效如桴鼓。此语非但说明书中所载方剂疗效神奇，抑且蕴含仲景方的使用方法。《伤寒论》通脉四逆汤方后注有言"病皆与方相应者，乃服之"，现今称为"方证相对"或"方证相应"。"方证相对"即对号入座。治病原本为对号入座，区别在于如何"对"。设想你拿入场券步入剧院，来到入场券标记座位的情景，选方亦可类比于此。剧场中，你所坐的座位，并不一定是最佳的观赏位置，但是对你来说，确是你能够获得的最好的位置。何以言之？因为一张入场券指定的位置是由票面价格、购票时间、购票者喜好等诸多因素所决定，即你现在持有的这张入场券是你购票时的最佳选择。医生诊疗时所选用的方剂，亦是其处方时所能做出的最佳选择，受到医者知识水平、临床经验、价值观念等诸多因素的影响。

"或有证而无方，或有方而无证"，涉及证、法、方问题。林亿在校订《伤寒论》后，在所作序言中明确指出"证外合三百九十七法，除重复，定有一百一十二方"，可知当时证、法、方之界限清楚。"救急治病，其有未备"，乃强调有证无方者补其方，有方而无证者考其证之处理。"国家诏儒臣校正医书，臣奇先校定《伤寒论》，次校定《金匮玉函经》。"臣为谦称，奇乃孙奇。从此句可知，《金匮玉函经》后于《伤寒论》校定，"其文理或有与《伤寒论》不同者，然其意义皆通"，二者同体而别名。"今又校成此书"，此书指《金匮方论》。"仍以逐方次于证候之下"中"仍以"二字别有深意，说明先前校定《伤寒论》《金匮玉函经》时，亦采用了这种方法。未校前的《金匮要略》是"中则论杂病，下则载其方"，方和证分列的编写体例不便于阅读和应用，故而将方剂迁移至证候之下，即现在所见前证后方之体例。其目的在于"使仓卒之际，便于检用也"。"又采散在诸家之方，附于逐篇之末，以广其法"是言将其他书籍中记载的有关杂病的条文，采集收纳附于各篇章之末，以推广应用，且附方来源，多有标记。

孙奇因何说出"以其伤寒文多节略"呢？缘于孙奇见过更为完善的《伤寒论》，"臣奇先校定《伤寒论》，次校定《金匮玉函经》"是为明证，故才会有"文多节略"的感叹。孙奇等对《金匮玉函要略方》实施了"断自杂病以下，终于饮食禁忌，凡二十五篇，除重复合二百六十二方，勒成上、中、下三卷"的系列操作。由此可见，孙奇等人校订后的三卷，虽与王洙所见的书卷数相同，但已非王洙之旧。

北宋校正医书局对《金匮要略》的两次校定刊行记录见于国子监牒文。第一次刊行于治平三年（1066），见北宋治平三年国子监牒文"治平三年三月十九日进呈，奉圣旨镂板施行"。此牒文见于明初吴迁《金匮要略》钞本。第二次刊行于北宋绍圣三年（1096），见北宋绍圣三年国子监牒文。此牒文见于清代叶德辉《书林清话》及吴迁《金匮要略》钞本。

## 二、伤寒与杂病

众所周知，现今《金匮要略》源自仲景的《伤寒杂病论》，仅从《伤寒杂病论》书名而论，起码需要阐释三个问题，即伤寒是什么病？所谓的杂病又是什么？伤寒与杂病为什么要合论？

### （一）《伤寒论》中的"伤寒"

公元前202年到公元220年的两汉时期，422年间约出现疫病50次，平均每8.44年即有一次疫病的流行，其中西汉（含新朝）17次，东汉33次。两汉时期，与战争有关的疫病约占五分之一，疫病的高发区在南方以及东汉的都城洛阳和关东地区。建安二十二年（217年）冬天，北方发生疫病，魏太子曹丕在《与吴质书》中说："昔年疾疫，亲故多离其灾，徐、陈、应、刘，一时俱逝，痛可言邪？"除孔融、阮瑀早逝外，建安七子之中有四人死于此次疫病。曹植《说疫气》中的"建安二十年，疫气流行，家家有僵尸之痛，室室有号泣之哀，或阖门而殪，或举族而丧"，描绘了当时疫病流行，染疫者大量死亡的惨状。

仲景在《伤寒杂病论》自序中言"余宗族素多，向余二百，建安纪年以来，犹未十稔，其死亡者，三分有二，伤寒十居其七"，"感往昔之沦丧，伤横夭之莫救"，乃"勤求古训，博采众方"。仲景撰写《伤寒杂病论》的背景是两汉时期的大疫，而战争、灾荒、人口大规模迁移造成或加速疫病的流行。文献资料对两汉流行性、传染性疾病的记载少而简略，一般统称为"疫"或者"大疫"。目前，学术界不乏探讨仲景所经历的伤寒究竟是什么病者，这一问题不仅具有文献学的价值，且具有现实意义，应被视为《伤寒论》研究的重要内容之一。但由于文献资料与出土文物的缺失，欲明辨两汉疾疫的种类存在一定难度。

医史学家马伯英认为，伤寒多半属重型流感，又包括感冒，以七日为自然病程，可不治而愈，部分其他传染病的前驱期也被混入一统论之，但后期出现的病变严重，故谓变证、坏证之类。有的学者依据文献和考古资料所载秦汉时期鼠患严重，如《汉书》中提到汉宣帝时的重臣霍光府中有很多老鼠，"第中鼠暴多"，"与人相触，以尾画地"，因而认为伤寒是鼠疫。有学者对比伤寒与流行性出血热的临床表现，认为汉代之伤寒或为现今之流行性出血热。虽然，此观点于今颇为盛行，但由于没有对东汉末年疫病流行史作全面细致的调查，故仲景所言伤寒为流行性出血热的观点仍属于一种推测。伤寒学说形成的临床原型尚未形成学界共识。

"伤寒"究竟为现代何病的问题困扰着当今的学者，以致有人发出如下感叹：由气候寒冷到一个疾病的发生，由一个疾病的临床证治到一本书的产生，由一本书的描述到整个临床的证治规律，由一个病到临床的一个诊疗专科，由一个病、一本书再到一门学问，到学校教育中的一门课程。有意思的是，最终人们竟然忘记了它原本是什么病，而只记住了它是一本书。

### （二）《金匮要略》中的"杂病"

"杂病"一词首见于《灵枢》，次见于《伤寒杂病论》。隋唐以降，医家以"杂病""杂证"为书名或篇章之名者甚多，如金元时期李东垣的《杂病方论》、明代霍应兆的《杂证全书》、明代彭浩的《杂病正传》、明代刘纯的《杂病治例》、明代张介宾的《杂证谟》、清代沈金鳌的《杂病源流犀烛》、日本丹波元坚的《杂病广要》等。可见"杂病""杂证"之名，被中医界熟知习用。然其义及所指，存在一定差异。

**1. 病种多而庞杂是"杂病"的本义**

《杂病》是《灵枢》第二十六篇的篇名。该篇论述了厥气上逆、心痛、喉痹、疟疾、齿痛、耳聋、鼻衄、额痛、项痛、腰痛、膝痛、腹胀、大小便不利、痿厥、呃逆等病的症状、诊断、治疗方法。该篇所论病证之广杂，为它篇所不及，此恐为该篇取名为"杂病"的本义。

**2. "杂病"泛指外感病以外的多科、多种疾病**

一般认为，仲景所著《伤寒杂病论》，其《伤寒论》议外感，《金匮要略》论杂病。如果《金匮要略》论杂病，则仲景所言"杂病"，既有内、外、妇科，又有急救等法，因而，后世多以"杂病"来概括外感病以外的其他疾病。《中国医学大辞典》将"杂病"解释为："相对于外感病之称。外感不外六经之传变，有统系可寻，杂病则各自为证，连带者少。故除外感病外，统称为杂病，亦曰杂证。

《金匮要略》一书为治杂证最古者。"

**3. 各科疾病中又有"杂病"**

《金匮要略》把"杂病"分为内、外、妇三大门类，在妇科病中又提出妇人"杂病"。这不但给临床医学的分科发展奠定了基础，而且也给各科疾病划分"杂病"提供了依据。汉代以后，临床医学分科逐渐形成，专科论著相继出现，发展至今各科书籍已汗牛充栋。在这些专著中，有的引用了"杂病"之名，如"内科杂病""小儿杂病""妇科杂病"，以此划分专科疾病的门类。一般把各科疾病之不便归类者列为该科"杂病"范围，但各书不尽一致。下仅以"妇科杂病"为例说明之。"妇科杂病"首见《金匮要略·妇人杂病脉证并治》。该篇所论有热入血室、梅核气、脏躁、经水不利、带下、漏下、腹痛、转胞、阴吹等病。在"妇人三篇"的语境下，审视仲景所谓之"妇科杂病"，可知其是指妊娠和产后以外的妇科疾病。然"妇科杂病"这一概念在不断演变，后世妇科专著多以"妇科杂病"指称经、带、胎、产以外的一切妇科疾病，如阴痒、阴挺、阴吹、乳泣、不孕、癥瘕等。

**4. "杂病"是指病情复杂、易于混淆的病证**

沈金鳌于《杂病源流犀烛》中称："人之有病，或感七情，或染六淫，皮毛肌肉，经络脏腑，受其邪即成病，而病即发于皮毛肥肉经络脏腑之间，故曰杂也。杂者，表里易蒙，寒热易混，虚实易淆，阴阳易蔽，纷形错出，似是实非。"从病因、病位、病性、治疗的复杂且难以体认的角度解释了"杂病"的名义。

总之，中医对"杂病"概念的定义并不清晰，有广狭之分。广义的杂病指外感病以外的多科疾病。狭义的杂病指某科"杂病"，即某科疾病之主病大证以外的无系统可寻的不便归类者。

## （三）伤寒杂病合论之缘由

刘渡舟于《伤寒临证指要》分析仲景为何将伤寒与杂病合论时说："殊不知伤寒之中每多杂病，杂病之中也多兼伤寒，伤寒与杂病本有内在不可分割的联系……因伤寒单纯发病者少，而与杂病相兼者多，故伤寒与杂病合而论述，则为全面之著。"

《灵枢·百病始生》言："风雨寒热不得虚，邪不能独伤人。卒然逢疾风暴雨而不病者，盖无虚。故邪不能独伤人。此必因虚邪之风与其身形，两虚相得，乃客其形。"此文强调了人体正气在疾病发生过程中的主导地位。素有内伤杂病者，每多脏腑气血阴阳失调，常易感患伤寒，而伤寒又易引发宿疾。伤寒、杂病常相互影响，形成杂病与伤寒常相兼的局面。《伤寒论》中不乏关于伤寒与杂病相兼而发的论述，如喘家、亡血家、酒客等并发伤寒。

柯韵伯于《伤寒论翼》中说"仲景自序言作《伤寒杂病论》合十六卷，则伤寒杂病，未尝分两书也。凡条中不冠伤寒者，即与杂病同义。如太阳之头项强痛，阳明之胃实，少阳之口苦、咽干、目眩，太阴之腹满吐利，少阴之欲寐，厥阴之消渴、气上撞心等症，是六经之为病，不是六经之伤寒，乃是六经分司诸病之提纲，非专为伤寒一证立法也……而六经分证，皆兼伤寒、杂病也明矣……其他结胸、脏结、阳结、阴结、瘀热发黄、热入血室、谵语如狂等证，或因伤寒，或非伤寒，纷纭杂沓之中，正可思伤寒杂病合论之旨矣。盖伤寒之外皆杂病，病名多端，不可以数计，故立六经而分司之。伤寒之中最多杂病，内外夹杂，虚实互呈，故将伤寒杂病而合参之。正以合中见泾渭之清浊，此扼要法也。"柯氏从伤寒杂病未尝分书谈起，揭示了仲景伤寒杂病合论之旨，实发前人所未发。

## 三、杂病辨证论治体系

《金匮要略》创立了理、法、方、药一体的独具特色的辨证论治理论体系，为中医临床学的发展奠定了坚实的基础，为中医方剂学和中药学的发展带去新的发展契机。

### （一）创立"病脉证并治"逐级分类之诊疗模式

《伤寒杂病论》每篇以"病脉证并治"冠名，可见辨"病脉证并治"是仲景独特之临床诊疗模式。该诊疗模式，提示临床诊疗首先区分"病"，在辨清"病"分类的基础上，平"脉"辨"证"，进而据"证"定"治"。

"病脉证并治"诊疗模式是对临床诊疗过程的高度概括。其不仅强调临床诊疗的全过程，即辨病→平脉→析证→定治，而且体现了中医临床诊疗决策的复杂性，即在观其脉证的前提下，知其病证所在，确立治疗原则。

"病脉证并治"重视疾病分类中的等级概念。这种逐级分类、循证推理的诊疗模式体现了仲景在诊疗上的大局观和精准度。"病脉证并治"之诊疗决策思维为"病→脉→证→治"，每个环节都是基于证据进行推理、决策的。

### （二）杂病脏腑辨证方法

脏腑辨证是根据脏腑的生理功能和病理特点，辨别脏腑病位及表里、寒热、气血水，为治疗提供依据的辨证方法，尤其适用于内伤杂病的辨证。

脏腑辨证首先应辨明疾病所在脏腑部位。如《痰饮咳嗽病脉证并治》篇对水在心、水在肺、水在脾、水在肝、水在肾的辨析，《水气病脉证并治》篇对五脏水——心水、肺水、脾水、肝水、肾水的诊断。可见，脏腑辨证首当辨病所在的脏腑部位。

脏腑辨证当辨明病证性质。在确立疾病所在脏腑部位后，当再辨病证性质。如《五脏风寒积聚病脉证并治》篇的五脏中风、中寒，为后世作出了示范。

脏腑辨证当辨明脏腑之间的关系，唯此才可为治疗提供证据。如《脏腑经络先后病脉证》篇"见肝之病，知肝传脾，当先实脾"这一主张的提出，非洞悉五脏之间相互制约者而不能。疾病在脏在腑，轻重不一，转归不同，《金匮要略》多次发出"血气入脏即死，入腑即愈"的警示。继六经辨证之后，《伤寒杂病论》确立了脏腑经络辨证在杂病诊疗中的主导地位。

### （三）寸口、趺阳、少阴三部诊脉法

辨证论治必须将望、闻、问、切四诊所得的材料进行全面综合地分析，唯此才能明辨疾病的病因病机，实施精准的临床治疗。仲景注重四诊合参，反对"按寸不及尺，握手不及足，人迎趺阳，三部不参""明堂阙庭，尽不见察"的片面诊断方法。仲景论脉甚为丰富，常常以脉诊断疾病、推测病因、确定病位、阐述病机、指导治疗、判断预后，形成了独具特色的仲景脉法。《伤寒论》涉脉条文有145条，占总条文的三分之一以上；诊脉方法除寸口诊法外，尚有趺阳诊法和少阴诊法，简化了《黄

帝内经》的遍身诊法；趺阳诊法与少阴诊法又弥补了单用寸口诊法之不足，从而指导着中医临床实践至今。

### （四）杂病治疗原则的确立

《金匮要略》创立了诸多丰富多彩、法活机圆的治略大法，为临床实践奠定了良好基础。

**1. 治未病**

治未病是中医之一大特色。中医学所说的治未病，是指未病先防、既病防变、已病防复。现在，医学模式在不断转变，医学关注的重点亦出现前移，即从以治疗疾病为重心转移到预防疾病或疾病未成时的提前干预。中医治未病思想符合当下之医学思潮。

**2. 以通为和**

"若五脏元真通畅，人即安和"是一个重要命题。"元真"是最基本的概念，是言人之真气。只要元真通畅，人体则健康。从这个基本命题出发，可以构建《金匮要略》的理论体系。此理论体系"以通为和"，以"通"为逻辑起点，进而由以下命题构成：①健康——若元真通畅，则人体安和。②疾病——若元真不畅，则人体患病。③治法——治疗疾病，使不通为通。④方剂——组方用药，以通为总则。

**3. 治疗先后**

《脏腑经络先后病脉证》中"病有急当救里救表者"，论述了疾病表里先后的治疗原则；"夫病痼疾加以卒病，当先治其卒病，后乃治其痼疾也"，论述了痼疾与卒病共存时的先后治疗次序。《金匮要略》确立的表里同病、新旧疾病共见时的治疗原则，为后世复杂疾病的论治，提供了有益的参考。

## 四、《金匮要略》的学习研究方法

21 世纪将实现跨学科的交叉、综合。NBIC 聚合科技将极大地拓展人类的认知和交流。认知科学和聚合技术将对人类未来的发展产生重大影响。21 世纪的教育体系将发生重大变化，并形成新的综合人才培养体系。

《金匮要略》是东汉时期著名医学家张仲景所著《伤寒杂病论》的杂病部分，是我国现存最早的一部论治杂病的专著，被后世公认为中医学的"四大经典"之一。其融理论与临床为一体，创立理、法、方、药悉备的辨病与辨证相结合的理论体系，为中医临床学的发展奠定了坚实的基础。古今医家对此书推崇备至，誉其为"方书之祖""医方之经""治疗杂病的典范"。如此重要的经典，当如何学习与研究呢？欲明如何研究与学习，首先应明确研究《金匮要略》的目的，学以致用是起码的要求，发扬仲景之学当是更高的目标。依据我们多年的探索，发现《金匮要略》的研究可以走以下路径：用诠释学的方法对同一条文进行不同层面的诠释；用逻辑学的方法澄清概念，分析推理的有效形式；从认知隐喻学的角度分析中医的病因病机，分析中医概念的世俗来源与隐喻特征。

### （一）诠释学视角下的原文识读

诠释学又称为解释学、阐释学，起源于对古代经典的解释。德国诠释哲学家迦达默尔（Hans-

Georg Gadamer, 1900—2002）认为，单独存在的文本并没有任何实质的意义，只有文本与解释者之间的互动，才能使文本具有实际意义。他说："一切理解都是语言问题，一切理解都在语言性的媒介中获得成功或失败。"若将这句话作为前提，我们就可以推演出：欲理解《金匮要略》，一定要先了解其中的语言，只有在明白《金匮要略》使用了一种什么样的语言的基础上，才能清楚《金匮要略》承载着一种什么样的理论。

学习中医经典的方法和步骤，可概括为诵、解、别、明、彰五个层次。《素问·著至教论》尝谓："黄帝坐明堂，召雷公而问之曰：子知医之道乎？雷公对曰：诵而未能解，解而未能别，别而未能明，明而未能彰，足以治群僚，不足治侯王……""诵"，即"诵读"，是学习经典的第一个步骤；"解"，就是"理解"的意思，在对经典原文有深刻的印象以后，始可去理解经文的大致意思；"别"，即"辨别"的意思，就是对经文内容进行反复比较，区分其中的不同；"明"，就是"明白"的意思，是对经文有较通彻的理解，并具备实践经文中所载理论的条件；"彰"，乃"发扬光大"的意思，就是在通晓经典的内容后，将经典内容发扬光大。这五个层次与傅伟勋提出的"创造的诠释学"有异曲同工之妙。

傅伟勋运用层面分析与辩证解读的范式对文本进行分析：一为"实谓"层次，即"作者说了什么"，目的在于了解文本的字面意义；二为"意谓"层次，指"作者想表达什么"，即了解作者的原意；三为"蕴谓"层次，是"作者可能要说什么"，通过梳理已有的诠释来发掘深层的义理；四为"当谓"层次，指"作者（本来）应当说出什么"，是对已有的诠释进路和深层义理进行"批判的比较"，提出具有独创性的诠释学洞见与判断；第五层为"必谓"或"创谓"，指"作者现在必须说出什么或践行什么"，是"创造的诠释"的最终目标。文本的诠释者必须由"批判的继承者转变成为创造的发展者"，以时代的语言"说出"作者乃至历史上的诠释学家未能说出的话，这须结合现代科学、医学的进展来进行诠释。

我们选取《黄疸病脉证并治》中论述黑疸的两条原文，示范性地展示《金匮要略》的解读方法，按照以下五个方面进行论述：①本条说了什么。②为什么这样说。③这样说蕴涵着什么。④有什么想说而没有说出。⑤我们应当怎么说。

"酒疸下之，久久为黑疸，目青面黑，心中如噉蒜齑状，大便正黑，皮肤爪之不仁，其脉浮弱，虽黑微黄，故知之。"（《黄疸病脉证并治》七）

"黄家日晡所发热，而反恶寒，此为女劳得之；膀胱急，少腹满，身尽黄，额上黑，足下热，因作黑疸。其腹胀如水状，大便必黑，时溏，此女劳之病，非水也。腹满者难治。硝石矾石散主之。"（《黄疸病脉证并治》十四）

**1. 条文说了什么**

黑疸的主要临床表现是：眼睛周围色青，面色虽黑，但却微微发黄；胃脘处灼热不适就像吃了姜蒜等食物一样；大便稀溏色黑；皮肤瘙痒严重，经过搔抓也不能缓解；脉浮弱；严重者会出现腹胀、腹满的表现。

**2. 为什么这样说**

两个条文均以症状、体征描述为主，症状、体征源于临床观察。在长期的临床观察中，医家发现如果患酒疸的人过度使用攻下之法，疾病可以转变为黑疸。黑疸的症状有面目青黑，胃中灼热，大便色黑稀溏，皮肤瘙痒及腹水。"黄家日晡所发热，而反恶寒，此为女劳得之"，说的是"从湿得之"的黄家与女劳疸的鉴别。

**3. 这样说蕴涵着什么**

（1）条文中有"酒疸下之，久久为黑疸""因作黑疸"的论述。"久久"指持续较长一段时间。"因作黑疸"应如何理解呢？《论语·为政》有云："殷因于夏礼，所损益，可知也；周因于殷礼，所损益，可知也。""因"就是因循、因袭、沿袭的意思。那么，"因作黑疸"就可以理解为女劳疸进一步发展成黑疸。"因作黑疸"之前的论述属于女劳疸的表现，而其后的"其腹胀如水状，大便必黑，时溏"属于黑疸的表现。这些症状是女劳疸经久不愈，水邪内阻所致。"如水状"是说腹部胀满，犹如水气病。第7条及第14条分别论述了由酒疸和女劳疸转为黑疸的症状表现，而对于谷疸转为黑疸，篇中并未论述。

（2）瘀血在临床发病中具有独特表现。《血痹虚劳病脉证并治》篇言"肌肤甲错，两目黯黑"源自"内有干血"，可见"目青面黑"属于内有血液瘀阻。"皮肤爪之不仁"，什么时候会"爪"皮肤？只有在皮肤瘙痒的情况才会去搔抓皮肤。"不仁"是说没有感觉。其意为搔抓皮肤也不能缓解瘙痒的症状，即便是将皮肤抓破也不觉得疼痛。又《伤寒论》第237条载阳明蓄血，其言"阳明证，其人喜忘者，必有蓄血。所以然者，本有久瘀血，故令喜忘。屎虽硬，大便反易，其色必黑者，宜抵当汤下之。""心中如啖蒜虀状"与"大便色黑"合看，知其大便色黑是由胃络损伤，瘀血下流于肠腑所致。

**4. 有什么想说没有说出**

（1）硝石矾石散是治疗女劳疸的主方，但对其所治女劳疸的病因，后世有不同认识。其一，《金匮要略心典》认为女劳疸由肾热所致，故硝石矾石散为清肾热所设；其二，唐容川认为女劳疸是"瘀血在血室"，故硝石矾石散主要具有活血化瘀的功用；其三，赵以德认为血瘀、湿热是硝石矾石散证的病机。如上论述可以视为后世研究者从不同的立场对硝石矾石散所治女劳疸的因机进行了发挥，说出了原作者没有说出的话语。

（2）这两条条文论述了黑疸的症状、体征，却没有给出黑疸及腹水的治法，仅在文中提及"腹如水状不治""腹满者难治"。据篇中所言，黑疸是由女劳疸或酒疸久久不愈发展而来，是由于湿热瘀血、脾肾不足所致。《张氏医通·杂门》认为：黑疸若是由于寒凝血瘀、脾气不运，可用四君子汤合硝石矾石丸治疗；若为房事过伤、血蓄小腹所致，可用大黄附子汤去细辛加肉桂治疗。《杂病源流犀烛》认为，可应用沈氏黑疸方治疗黑疸。方用瓜蒌根汁与茵陈汁合用冲服，以瓜蒌根汁泻热毒，以茵陈汁引湿邪外出。

在治疗上，我们首先应分虚实。若虚者，应以健脾补肾为主，可以金匮肾气丸、六味地黄丸、小建中汤为主，加活血利湿药；若实者，当以疏利肝胆为主，以小柴胡汤为主方，辅以清热祛湿活血药。

（3）黑疸多会伴随腹水症状，对此可以参照鼓胀病的治法进行治疗。鼓胀多为本虚标实、虚实夹杂。治疗时应以"急则治其标，缓则治其本"为原则。标实急重时，采用理气、活血、利水之法；病情缓和时，则应温补脾肾以治本虚为主，兼以祛邪。

**5. 我们应当怎么说**

《金匮要略》原文虽未给出黑疸的治疗方法，但篇中还是提示了治疗思路。湿、热、瘀是引起黄疸的重要因素，而脾、肾功能强健与否，直接影响着疾病的发展。因而，可以按照黄疸病由气分→血分→虚的发展过程寻求治疗黑疸的方法。腹水最常见于肝硬化。肝硬化见于众多肝病的终末期，可由多种肝病导致。这两条原文论述的就是肝炎发展成肝硬化的过程。从临床表现来看，黑疸类似于肝硬化并伴有上消化道出血。将黑疸类比于肝硬化更源于症状的相似性。①从面色看，"目青面黑""虽黑微黄"类似于肝硬化常见的肝病面容。肝硬化患者常可见面色晦暗，尤其是眼眶周围出现晦暗而灰黑的颜色。②"皮肤爪之不仁"可由胆汁酸刺激皮肤所致。③肝硬化门静脉高压，可导致食管胃底静脉曲张，进而引起上消化道出血，产生黑便。④胃中灼热的症状表现，一方面上消化道出血，血液刺激胃黏膜，胃中会产生灼热感；另一方面，由于肝门静脉高压，导致肝脏清除的毒素减少，毒素刺激胃黏膜亦可出现胃中不适。⑤由于肝硬化门静脉高压，可以导致脾脏肿大，引起血管内压力过高及血管内胶体渗透压下降，形成腹水。此外，本篇第2条有"腹如水状不治"，从侧面论述了黄疸病后期可见腹水。

以时代的语言"说出"作者乃至历史上的诠释学家未能说出的话，需要结合现代科学、中西医学的进展来进行诠释，使用现代诠释学的研究成果对文本进行解读。一方面，文本是作者表达自己意图的媒介，是在一定程度上寄托着作者主观心理期待的客观化作品；另一方面，文本又为读者理解活动指向的对象。正是诠释学这样的方法，可以使读者得以实现自身与作者之间历史性的超时空交接，让有关过去的真理融入现时态生活之中，创生出当代的意义。

### （二）逻辑学视角下的原文阐释

逻辑学是以研究推理有效性为主的学问。所谓推理的有效性，是指推理的形式有效性。医生进行诊疗活动的过程，实际上是依据收集的病情资料进行推断，得出病证、方药层面结论的推理过程。中医常用的推理有效式是什么？有效式在诊疗过程中如何发挥作用？这些问题都有待探讨。《伤寒论》《金匮要略》为中医临床的经典著作，确立了理法方药俱备的辨证论治体系，但鲜有从逻辑角度探究其有效推理形式者，推理形式的有效是正确推理的基本条件，是确保临床疗效的前提。今以《金匮要略》《伤寒论》原文为语料，将这些原文剪辑成一个个疾病诊疗的片段，从命题逻辑的立场提取其推理形式，并进行推理有效性的判定。

#### 1. 肯定前件以肯定后件式

"病者一身尽疼，发热，日晡所剧者，名风湿。此病伤于汗出当风，或久伤取冷所致也，可与麻黄杏仁薏苡甘草汤。"（《痉湿暍病脉证治》二十一）

"风湿，脉浮，身重，汗出，恶风者，防己黄芪汤主之。"（《痉湿暍病脉证治》二十二）

上述原文概括了风湿病证的因机证治，不难看出仲景在病证诊疗过程的诸环节都应用了同一种推理形式，这种推理形式就是肯定前件以肯定后件式。我们选取原文分析之。

"病者一身尽疼，发热，日晡所剧者，名风湿"可以转换成如下之条件句：如果"病者一身尽疼，发热，日晡所剧者"，那么是"风湿"。同理，"风湿，脉浮，身重，汗出，恶风者，防己黄芪汤主之"也可以变化为：如果"风湿，脉浮，身重，汗出，恶风者"，那么"防己黄芪汤主之"。这两句所陈述的是："病者一身尽疼，发热，日晡所剧者"为诊断风湿的条件；"风湿，脉浮，身重，汗出，恶风者"是开处防己黄芪汤的条件。所有与此相类的条文，都可以将其抽象为日常语言中的"如果……那么……""若……则……""只要……就……""假如……就……""倘若……则……"等句式，进而形成充分条件假言命题。充分条件假言命题用"如果……那么……"等逻辑联结词。其逻辑性质是，一个充分条件假言命题，当其前件真时，后件必真。它的符号形式为：$p \rightarrow q$。充分条件命题的有效推理形式有两种，即肯定前件式与否定后件式。

其推理结构是这样的，医生的心目中已经有了风湿的诊断标准与治疗方案："病者一身尽疼，发热，日晡所剧者"是风湿的诊断标准，患风湿且表现出"脉浮，身重，汗出，恶风"者，当选择防己黄芪汤治疗。医生于望、闻、问、切后得知患者有一身尽疼，发热日晡时加剧，脉浮，身重，汗出，恶风这样一组症状时，就会将其诊断为风湿，进而应用防己黄芪汤治疗。肯定前件，则必然肯定后件，其符号表达式为：$p \rightarrow q$，$p \vdash q$。也可以将其转化为一个重言的蕴涵式，即 $((p \rightarrow q) \wedge p) \rightarrow q$。

**2. 否定后件以否定前件式**

张仲景的著作中存在大量的否定后件的命题。这种命题的表现形式多以误治的形式呈现。临床上的误治，是前车之鉴，有助于正确诊治，因而不妨将其列出加以探讨。

"师曰：寸口脉沉而紧，沉为水，紧为寒，沉紧相搏，结在关元，始时尚微，年盛不觉，阳衰之后，荣卫相干，阳损阴盛，结寒微动，肾气上冲，喉咽塞噎，胁下急痛。医以为留饮而大下之，气击不去，其病不除。后重吐之，胃家虚烦，咽燥欲饮水，小便不利，水谷不化，面目手足浮肿。又与葶苈丸下水，当时如小差，食饮过度，肿复如前，胸胁苦痛，象若奔豚，其水扬溢，则浮咳喘逆。当先攻击冲气，令止，乃治咳；咳止，其喘自差。先治新病，病当在后。"（《水气病脉证并治》二十一）

这样的条文可以将其视作否定后件式，即通过记述无效的治疗结果来否定所用治法，进而断定医者的诊断有误。我们以上述条文为例证分析其推理结构。此条可以离析出三个误治，即"肾气上冲，喉咽塞噎，胁下急痛。医以为留饮而大下之，气击不去，其病不除""后重吐之，胃家虚烦""咽燥欲饮水，小便不利，水谷不化，面目手足浮肿。又与葶苈丸下水，当时如小差，食饮过度，肿复如前，胸胁苦痛，象若奔豚，其水扬溢，则浮咳喘逆"。简单解析可得，将"胁下急痛"误诊为有留饮；将"喉咽塞噎"误诊为邪在上焦；将"胃家虚烦"导致的"面目手足浮肿"误诊为实证。三个误治都是通过治疗后无效来否定原来的诊断。其推理结构是：如果"胁下急痛"是留饮，那么攻下之法应当有效；但应用攻下之法无效，所以"胁下急痛"不是留饮。其余可以如此类推。如果我们将这些描述误治的条文的推理形式符号化，则可表示为：$p \rightarrow q$，$\neg q \vdash \neg p$。其对应的重言式是 $((p \rightarrow q) \wedge \neg q) \rightarrow \neg p$。

**3. 选言推理**

选言推理是至少有一个前提为选言命题，并根据选言命题各选言支的关系而进行推演的演绎推理。其有效的推理规则是：否定一部分选言支，就可以肯定另一部分选言支。我们什么时候会应用到这样的推理呢？在诊断病证、选择治法、处方用药时都可能用到，可以说凡是涉及选择，就会用到选言推理。

在临床诊疗过程中，医生面对患者呈现的症状与体征时，往往难以立即作出明确诊断。这一认知过程通常呈现如下：基于四诊信息形成若干可能的病证假设（通常为2～3种），继而通过鉴别诊断逐步排除，最终获得相对准确的辨证结论。值得注意的是，即便确立诊断后，治疗方案的确定同样存在选择性——医生脑海中往往会浮现一首或两三首潜在适用的方剂，此时仍需进一步考量以作出最优处方选择。为具体阐明这一临床思维过程，现选取两条经典原文加以分析。

"问曰：寸口脉浮微而涩，然当亡血，若汗出。设不汗者云何？答曰：若身有疮，被刀斧所伤，亡血故也。"（《疮痈肠痈浸淫病脉证并治》五）

本条文论述金疮出血的脉证。寸口脉浮微乃阳气虚，涩主阴血不足，故脉浮微而涩可见于亡血或汗出，因二者皆可致阴阳气血俱虚。若不汗出者，可能身被刀斧所伤，因金疮失血，即所谓"夺血者无汗，夺汗者无血"。仲景在此应用了选言命题推理，条文可以简化为：脉浮微而涩者，为亡血或汗出；非汗出，则亡血。

"趺阳脉微弦，法当腹满，不满者必便难，两胠疼痛，此虚寒从下上也，当以温药服之。"（《腹满寒疝宿食病脉证治》一）

"夫瘦人绕脐痛，必有风冷，谷气不行，而反下之，其气必冲，不冲者，心下则痞也。"（《腹满寒疝宿食病脉证治》八）

这两条条文同样使用了选言推理。寒气上逆，可以出现腹满或便难，现没有腹满，故必有便难；虚寒证误用攻下之法，或出现气上冲，或表现为心下痞，现没有气上冲，所以有心下痞。

其推理形式如下：$p \lor q, \neg p \vdash q$ 或 $p \lor q, \neg q \vdash p$。其对应的重言式是 $((p \lor q) \land \neg p) \to q$ 或 $((p \lor q) \land \neg q) \to p$。

**4. 假言连锁推理**

假言连锁推理亦称连锁式的假言推理或纯假言推理，是一种复合推理，指以多个假言命题为前提，而推出一个假言命题结论的推理。我们以"寸口脉微而数，微则无气，无气则荣虚，荣虚则血不足，血不足则胸中冷"为题干诠释重构以构成假言连锁推理。

"寸口脉微而数，微则无气，无气则荣虚，荣虚则血不足，血不足则胸中冷"是依据"气－荣－血"的关系说出的。荣气是气的一种，无气则荣气不足，而荣气是血液的来源，故血之来源不足，则血虚，血不足，胸中失其温养自然寒冷。这一推理的符号表达形式是：如果 p，那么 q；如果 q，那么 r；所以，如果 p，那么 r。其符号表达为：$p \to q, q \to r \vdash p \to r$。其对应的重言式是：$((p \to q) \land (p \to r)) \to (p \to r)$。

### （三）隐喻认知视角下的原文解析

揭示传统经典理论需要开阔的视域，认知科学是一个多学科汇集而成的研究领域，诸多学科的一个共同点是"认知"。将多学科视为一个集合，作为一种视角，以不同学科为引导，可以使传统经典理论研究走出传统学科的范式，向着一个更符合时代要求的新学科范式发展。从认知科学视角来诠释《金匮要略》，将更有利于仲景医学理论的传承和发扬。英语"metaphor"（隐喻）一词，源自希腊语"metapherein"，其中"meta"的意思是"超越"，"pherein"是"带来""提供"的意思。可见，隐喻最初的涵义是指一种由此及彼的传递。隐喻贯穿于人类一切自然语言和思维，是认知语义学研究的重点。

**1. 中医理论是一种基于隐喻认知的理论**

在一个凭借肉身感知的时代，欲知机体内部的变化只能是"司外揣内""由果析因"，并通过隐喻认知的方法表达出来。中医病因病机学说就是这种认知方法下的产物。因而，以认知科学的具身认知进路为理念，探究中医理论的形成具有可行性。"具身认知"与"近取诸身，远取诸物"同出一辙。

中医学家描绘了一个有关人体生理、病理、疾病、治疗的隐喻世界。欲解密中医学家勾勒的这幅有关人体的图像，就要了解中医学家的"写意派"画风，深入研究中医学的语言，因为中医学的语言保留了前人思维的影像。在没有现代科学介入的古代，人们要认识复杂的人体功能和病理变化只能通过隐喻的方式。如《易经·系辞》所言"古者包牺氏之王天下也，仰则观象于天，俯则观法于地，观鸟兽之文与地之宜，近取诸身，远取诸物，于是始作八卦，以通神明之德，以类万物之情。"卡西尔也说："人类在历史上必然有过这样一个时期，那时，任何超出日常生活的狭隘视野的思想都非得凭借隐喻手段才可能表达出来。"

**2. 中医概念的隐喻特征**

概念系统本身以隐喻为基础，人类的概念系统通过隐喻来构成和界定。在第二代认知科学背景下，莱考夫和约翰逊从认知机制对隐喻现象进行分析，提出了概念隐喻理论，革命性地将隐喻研究从语言现象转变为揭示人类认知／思维的规律。概念隐喻有四个基本要素——始源域、目标域、经验基础和映射。

始源域和目标域是概念隐喻中最重要的两个基本要素。始源域是熟悉、清晰、具体、已知的事物或概念，而目标域是陌生、模糊、抽象、未知的事物或概念。有的学者将是否为隐喻概念作为始源域和目标域的区别，认为作为非隐喻概念的始源域必须独立于隐喻——是由自己本身构建，并通过其自身被理解，而不需要借由另一个概念来得到理解。但在日常语言中，作为始源域的概念也可以是隐喻的，如"他的思想像电流一样击中了我"，就蕴含"思想是电流"的隐喻，明喻和隐喻的区分不在于是否使用"像"。很明显可以看出，"电流"作为具体、清晰的事物在该句中是始源域，而抽象的"思想"是需要理解的目标域。但"电流"本身也是由隐喻构建的概念，"电流"需通过其始源域"水流"方可得到理解。

人类要认知周围的世界、探索未知的领域，就要将已知的概念和观念系统投射到未知的领域以获得新的知识和理解。《素问·离合真邪论》中解释虚邪侵入人体的描述，将隐喻认知的过程体现得淋漓尽致。其言"夫圣人之起度数，必应于天地，故天有宿度，地有经水，人有经脉。天地温和，则经水安静；天寒地冻，则经水凝泣；天暑地热，则经水沸溢；卒风暴起，则经水波涌而陇起。夫邪之入于脉也，寒则血凝泣，暑则气淖泽，虚邪因而入客，亦如经水之得风也。"人类的认知过程总是从具体到抽象、从已知到未知逐步发展的。"虚邪因而入客，亦如经水之得风也"一语，将隐喻认知在中医理论形成过程中的作用彰显无遗。

**3. 中医语言与认知／思维**

认知／思维与语言的关系一直受到诸多学科的关注。语言是思维的载体，思维通过语言呈现，语言与认知／思维总是难解难分地交织在一起。严格地说，认知与思维是有一定区别的。认知心理学认为：认知是指人们获得知识或应用知识的过程，或信息加工的过程，包括感觉、知觉、记忆、思维、想象和语言等；思维是指理性认识的过程。如果从这个定义来看，思维是认知的一个组成部分。思维的定义依据学科各有不同，至今仍没有一个公认的定义。通常意义上的思维，涉及所有的认知和智力活动。如果据此定义思维，那么可以说认知基本等同于思维。也有人认为，认知包括感性认识和理性认识两大阶段，思维属于理性认识，是认知的高级阶段，认知要研究思维的内在结构与运行机制等。

贾春华团队以往研究多采用"认知"一词，常运用"概念隐喻""概念整合"等理论揭示中医思维的"内在结构与运作机制"。

20世纪重要的语言理论——"萨丕尔-沃尔夫"假说，力主"语言决定思维论"。维特根斯坦也说：我的语言的限度就是我的世界的限度。若语言的作用果真如此，从语言入手探讨中医学思维，则是中医思维研究之不二法门。中医语言是一种自然语言，以汉字或符号的形式呈现，汉字的创立体现了中国古人的隐喻思维，因而，我们提出依据汉字的造字方法来划分中医学的隐喻类型，沿其名、用其意而不袭其实，依次第名曰象形、象事、象意、象声隐喻，意欲以此为契机，实现中医隐喻研究的本土化。研究发现中医思维的独特性根基于汉语言的特殊性，是中国语言文化的特殊性造就了中医思维的特殊性，因而，学习中医就必须学习中医语言。于中医语言而言，可以化用维特根斯坦关于语言的奇妙隐喻：中医的语言犹如一座老城，一座由小胡同和广场、旧的和新的房屋和带有不同时期的扩建物的房屋构成的迷宫。那么可以这样说：只有走出迷宫的人，才能从基于隐喻认知的中医语言中发现另一个人体世界。

从隐喻认知的立场研究中医，首先可以知道中医理论从哪里来。中医理论是一种以身体经验感知为基础形成的理论，是一种基于隐喻认知的理论，具有显著的"具身认知"特征。身体对自然界的感知是其理论形成的基础与论理材料。长久以来，人们总是心安理得地运用、发挥现有的中医理论，少有人问及古人如何构建出中医学的概念体系：这一概念体系应如何解读？中医学的概念隐喻从哪里来？它又将引导我们到哪里去？其次，通过中医的隐喻研究可以明辨人体肉身不能感知的"机理""机制"类描述，如中医所言脏腑经络之功能，疾病之病因病机等，到底是"象"还是"是"的问题。

对《金匮要略》的创造性诠释，可以实现古今超时空交流，于"发皇古义，融会新知"的过程中，使古典焕发出当代的意义。《金匮要略》的条文承载了中医的临床思维，从逻辑学的视角研究其推理的有效性，有利于确保经方的临床疗效。隐喻认知的研究方法使我们知道中医理论如何构建。总而言之，从多学科的视角审视《金匮要略》条文"是什么""为什么""作者有什么想说出而没有说出或没能说出的""作者已说出的是否存在遗（疑）误"等系列问题，知道"古人如何知道"，无疑将为今人"今后如何知道"提供指导借鉴。

（贾春华）

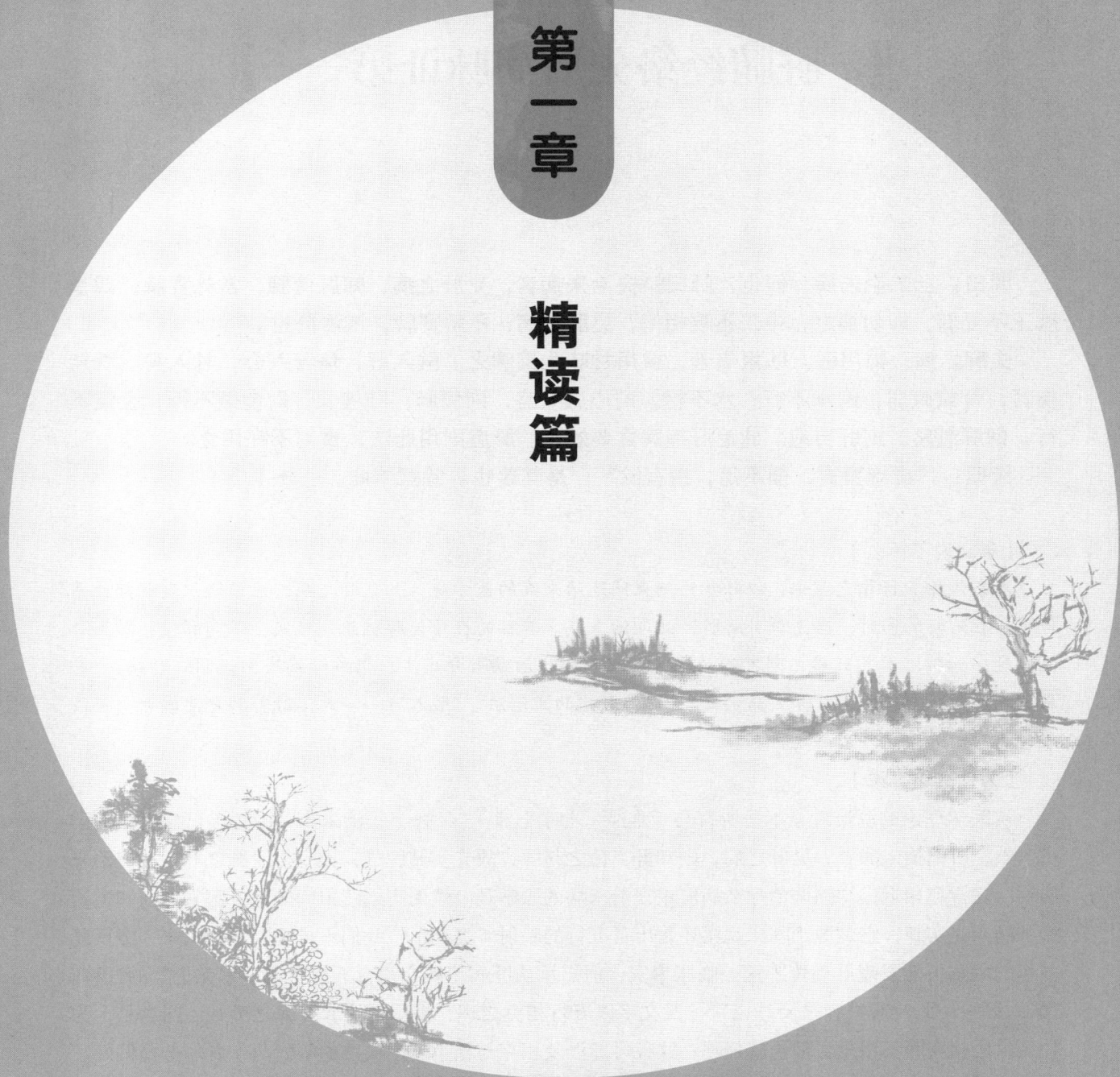

第一章

精读篇

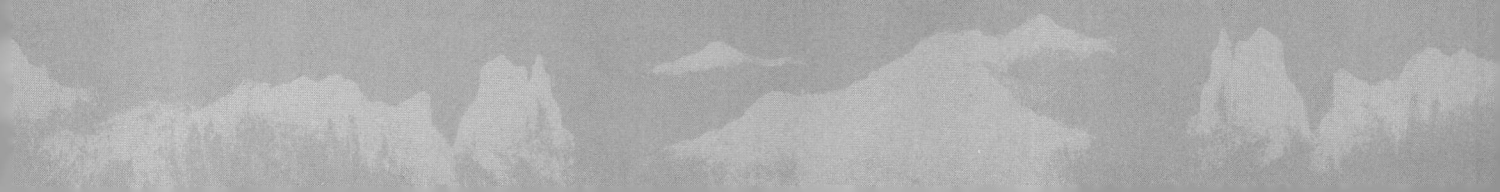

# 脏腑经络先后病脉证第一

问曰：上工治未病，何也？师曰：夫治未病者，见肝之病，知肝传脾，当先实脾，四季脾王不受邪，即勿补之；中工不晓相传，见肝之病，不解实脾，惟治肝也。

夫肝之病，补用酸，助用焦苦，益用甘味之药调之。酸入肝，焦苦入心，甘入脾。脾能伤肾，肾气微弱，则水不行；水不行，则心火气盛，则伤肺；肺被伤，则金气不行；金气不行，则肝气盛，则肝自愈。此治肝补脾之要妙也。肝虚则用此法，实则不在用之。

经曰："虚虚实实，补不足，损有余"，是其义也。余脏准此。（一）

**【条文说了什么】**

本条依据五行相克理论，以肝病为例来阐述治未病的医学观。如见肝之病，应该认识到肝病最易传脾，在治肝的同时，当先调补脾脏，此即治未病。其目的在于使脾脏正气充实，不受邪侵，防止肝病蔓延。如脾脏本气旺盛，则可不必实脾。继而指出治病当分虚实，仍举肝病为例说明。肝病，"补用酸，助用焦苦，益用甘味之药调之"，这是肝虚的正治法。"酸入肝……此治肝补脾之要妙也"一段文字解释了如此组方用药之机制。

**【为什么这样说】**

从医学理论的源流看，本条所言与《难经·七十七难》"经言上工治未病，中工治已病者，何谓也？然，所谓治未病者，见肝之病，则知肝当传之与脾，故先实其脾气，无令得受肝之邪，故曰治未病焉"之旨趣相近，均强调治疗杂病应重视治未病的医学观。然而当继续追问的是：医家如何知道治疗肝病当先实脾？它是源于临床观察还是出自五行的映射（类比）？我们不排除大量的医家，经反复多年的观察可能发现肝病传脾这一临床事实，但需承认肝病传脾亦来自五行学说"木克土"的迁移。"酸入肝……此治肝补脾之要妙也"一段文字以五行相克之理，揭示了治肝补脾之奥妙。问题是，为什么只用相克而不用相生理论解释呢？这很可能涉及相克与相生理论成熟的年代与作者的选择偏好。

**【这样说有什么用】**

治未病是中医之一大特色，中医学所说的治未病，涵盖了未病先防、既病防变、已病防复。现今，医学模式在不断转变，医学关注的重点亦发生前移，即从以治疗疾病为重心转移到预防疾病或疾病未成时提前干预。当下之医学思潮与中医治未病思想相契合。

**【应该如何接着说】**

"见肝之病，知肝传脾，当先实脾"示范性地展现了治未病的思想，对于这样的一个例举式的治疗方法，临床当如何推广应用？能否依据此原则推演出"见脾之病，知脾传肾，当先实肾"，或"见肺之病，知肺传肝，当先实肝"呢？后世相克理论似不如相生理论的临床应用广泛，如"培土生金""滋水涵木"等治则，更多从相生立法。

　　夫人禀五常，因風氣而生長，風氣雖能生萬物，亦能害萬物，如水能浮舟，亦能覆舟。若五臟元真通暢，人即安和。客氣邪風，中人多死。千般疢難，不越三條：一者，經絡受邪，入臟腑，爲内所因也；二者，四肢九竅，血脉相傳，壅塞不通，爲外皮膚所中也；三者，房室、金刃、蟲獸所傷。以此詳之，病由都盡。

　　若人能養慎，不令邪風干忤經絡；適中經絡，未流傳臟腑，即醫治之。四肢才覺重滯，即導引、吐納、鍼灸、膏摩，勿令九竅閉塞；更能無犯王法、禽獸、災傷，房室勿令竭乏，服食節其冷、熱、苦、酸、辛、甘，不遺形體有衰，病則無由入其腠理。腠者，是三焦通會元真之處，爲血氣所注；理者，是皮膚臟腑之文理也。（二）

【条文说了什么】

　　本条从人与自然相应出发，论述了疾病发生的途径，提出预防疾病及早期治疗等治未病思想的重要性。"夫人禀五常"至"客气邪风，中人多死"为第一层，说明人与自然关系密切。人在气交之中，如不能适应反常气候，就会发病。如果五脏元真之气充实，出入有序，升降相因，形体不衰，则人能精神内守，安和无病。"千般疢难"至"以此详之，病由都尽"为第二层，阐述病邪侵袭人体，其传变一般是由表入里，由经络传入脏腑。尽管有"千般疢难"，但其发病或传变，不外三条：其一，脏腑元真不足，邪气乘虚由经络传入脏腑，邪气沿袭脏腑空疏亏虚之处侵入，故称"内所因也"；其二，四肢九窍，肌表受邪，邪气仅在血脉传注，气血不畅甚至壅塞不通，故称"外皮肤所中也"；其三，房劳太过，伤于兵刃或被虫兽咬伤等。"若人能养慎"至"病则无由入其腠理"为第三层，论述了预防疾病及早期治疗等治未病思想，并提出了具体措施。

【为什么这样说】

　　中医理论的思想基础，一方面来自古人对天地自然的认识以及由此形成的自然观，即"以大观小"，以天地自然生成演化的基本规律隐喻类比生命过程与现象；另一方面，秉承了古代哲学思想中的"通""和"思想，认为人与自然是一气贯通的，"通"是自然及人身固有的、内在的、本质的规律，"和"是生命的最佳状态。由此可以推断，在早期医学的经验总结和实践检验过程中形成的具有联想功能的思维方式始终贯穿于古人对自然和生命的深邃理解之中，体现了古人重视人体结构与功能的统一，以及自然大整体与人体小整体的统一，发掘物质、能量、信息的相互转化，构建自然与人复杂、开放、非线性的相互关系。

　　"通"反映的是一种自然本体观。自然界的万事万物自身是"通"的状态，与其他事物（包括人类）也存在普遍联系，并共同构成一个有机整体。这体现了一种生生不息、万物共生而不相害的自然生态通调的境界。

　　"和"是中国哲学中的理想境界，体现在人和自然的关系上，中国哲学主张"天人和（合）一"，将人和自然统一为一个有机整体，人应当与自然和谐相应地相处，效法自然、遵守自然规律。这种思想也为中国传统医学的发展奠定了基础。

综上，"通"是一种自然本体观，自然中的万事万物（包括人类）不仅自身"通"着，相互之间也普遍联系着，共同构成了一个有机的整体。因而，"通"本身就体现了一种生生不息、万物共生而不相害的"和"的境界。

**【这样说有什么用】**

"五脏元真通畅，人即安和"为仲景医学的哲学观，即仲景医学是以"通"为"和"的医学体系。元真之气充实、出入有序、升降相因，则人能精神内守、安和无病。这是仲景医学的起点与归宿。

从"五脏元真通畅，人即安和"可以构建仲景医学"以通为和"的理论体系。它由以下命题构成：①健康——元真通畅，则人体安和。②疾病——元真不畅，则人体患病。③治法——治疗疾病，则是使不通为通。④方剂——组方用药，则以通为总则。"通"是该理论体系的逻辑起点，而"和"是其逻辑终点。

《金匮要略》中处处蕴含"以通为和"的思想。经方中病反应多为"汗愈""吐愈""下愈""小便利愈"，此均为开启了邪气外出之通道，使元真之升降出入畅通，其病则愈。如治疗黄疸之硝石矾石散，其方后注有"病随大小便去"，不一而足。

**【应该如何接着说】**

"五脏元真通畅，人即安和"高度概括了仲景医学理论体系之核心特征。这个"以通为和"的理论体系，是否可以指导临床实践呢？可以根据"以通为和"从以下多层次考察疾病：其一，天与人是否通和（天人是否相应，从天文层面考察疾病）；其二，地与人是否通和（地人是否相参，从地理层面考察疾病）；其三，人与人是否通和（从家庭、社会、人事等层面考察疾病）；其四，人与疾病是否通和（从人体与病邪的交互作用层面考察疾病）；其五，人体精、气、血、津、液之间是否通和（从人体精、气、血、津、液和相应病理产物的层次考察疾病）。

**师曰：寸口脉动者，因其王时而动，假令肝王色青，四时各随其色。肝色青而反色白，非其时色脉，皆当病。（七）**

**【条文说了什么】**

本条从天人相应的角度论述了脉象与四时五色相参合的诊病方法。四时季节改变，脉象和色泽也随之发生变动，但变化有正常与异常之不同。如春时肝旺，脉弦、色青是为正常。假如此时色反白、脉反毛（秋脉），是非其时而有其色脉，即属异常。所以，色脉皆当与四时相应，若不应，则为病，故云"非其时色脉，皆当病"。

**【为什么这样说】**

基于天人相应，四时气候的变化可以影响人体的生理功能，可表现于色脉。因此，考察时、色、脉是否相合的理论基础是"天人相应"。凡是不符合四时变化的色脉，都是疾病的外在表现，故当司外揣内，求其根本。

**【这样说有什么用】**

本条色脉并举，与《素问·五脏生成》篇提出的"能合脉色，可以万全"思想一致，提示医生在临床诊疗中应时、色、脉相参。四时色脉及其所当病可参阅《素问·平人气象论》等篇。除色脉之外，那些随时而变的征象也是诊病中应当重视的。

问曰：有未至而至，有至而不至，有至而不去，有至而太過，何謂也？師曰：冬至之後，甲子夜半少陽起，少陽之時陽始生，天得溫和。以未得甲子，天因溫和，此爲未至而至也；以得甲子，而天未溫和，此爲至而不至也；以得甲子，而天大寒不解，此爲至而不去也；以得甲子，而天溫如盛夏五六月時，此爲至而太過也。（八）

**【条文说了什么】**

本条从天人相应角度，论述节令与气候不相适应，或太过，或不及的情况。节令与气候变化，本当相应，如春温、夏热、秋凉、冬寒是正常的自然规律，有利于万物生长。本条所说"冬至之后，甲子夜半"，即冬至之后六十天的雨水时节，此时阳气开始从地面生发，故称"少阳之时，阳始生"，气候逐渐转为温和，这是正常的规律。若未到雨水，而气候提早变暖，这是时令未到，气候已到，称为"未至而至"；若已到雨水，天气还未温和，这是时令已到，而气候未到，属"至而未至"；若已到雨水，气候仍然很冷，这是时令已到，而严寒气候还在，属"至而不去"；若已到雨水，气候却像盛夏那样炎热，这是"至而太过"。

**【为什么这样说】**

二十四节气是古人根据地球在黄道（地球绕太阳公转的轨道）上的位置变化而制定的一种表示自然节律的特定节令，反映了季节变化和农业生产的规律。二十四节气的起源可以追溯到上古时代，当时人们为了适应自然环境和农业生产的需要，开始观察天象，记录日影长度，测量太阳高度，划分时间，确定农时。二十四节气经过历代天文学家和历法学家的不断完善和发展，逐渐形成了一个科学严谨而又富有民族特色的系统。时令与气候相应与否，也是天人相应的内容之一及具体体现。

**【这样说有什么用】**

凡未至而至、至而不至、至而不去、至而太过皆属异常气候，均能导致疾病的发生，必须注意调摄。临床诊治疾病时，必须基于天人相应的观念并将此纳入考量，因时制宜。

有关气候与时令的变迁，古人在长期的医疗实践和天文观察中总结出了一系列变化规律，形成了一套相应的理论知识。《黄帝内经》中就有七篇大论专门论述运气学说，指导着中医的临床实践。所以，上工必须了解和掌握时令与气候之关系，即所谓的"必先岁气"。

問曰：陽病十八，何謂也？師曰：頭痛，項、腰、脊、臂、脚掣痛。陰病十八，何謂也？師曰：欬、上氣、喘、噦、咽、腸鳴、脹滿、心痛、拘急。五臟病各有十八，合爲九十病。人又有六微，微有十八病，合爲一百八病。五勞、七傷、六極、婦人三十六病，不在其中。

清邪居上，濁邪居下，大邪中表，小邪中裏，檠飪之邪，從口入者，宿食也。五邪中人，各有法度，風中於前，寒中於暮，濕傷於下，霧傷於上，風令脉浮，寒令脉急，霧傷皮腠，濕流關節，食傷脾胃，極寒傷經，極熱傷絡。（十三）

**【条文说了什么】**

本条论述疾病的分类方法，以及五邪中人的一般规律。"问曰：阳病十八，何谓也……妇人三十六病，不在其中"一段，是古代医家对疾病的一种分类方法。头痛、项、腰、脊、臂、脚掣痛六者，病兼上下而在外，如项、腰脊痛皆为筋骨肌肉间病，故谓之阳病。咳、上气、喘、哕、咽、肠鸣、胀满、心痛、拘急九者，病兼脏腑而在内，如咳、上气、喘属肺病，故谓之为阴病。

五邪中人的一般规律，大抵是以类相从。如雾露之邪轻清属阳，悬浮空中，中人则多伤于头面而见头痛、鼻塞等。五邪中人各有一定规律可循。如湿为重浊之邪，故常伤于下而流入关节。

**【为什么这样说】**

阳病在表，有营病、卫病、营卫交病的不同，此一病而有三，三六得一十八，故曰阳病十八。阴病在里，有虚与实的区别，此一病而有二，二九得一十八，故曰阴病十八。五脏病各有十八，谓五脏受风、寒、暑、湿、燥、火六淫之邪而为病，病有在气、在血、气血兼病之别，三六合为十八。因此，五脏中每脏病有十八，五脏合为九十病。六微指六腑。腑病较脏病为轻，所以称为六微。六腑受六淫之邪为病，亦有气分、血分以及气血兼病之别，三六合为十八，故云微有十八病，六微则六个十八，合为一百零八病。

仲景云："五邪中人，各有法度。"中人的规律是如何认知的？五邪与六淫是如何演进的呢？中医的六淫病因并非实体或具体概念，而是古人在天人合一思想指导下，在身体体验的基础上根据人与自然界相似性的心理联想，不自觉地将自然界中的风、寒、暑、湿、燥、火等具体概念通过隐喻认知的手段跨域运用到病因领域而形成的抽象概念。

**【这样说有什么用】**

本条将疾病分为阳病、阴病两类，结合本篇第2条"千般疢难，不越三条：一者，经络受邪，入脏腑，为内所因也；二者，四肢九窍，血脉相传，壅塞不通，为外皮肤所中也"相关论述，可见阳病属于"为外皮肤所中也"，阴病属于"为内所因也"。因此，临床诊疗疾病时应首分阴阳。这对于判定疾病的发生发展趋势、确定治疗大法及预后具有重要价值。

古人根据相似性，形成"五邪中人"一般规律的认识，高度概括了阴邪伤阴、阳邪伤阳之法度，对临床诊疗中病因病机的认识具有指导意义。

**【应该如何接着说】**

本篇提到"五脏病各有十八，合为九十病。人又有六微，微有十八病，合为一百八病"，今多分别释为五脏及六腑（六微多作六腑解）受风、寒、暑、湿、燥、火六淫之邪而为病，脏腑之病又有气分、血分、气血兼病之别，六淫与之相乘则为十八，五脏病各有十八，合为九十病，六腑病各有十八，合为一百零八病。但十八是否应从六淫及气、血、气血兼病中求，尚待商榷。

而欲解六微之一百八病，亦需先明确六微为何。医家多释其为六腑之病，如沈明宗、周扬俊、黄元御、陈修园等，以腑受邪较脏为浅，为病较轻，故曰微。然仲景何不直言腑而以微代之？《后汉书·方术列传》记载东汉中期医家郭玉从程高处"学方诊六微之技，阴阳隐侧之术"。那么该时期的六微是否有特殊含义？能否结合秦汉医籍及非医典籍进行考释？能否据此考察古代疾病的分类方式？"十八病"是否如曹颖甫所言"在多数而不在定数"？

考证本篇所涉脏病九十、腑病一百零八等中医古代疾病分类，梳理古代中医疾病学发展脉络，对厘清中医学理论范式与临床范式的嬗变具有重大意义。

**問曰：病有急當救裏救表者，何謂也？師曰：病，醫下之，續得下利清穀不止，身體疼痛者，急當救裏；後身體疼痛，清便自調者，急當救表也。（十四）**

### 【条文说了什么】

本条论表里同病时的先后缓急治则。在表里证同时存在时，应分别证情的轻重缓急，急者先治，缓者后治。如病在表，不可先下而误治之，伤其脾胃，以致身体疼痛之表证未除，而下利清谷不止之里证又起。权衡表里轻重，此时以里证为急，故先救里。

### 【为什么这样说】

下利清谷不止，说明正气已衰，进一步发展则将亡阳虚脱。若因表证未解而先用汗法，汗出伤阳，则表里之阳气益虚，病情更加危笃。所以，表里同病而里虚寒甚之时，应以里证为急，先温阳止泻以救里。当里阳恢复、泻利得止，而身体疼痛的表证仍然存在时，再予以解表祛邪。

### 【这样说有什么用】

本条亦见于《伤寒论》，但彼为具体治疗，故列有方治，救里用四逆汤，救表用桂枝汤；而此为论述治疗原则，故未出方。一般而言，表里同病，里实者，先解表，表解后方可治里；若先攻其里，外邪易乘势内陷，造成变证。如辨证确切，把握时机，表里同治亦符合临床实际。若表里同病，里虚寒者，又须先温其里，后攻其表。若先解其表，里阳未复，表阳亦衰，导致表里阳气皆虚，则易变为难治之证。

表里证同时出现时，有先表后里、先里后表、表里同治三种不同治法，须根据表里各自病情的缓急轻重采取相应的治疗方法。

**夫病痼疾加以卒病，當先治其卒病，後乃治其痼疾也。（十五）**

### 【条文说了什么】

在痼疾和卒病同时存在时，当先治其卒病，后治其痼疾。因为痼疾日久势缓，根深难拔，不容急治，必须缓图，欲速则不达；而卒病新感势急，邪浅易除，不容缓图，必须急治，若迟则生变。先治卒病，后治痼疾，还能避免卒病深入与痼疾纠合，使病加重或变生他病，则更为复杂难治。

### 【为什么这样说】

本条源于仲景处理复杂疾病的分步治疗原则，即治疗先后原则。尤在泾《金匮要略心典》云："卒病易除，故当先治，痼疾难拔，故宜缓图，且勿使新邪得助旧疾也。读二条，可以知治病缓急先后之序。"

**【这样说有什么用】**

《水气病脉证并治》第21条以案例形式论述了水气病形成经过及误治情况，提出"先治新病，病当在后"，这一原则与《痰饮咳嗽病脉证并治》的支饮服小青龙汤以后所发冲气、咳嗽胸满、冒呕、形肿、面热如醉等的先后治法大体相同，均为仲景处理复杂疾病先后治疗原则的具体应用。

**【应该如何接着说】**

在临床应用时，这一原则应根据具体证情灵活掌握。

如在痼疾与新病互相影响的情况下，治新病必须照顾到痼疾，如《伤寒论》第18条云"喘家作桂枝汤，加厚朴杏子佳"。

治疗痼疾时，也需严防新的病邪侵入与久病纠合，如《血痹虚劳病脉证并治》第16条中的"虚劳诸不足，风气百疾，薯蓣丸主之"。

所以，临证时，要根据新病、久病的证情，以及患者的年龄、体质等，细审疾病的轻重缓急、邪正虚实，以定先后之治疗原则。

痼疾加卒病之复杂疾病处理原则为分先后治疗，但难点是如何辨别痼疾基础上叠加的卒病，因临床实践中往往卒病表现不典型，需谨慎辨别是单纯痼疾加重，还是痼疾叠加了卒病，进而采取不同的处理办法。

**師曰：五臟病各有所得者愈，五臟病各有所惡，各隨其所不喜者爲病。病者素不應食，而反暴思之，必發熱也。（十六）**

**【条文说了什么】**

本条论述临证应根据五脏喜恶进行治疗和护理。由于五脏的生理特性不同，故当五脏发生疾病的时候，患者所表现的喜恶也不同，因而各有其适宜的治法。如脾恶湿，脾为湿困则恶肥甘而喜辛开。所以，要根据五脏特性和病情性质，近其所喜，远其所恶，选用适当药味，补偏救弊，恰当给予护理，调理饮食寒热，疾病才可痊愈。

**【为什么这样说】**

《黄帝内经》中有大量依据五脏之生理特性采取相应治法或调护的相关论述。比如，《素问·脏气法时论》以五行生克理论为依据，分别从生理、病理、治法、药食等方面阐述了五脏之气和四时五行、五味的关系，说明五脏的虚实病证、补泻治法、药食宜忌以及传变预后等都与四时有着密切的联系，提出"合人形以法四时五行而治"，意即人身五脏之气皆象法于四时五行。医生临床应充分考虑这一联系而施以合适的治法。

**【这样说有什么用】**

善后宜近其所喜，远其所恶。治病用药固然要适合病情，而患者的食服居处等护理工作也是十分重要的。如果不注意饮食禁忌和衣着的寒温、患者的饮食生活习惯和疾病的特点等，并进行有针对性的护理，纵然用药适宜，也难收到应有疗效。这点在杂病的治疗中尤为重要，因为杂病病程较长而呈慢性者多。故临床上，在使用药物治疗的同时，一定要重视护理工作。

**【应该如何接着说】**

依本条所论"五脏病各有所得者愈，五脏病各有所恶，各随其所不喜者为病"，对于这样的原则，临床当如何推广应用？是否可结合《黄帝内经》的相关论述指导临床实践？比如，《素问·脏气法时论》篇中的相关论述"肝苦急，急食甘以缓之……心苦缓，急食酸以收之……脾苦湿，急食苦以燥之……肺苦气上逆，急食苦以泄之……肾苦燥，急食辛以润之。开腠理，致津液通气也……肝欲散，急食辛以散之，用辛补之，酸泻之……心欲软，急食咸以软之，用咸补之，甘泻之……脾欲缓，急食甘以缓之，用苦泻之，甘补之……肺欲收，急食酸以收之，用酸补之，辛泻之……肾欲坚，急食苦以坚之，用苦补之，咸泻之……肝色青，宜食甘，粳米、牛肉、枣、葵皆甘。心色赤，宜食酸，小豆、犬肉、李、韭皆酸。肺色白，宜食苦，麦、羊肉、杏、薤皆苦。脾色黄，宜食咸，大豆、豕肉、栗、藿皆咸。肾色黑，宜食辛，黄黍、鸡肉、桃、葱皆辛。辛散，酸收，甘缓，苦坚，咸软。毒药攻邪，五谷为养，五果为助，五畜为益，五菜为充，气味合而服之，以补精益气。此五者，有辛、酸、甘、苦、咸，各有所利，或散，或收，或缓，或坚，或软。四时五脏，病随五味所宜也"。

**夫诸病在脏，欲攻之，当随其所得而攻之，如渴者，与猪苓汤。余皆仿此。（十七）**

**【条文说了什么】**

本条举例说明治疗杂病应掌握"随其所得而攻之"的原则。"诸病在脏"，泛指一切在里的疾病。病邪在里痼结不解，往往与体内病理产物如痰湿、水饮、瘀血、宿食等相结合，医者当随其所得，予以恰当的治疗。如渴而小便不利的患者，应审其原因，若为热与水结而伤阴者，当与猪苓汤利水育阴，水去则热除，渴亦随之而解。

**【为什么这样说】**

"千般疢难，不越三条：一者，经络受邪，入脏腑，为内所因也。"外邪侵犯经络，脏腑虚衰，邪乘虚入脏腑，进而影响脏腑气血水之运行，产生病理产物并与之结合，出现瘀热、痰热、湿热、积热、寒湿等。而要实现"五脏元真通畅，人即安和"，必须将体内有形之病理产物祛除，方能实现通和。因此，经络受邪，入脏腑，邪气与有形之病理产物结合时，要"随其所得而攻之"，即治疗疾病应先攻逐体内与病邪痼结不解的有形病理产物，使无形之邪失去依附。

**【这样说有什么用】**

猪苓汤作为"当随其所得而攻之"治则的示例，为杂病诊治提供了处方规范。一者，因脏腑虚衰，经络受邪才会入脏腑，因此，要补脏腑之虚（扶正），即用猪苓汤之阿胶育阴。二者，邪热入脏腑，与水相结（水热互结），热伤津液出现口渴，应利水为主（当随其所得而攻之），故猪苓为君，水去热除渴解。其他病证可依此类推。如热与食结，应以攻下宿食为主，用大、小承气汤；热与血结，应以攻下瘀血为主，用桃核承气汤；热与痰结，应以祛痰为主，用千金苇茎汤；热与湿结，应以利湿为主，湿去则热孤；寒与湿结，亦以利湿为主，湿去阳通，则寒自散。

（钟相根）

# 血痹虚劳病脉证并治第六

問曰：血痹病從何得之？師曰：夫尊榮人骨弱肌膚盛，重因疲勞汗出，臥不時動搖，加被微風，遂得之。但以脉自微濇，在寸口、關上小緊，宜鍼引陽氣，令脉和緊去則愈。（一）

**【条文说了什么】**

本条论述血痹病的成因及轻证的治疗。"尊荣人"指社会地位较高且受到尊重的人。此类人长期从事脑力劳动而缺乏身体锻炼，虽肌肤形似丰满，实则筋骨脆弱，腠理不固，因而抗邪能力较弱，稍微活动，即体疲汗出，汗出则阳气更虚，虽感微风便可能引起血痹病。脉微主阳气虚弱，脉涩主血行涩滞，脉紧是外受风寒，提示本病为体虚受风、卫阳不足、血行不畅所致。故其治疗用针刺法以引动阳气，气行则血行，阳气行则外邪去，邪去则脉和而不紧，气血调和，血痹自愈。

**【为什么这样说】**

作为血痹病的开首条文，为何但言脉象，不言症状？首先，仲景有以脉作为各病开首语的行文习惯，如《疟病脉证并治》篇首论"疟脉自弦"，《胸痹心痛短气病脉证治》篇首论"夫脉当取太过不及，阳微阴弦"，《腹满寒疝宿食病脉证治》篇首论"趺阳脉微弦"，而后乃论其症状。本篇之虚劳病亦是如此，首条言脉而不言症，这与仲景"病脉证并治"临床诊疗模式的逐级分类循证推理的逻辑顺序一致。其次，首条所述为血痹病轻证，此证脉已变而症状未显，故仅述其脉。

血痹病属于血分的病证，为何仅用针刺引其阳气，而不是调其血脉？首先，本条论述血痹病轻证，病位较浅，如《素问·五脏生成》曰"卧出而风吹之，血凝于肤者为痹"。本证因感受风寒致阳气痹阻，血行不畅，故治疗可以针刺引动阳气。其次，气为血之帅，气行则血行，正如《血证论》言"运血者即是气"。因此，但引其阳气，便可使凝滞之血通畅。

**【这样说有什么用】**

血痹病多见于骨弱肌肤盛之尊荣人，感邪之初，"四肢九窍，血脉相传，壅塞不通，为外皮肤所中"，治疗首选非药物疗法，即针灸、导引、吐纳、膏摩等，"勿令九窍闭塞"；且应重视阳气的作用，以通阳行痹为主。

**【应该如何接着说】**

本条提出了"针引阳气"的治法，却未明确指出具体细节。临床遇到此类患者时，针刺部位如何选择？应施以怎样的针刺手法以引阳气？如何判断引阳气的程度与效果？这都是需要结合临床实践进一步回答的问题。

血痹陰陽俱微，寸口、關上微，尺中小緊，外證身體不仁，如風痹狀，黃耆桂枝五物湯主之。（二）

黃耆桂枝五物湯方

黃耆三兩　芍藥三兩　桂枝三兩　生薑六兩　大棗十二枚

上五味，以水六升，煮取二升，溫服七合，日三服。一方有人參。

**【条文说了什么】**

本条论述血痹病重证的证治。阴阳俱微指脉象搏动微弱，沉取浮取都呈现微弱之象。寸口、关上微为阳气不足之脉；尺中小紧为感受外邪之象。阳气不足，阴血涩滞，血行阻滞，肌肤失荣，故外证身体不仁、肢体麻木、感觉不灵敏，还表现有类似风痹的游走性疼痛，即"如风痹状"。此时若仅治以针引阳气，则力有不及，如《灵枢·邪气脏腑病形》篇谓"阴阳形气俱不足，勿取以针，而调以甘药也"。因此，仲景选用黄芪桂枝五物汤通阳行痹。

血痹病"身体不仁"为阳病，加之尊荣人骨弱，故选桂枝汤倍生姜，去甘草而加黄芪。倍生姜以助温散表邪；黄芪可益气固表，其力强于甘草，故以黄芪易甘草，若虚甚者可加人参。本方五味相伍，温、补、通、行并用，益气温阳，祛邪行痹。

**【为什么这样说】**

从"加被微风"的患病过程来看，血痹病应当属于外感病，其脉象和治疗也印证了这一点。那么，本病为何与虚劳病合篇？仲景的这种安排是为了强调外感病的内伤基础。虚劳病大多由劳损过度导致，并且虚劳时更易受外邪所伤，如"虚劳诸不足，风气百疾，薯蓣丸主之"，而血痹病的发病与此几乎如出一辙。本篇第1条强调血痹病发病的内伤基础为"尊荣人""骨弱肌肤盛""重因疲劳汗出""卧不时动摇"，在此基础上，患者"加被微风"，乃成血痹病。可见，血痹病和虚劳病存在诸多共同点，仲景的合篇安排确有深意。

**【这样说有什么用】**

黄芪桂枝五物汤具有通阳行痹之功，凡气血不足、风寒之邪侵袭肌表所致病证，皆可选用，如产后血痹身痛、脑血管意外后遗症、颈椎病、多发性神经炎、低血钾性周期性麻痹、面神经麻痹、末梢神经炎等疾病。脑血管意外后遗症可合用大黄䗪虫丸；颈椎病可合用六味地黄丸；上肢痛可加防风、秦艽、羌活；下肢痛加杜仲、牛膝、木瓜；腰痛者可加补骨脂、续断、狗脊、肉桂。

**【应该如何接着说】**

本篇中血痹病只有两条相关论述，即第1条和本条。这两条分别论述了血痹病的轻证和重证，那血痹病的发生发展演变规律是什么？血痹病本有体质虚弱的因素且与虚劳病同篇，是否意味着血痹病进一步发展，会演变成虚劳？或者是否可以认为血痹病是虚劳病的前驱表现？认识血痹病与虚劳病的关系对于临床防治两病有何意义？

夫男子平人，脉大爲勞，極虛亦爲勞。（三）

**【条文说了什么】**

本条论述虚劳病纲脉。"平人"即《难经》所谓"脉病形不病"者。"脉大"指脉体大，无关脉象是否有力。"脉大"与"脉极虚"均提示精气内损，两者虽形态不同，但都是虚劳病的纲脉。肾为先天之本，主藏精，精气耗损是虚劳的主因之一。

**【为什么这样说】**

本篇虚劳病条文多标明男子，但虚劳病并非仅见于男子，为何重点突出"男子"呢？原因可能是多方面的。古代男性的社会地位更高，社会活动多以男性为主；男女被赋予不同的社会角色，男主外而女主内，主外之男性更易劳损形体而患虚劳病；房室伤是虚劳病的重要成因，而古代医家更加关注和强调男性房劳过度的伤害。因此，虚劳病多言"男子"。

虚劳是一种慢性衰弱性疾病，为何虚劳病的辨病或诊断更注重脉象呢？因为素体有别，脏腑虚衰不同，虚劳病临床表现繁杂。但有些疾病的辨病或诊断更注重症状，比如奔豚病的症状表现具有特异性，其诊断只言症状，不言脉象。此外，虚劳病病程较长，该病的症状在初起时往往并不明显，患者难以察觉，并自谓"平人"。虽然症状不显，但其脉象之改变可更早被察觉，故辨脉对诊断虚劳病有着重要的意义。

**【这样说有什么用】**

诊脉是中医诊断疾病的重要手段，本条文提示诊断虚劳病应当重视脉象。虚劳病的病机、临床表现非常繁杂，若希冀从症状入手诊断虚劳病，未免有茫无端绪之难。若能抓住虚劳病的典型脉象，以脉象为主、症状为辅诊断虚劳病，或可有提纲挈领之捷。此外，精乃人安身立命之根本，而过劳则是最常见的伤精病因，平人应注重劳逸适度，保精莫损，如此才能避免虚劳病之发生。

**【应该如何接着说】**

"脉大为劳，极虚亦为劳"示范性地展现了虚劳病的典型脉象，除了这两种脉象，其他脉象对于虚劳病的诊断有何意义？如本篇中的芤脉、弱脉、沉脉、细脉、微脉、迟脉、涩脉等。脉大与脉极虚的虚劳病有何区别？此外，应如何正确认识虚劳病在两性中的发病概率不同？两性虚劳病的发病特点与治疗侧重有何区别？

**劳之爲病，其脉浮大，手足煩，春夏劇，秋冬瘥，陰寒精自出，酸削不能行。（六）**

**【条文说了什么】**

本条论述虚劳与季节的关系。"脉浮大"乃真阴不足，虚阳外浮的表现。手足为诸阳之本，素体阴精不足，虚热内生则手足烦热。肾阴虚损，肾气必亏，致精关不固，阳虚阴不内守，则遗精或滑精。肾藏精主骨，肾精亏耗，则骨失所养，故两腿肌肉消瘦，酸痛无力。病本阴虚有热，春夏为阳，为木火正盛之季，阳气外浮，则阴愈虚，故病加重；秋冬为阴，此时金水相生，阴长阳消，阳气内藏，病得时令之阴滋助，阴阳暂趋于协调，故病减轻。

本条在《脉经》《诸病源候论》《外台秘要》亦有记载。《脉经》云："男子劳之为病，其脉浮大，手足暖，春夏剧，秋冬差，阴寒精自出，酸削不能行，少腹虚满。"《诸病源候论》云："男子劳之为病，其脉浮大，手足烦，春夏剧，秋冬差，阴寒精自出，酸癣。"《外台秘要》记载："男子劳之为病，其脉浮大，手足烦，春夏剧，秋冬瘥，阴寒精自出，酸削。"对比可知，本条在三本古籍中均记载为"男子劳之为病"，结合本条上下条文均冠以"男子"的体例，本条应缺"男子"二字。男子易因房劳过度耗伤精气，提示本条所论之虚劳病，可能多与房劳过度有关。

**【为什么这样说】**

《黄帝内经》已有病势随季节更替而变化的记载，然其模式却有两种。一种是基于阴阳消长的病势理论，如《素问·厥论》篇言"春夏则阳气多而阴气少，秋冬则阴气盛而阳气衰"。一种是基于五行休旺的病势理论，如《素问·脏气法时论》篇言"病在肝，愈于夏，夏不愈，甚于秋，秋不死，持于冬，起于春，禁当风"。本条论述的是阴精不足、虚阳浮越所致的虚劳病，表现为"春夏剧，秋冬瘥"，春夏、秋冬的阴阳消长能够合理解释本条的病势变化，故本条体现了仲景对阴阳消长的病势理论的继承。

**【这样说有什么用】**

历代对本条的认识较为一致，均认为其乃阴虚阳浮之虚劳病证，进一步言，本证应选择什么治法，使用哪首方剂呢？小建中汤所治疗的梦失精、手足烦热、四肢酸疼与本证类似，此外，桂枝加龙骨牡蛎汤及二加龙骨汤亦治疗失精之虚劳，或可用于本证。因本病随时节变化的病势特点，故应当注意"春夏养阳，秋冬养阴"，在不同时节采取不同的养护方法。

**【应该如何接着说】**

中医古籍蕴含着丰富的病势思想，其中昼夜变换、季节更替是影响病势变化的重要因素。挖掘、学习医籍中的相关思想，能够有效指导临床如何因时制宜，以顺势、待势、预势施治。近年来，随着时间医学的发展，中医时间医学在医学领域中所起的作用逐渐受到重视，如何将中医学的相关理论与生物节律等现代研究相结合，将极大促进中医病势思想与时间医学的研究及应用。

夫失精家，少腹弦急，陰頭寒，目眩——作目眶痛，髮落，脉極虛芤遲，爲清穀、亡血、失精。脉得諸芤動微緊，男子失精，女子夢交，桂枝加龍骨牡蠣湯主之。（八）

桂枝加龍骨牡蠣湯方《小品》云：虛羸浮熱汗出者，除桂，加白薇、附子各三分，故曰二加龍骨湯。

桂枝  芍藥  生薑各三兩  甘草二兩  大棗十二枚  龍骨  牡蠣各三兩

上七味，以水七升，煮取三升，分溫三服。

**【条文说了什么】**

本条论述失精家阴阳失调之虚劳病的证治。"少腹弦急"指小腹两侧拘急，以手按之有抵抗感。素有遗精病的患者，由于精液耗损太过，阴损及阳，故小腹弦急，外阴部寒冷。精衰血亏，阴血不能养目荣发，故目眩、发落。脉极虚谓脉极虚弱无力，脉芤谓脉浮大中空无根，脉迟谓脉迟缓无神，三者皆属"极虚亦为劳"之类的虚劳脉象。此三者不仅见于失精家，亦见于下利清谷，或亡血的患者。芤动为阳，微紧为阴，所谓"脉得诸芤动微紧"，是说或见芤动，或见微紧，并非四种脉象同时出现。失精家不仅阴虚，阳气亦因久泄而亏损，故见男子梦遗，或女子梦交。故以桂枝加龙骨牡蛎汤调和阴阳为首务，以固阴潜阳，交通心肾。

本条记载的"梦交"，在《脉经》和吴迁本《金匮要略》中均记载为"梦交通"，结合唐以前其他医籍中"梦交通""梦交接"用例频见而"梦交"未见用例的情况，推测"梦交通"应当更接近仲景原文。

**【为什么这样说】**

本方为虚劳病篇第一方，为何如此安排？盖提示失精是导致虚劳病的重要病因。患者可因房劳过度而发展为失精家，失精家迁延不愈则发展为虚劳病，可见纵欲过度与虚劳病有着非常紧密的关系。

《素问·生气通天论》说："凡阴阳之要，阳密乃固。"失精家患病日久，耗损阴精，阳失去阴的涵养，浮而不敛；阴失去阳的固摄，走而不守，最终导致心肾不交，精关不固。本证为精血亏损、阴损及阳、阴阳两虚、失于调和之候，方用桂枝加龙骨牡蛎汤，即桂枝汤加龙骨、牡蛎。桂枝汤调和阴阳，龙骨、牡蛎潜镇固涩、宁心安神、交通心肾，使阴阳协调，阳气能固摄，阴精不外泄，标本俱治。

**【这样说有什么用】**

历代注家及教材解读本条时，大多认为本证的机制在于精血亏虚、阴虚阳浮，那么，仲景为何以调和荣卫的桂枝汤为主方加减治疗而不用补肾填精的方药？《难经·十四难》言："治损之法奈何？然：损其肺者，益其气；损其心者，调其荣卫；损其脾者，调其饮食，适其寒温；损其肝者，缓其中；损其肾者，益其精，此治损之法也。"遗精可由思虑、恐惧等情志因素先伤心神，心神失养，心神浮越，导致肾失固摄而引发，故从心神失养、所欲不遂、心肾不交解读本证更为合理。正如《景岳全书·遗精》记载："精之藏制虽在肾，而精之主宰则在心，故精之蓄泄无非听命于心。"《医林绳墨》亦载："又有思想不遂，交媾失常……世之治者，不究经旨，多作肾虚，用补肾涩精之药不效。"可见，心神失养，心神浮越，扰动精室是引起遗精的重要病因。"损其心者，调其荣卫"，故用桂枝汤加龙骨、牡蛎治疗，当可取得良好的疗效。

**【应该如何接着说】**

《难经·十四难》言："损其心者，调其荣卫。"桂枝加龙骨牡蛎汤以桂枝汤调和营卫，补养心之虚损；龙骨、牡蛎镇静安神，固涩止遗。诸药合用，可以治疗心神失养，心神浮越，所欲不遂，心肾不交，扰动精室所致的青壮年遗精、滑精等。这类青壮年的男科疾病，与年老虚衰、精关不固所致的遗精、滑精有别，要慎用补肾填精、固精止遗之法，如金锁固精丸、肾气丸等，否则可能会导致火旺精泻。《素问·灵兰秘典论》篇云："心者，君主之官也，神明出焉。"《素问·宣明五气》篇云："五脏化液，心为汗。"桂枝加龙骨牡蛎汤可调和营卫、潜镇固摄、宁心安神，可以推广应用于心神失养所致的神志异常（如焦虑、抑郁、躁狂、睡眠障碍等）、汗出异常类疾病。


**人年五六十，其病脉大者，痹侠背行，苦肠鸣，马刀、侠瘿者，皆为劳得之。（十）**


**【条文说了什么】**

本条论述虚劳病的脉证表现。人年五六十，精气内衰，经脉失养，其病脉大按之无力，脊背两侧有麻木疼痛之感，提示血脉不通。若脾气虚寒，运化失职则致腹中肠鸣。"马刀"是生于腋下的结核，"侠瘿"为生于颈项的结核，统称为瘰疬病。若阴虚内热与痰相结，则易患马刀侠瘿之病。以上三种病证，虽有虚寒、虚热、夹痰的不同，但皆为劳所致。

**【为什么这样说】**

年龄与精气盛衰有着密切的关系，相关理论在《黄帝内经》多个篇章中均有论述。如《素问·上古天真论》篇言："男不过尽八八，女不过尽七七，而天地之精气皆竭矣。"《素问·阴阳应象大论》篇言："年五十，体重，耳目不聪明矣。年六十，阴痿，气大衰，九窍不利，下虚上实，涕泣俱出矣。"《灵枢·天年》篇言："五十岁，肝气始衰，肝叶始薄，胆汁始灭，目始不明；六十岁，心气始衰，苦忧悲，血气懈惰，故好卧。"以上论述均指出年至五六十岁精气逐渐衰竭的生理过程。《素问·上古天真论》篇进一步指出，若不能顺时摄生，反而"以欲竭其精，以耗散其真"，不合阴阳，妄加劳作，必然加速精气衰竭的进程，以致"半百而衰"。精气是立命之根本，亦为人体抵抗病邪之基础。

**【这样说有什么用】**

本条提示衰老与虚劳病的发生关系密切，亦提示脉大、痹夹背行、肠鸣、马刀、侠瘿等病症易于年老劳衰之时发生。若精气虚衰，痰瘀阻滞，则马刀、侠瘿诸症纷至沓来。因此，临床针对年老虚衰之后的马刀、侠瘿等增生、囊肿，甚至肌瘤等疾病，不可一味采用软坚散结、活血化瘀、除湿化痰等祛除有形实邪之法，切记勿忘补虚，毕竟诸病证"皆为劳得之"。

**【应该如何接着说】**

在明确了人年五六十岁，肠鸣、马刀、侠瘿这类疾病皆由虚劳所致之后，应如何辨证治疗？这对于当下多发的增生、囊肿、肌瘤等现代疾病的诊疗有何启发意义？本条所言诸症与其他原因（非年老虚衰）所致的肠鸣、马刀、侠瘿的诊治有何区别？这些均有待结合临床实践进一步辨析和探讨。

**脉弦而大，弦则爲减，大则爲芤，减则爲寒，芤则爲虚，虚寒相搏，此名爲革。婦人则半産、漏下，男子则亡血、失精。（十二）**

**【条文说了什么】**

本条论述虚劳病精血亏损的脉证。条文并举弦、大两脉以释革脉。弦脉状如弓弦，按之不移；大脉波幅洪大，按之有力。革脉浮取似弦，按之力减，故曰"弦则为减"；革脉虽大，但外大中空，类似芤脉，故曰"大则为芤"。革脉之象为弦减大芤，如按鼓皮，主精血亏损。故妇人见革脉多主漏下或半产，男子见革脉多为亡血或失精之患。需要注意，对于"弦则为减"尚有不同见解，详见第三章疑误篇《弦则为减》。

革脉和芤脉相类，皆是弦大无力的脉象，但革脉较芤脉略硬，两者多出现于大失血之后，是阴气大伤、虚阳外浮的反映，在治法上都应潜阳摄阴或益气生血，故条文中提出"虚寒"两字以引起注意。

**【为什么这样说】**

《伤寒论·辨脉法》言："凡脉，大浮数动滑，此名阳也。脉沉涩弱弦微，此名阴也。"即，弦为阴脉，大为阳脉。今脉兼见弦大，且弦脉按之则减，为阳气衰减之象，大脉按之则芤，为阴血亏虚之象，阴阳均已衰弱，既寒又虚，虚寒夹杂而成革脉，故曰"虚寒相搏，此名为革"。妇女出现革脉，多因半产或漏下，男子出现革脉，则多因亡血或失精，此皆伤阴损阳之表现。

**【这样说有什么用】**

本条从弦减大芤的角度描述了革脉的形象，涉及脉象硬度、宽度、应力程度等多个方面，有助于全面立体地认识革脉。同时，本条明确指出了革脉是妇人半产漏下、男子亡血失精的典型脉象，临床中诊得此脉，可据此推断患者很可能存在半产漏下、亡血失精等情况。

**【应该如何接着说】**

本条文在《金匮要略》中出现了 3 次，并且于后篇中皆有删减，力求符合不同篇目之名，如《惊悸吐衄下血胸满瘀血病脉证治》中只提"亡血"而无"失精"；《妇人杂病脉证并治》则只提"妇人"而无"男子"，并明确提出本证的处方为旋覆花汤。但该方几无补益之品，是否适合这种极虚的情况？该方是否专为妇人病而设，是否可用于治疗男子亡血失精？

虛勞裏急，悸，衄，腹中痛，夢失精，四肢痠疼，手足煩熱，咽乾口燥，小建中湯主之。（十三）

**小建中湯方**

桂枝三兩（去皮）　甘草三兩（炙）　大棗十二枚　芍藥六兩　生薑三兩　膠飴一升

上六味，以水七升，煮取三升，去滓，內膠飴，更上微火消解，溫服一升，日三服。嘔家不可用建中湯，以甜故也。《千金》療男女因積冷氣滯，或大病後不復常，苦四肢沈重，骨肉痠疼，吸吸少氣，行動喘乏，胸滿氣急，腰背強痛，心中虛悸，咽乾唇燥，面體少色，或飲食無味，脅肋腹脹，頭重不舉，多臥少起，甚者積年，輕者百日，漸致瘦弱，五藏氣竭，則難可復常，六脈俱不足，虛寒乏氣，少腹拘急，羸瘠百病，名曰黃耆建中湯，又有人參二兩。

**【条文说了什么】**

本条论述虚劳病虚劳里急的证治。虚劳病的发展往往是阴损及阳，阳损及阴，导致阴阳两虚，从而产生寒热错杂的病证。治虚劳，调阴阳，关键在于脾胃。脾胃为五脏六腑之海，气血营卫生化之源。若脾胃有病，营养之源不继，气血亏损，人体便失去"阴平阳秘"的生理基础，因而会出现偏寒偏热的症状。如偏于热，则见衄血，手足烦热，咽干口燥；如偏于寒，则为里急，腹痛。心营不足，则心悸；阳虚阴不内守，则梦交失精；气血不能营养四肢，则酸痛。此皆气血亏损，阴阳失调所致，故用小建中汤甘辛以化阳，酸甘以助阴。如《金匮要略心典》所说："是方甘与辛合而生阳，酸得甘助而生阴，阴阳相生，中气自立。是故求阴阳之和者，必求于中气，求中气之立者，必以建中也。"由此可知，在阴阳两虚的病情下，补阴则碍阳，补阳必损阴，唯有用甘温之剂以恢复脾胃的健运功能，使脾胃复健，则营养得充，气血自生，营卫和调，而偏寒偏热的症状自然消失。《灵枢·终始》中的"阴阳俱不足，补阳则阴竭，泻阴则阳脱。如是者，可将以甘药，不可饮以至剂"，即本条立法处方之所本也。

小建中汤以桂枝汤为主，辛以开阳，甘以健脾，辛与甘合，酸与甘伍，倍用芍药滋养脾营，缓急止痛，加入胶饴甘润以建中。诸药共奏调和阴阳、温补脾胃之功，使化源充盛，虚劳可愈。

**【为什么这样说】**

小建中汤乃治中之方剂，为何却够治疗上（悸）、中（腹中痛）、下（梦失精）三焦，乃至四肢九窍（四肢酸疼、手足烦热、衄、咽干口燥）的诸多病证？其原因大概有二。其一，源于客观之医疗经验。汉以前医家在使用小建中汤时，发现该方确有治疗多种疾病的效验，故得以流传记录。其二，源于秦汉时期脏腑之中尤重脾胃的思想。如《素问·太阴阳明论》篇言："脾者土也，治中央，常以四时长四脏，各十八日寄治，不得独主于时也。脾脏者常著胃土之精也，土者生万物而法天地，故上下至头足，不得主时也。"此论即强调脾居中央，能生万物而长养其他四脏。仲景亦受到这种思想的影响，故其著作贯穿"保胃气，存津液"的思想。小建中汤便是体现重视脾胃思想的代表方。此方以甘温为主，契合脾胃冲和之性，俾脾胃得健，脏腑得养，阴阳调和，而后五脏六腑、上中下三焦、四肢九窍百骸之疾皆得愈也。

**【这样说有什么用】**

小建中汤是健脾胃第一方，能提振食欲，增进消化吸收，从而增加体重，改善体质，特别适用于瘦弱儿童的多种疾病，如体格发育迟缓、营养不良、贫血、哮喘、过敏性皮炎、抽动症、大脑发育不良、尿频等。

腹直肌紧张是小建中汤证的重要腹证，可表现为腹部扁平，腹壁薄而紧张，腹直肌痉挛。对此，日本医家非常重视。一般来说，腹型肥胖，或腹部硕大松软者，即便有腹痛、便秘等症，也少见有小建中汤证者。舌淡嫩、苔薄白，是小建中汤证的又一客观指征。易饥、喜甜食也是其特征。如容易饥饿，甚至出现低血糖导致的心慌、手抖、出冷汗，但是，食量很小，吃少量即有饱腹感甚至胃胀者，也可用小建中汤治疗。

"小建中汤"之"中"，指脾胃。小建中汤适用于体质虚弱的人群，主要表现为脾胃异常，即"中虚"。其虚弱体质形成的原因与营养不良、饮食不节、疲劳有关。临床应用小建中汤常常加减，加黄芪，名黄芪建中汤，适用于小建中汤证见贫血、自汗、易感冒者；加当归，名当归建中汤，适用于女性产后体痛、腹痛及痛经等；小建中汤去饴糖，名桂枝加芍药汤，对不宜甜食、腹痛程度较重、病情较急的患者比较适合。

**【应该如何接着说】**

小建中汤和理中丸、诸泻心汤均为治疗中焦之方剂，临证时应当如何鉴别应用？同为治中的方药，为何此方名"建中"，理中丸名"理中"，这种命名的深意是什么？

本方适用于治疗虚劳等慢性疾病，那么急性腹痛、心悸能否使用？此类疾病与治疗慢性疾病的用法有何区别？

**虚劳腰痛，少腹拘急，小便不利者，八味肾气丸主之。**方见脚气中。（十五）
肾气丸方
乾地黄八两　山藥　山茱萸各四两　澤瀉　丹皮　茯苓各三两　桂枝　附子（炮）各一两
上八味，末之，炼蜜和丸，梧子大，酒下十五丸，加至二十五丸，日再服。

**【条文说了什么】**

本条论述肾气不足之虚劳腰痛的证治。腰为肾之外府，肾虚多有腰部酸痛的表现，且劳累后加重。《素问·灵兰秘典论》曰："膀胱者，州都之官，津液藏焉，气化则能出矣。"肾与膀胱相表里，膀胱的气化，依赖三焦的通调，特别是肾的气化作用。肾虚而气化失常，故少腹拘急，小便不利。方用八味肾气丸，补阴之虚以生气，助阳之弱以化水，渗利水湿以护正。肾阳振奋，肾气充盛，气化复常，则上述诸症自除。此乃补肾之祖方良剂。

**【为什么这样说】**

《素问·脉要精微论》言："腰者肾之府，转摇不能，肾将惫矣。"《素问·标本病传论》言："肾病少腹腰脊痛，胻酸，三日背膂筋痛，小便闭。"可见，腰、少腹、小便均为肾脏所主。肾气充实则作强，腰部转利，少腹柔软，小便通畅；肾气虚弱则衰惫，腰部酸痛，少腹拘急，小便不利。本证之核心病机在于肾气不足、水气内停，故仲景主以八味肾气丸补肾化气利水。其名曰"肾气丸"，提示本方补益肾气之功尤为卓著。

**【这样说有什么用】**

仲景擅长异病同治，肾气丸在《金匮要略》中凡五见。首见于《中风历节病脉证并治》篇"治脚气上入，少腹不仁"；次见于《血痹虚劳病脉证并治》篇"虚劳腰痛，少腹拘急，小便不利"；三见于《消渴小便不利淋病脉证并治》篇"男子消渴，小便反多，以饮一斗，小便一斗"；四见于《痰饮咳嗽病脉证并治》篇"夫短气有微饮"；五见于《妇人杂病脉证并治》篇妇人转胞。以上五病，症状表现各异，但其病机皆属于肾虚失职，气化不利。

**【应该如何接着说】**

本证还会有哪些见症？本方可以用于哪种腰痛，禁用于哪种腰痛？

本方为《金匮要略》异病同治的代表方剂，这是否意味着其所治病证的发病机制完全一致？还是这些病证分别有着不同的发病机制，八味肾气丸可通过不同的机制途径发挥作用以治疗各病证？

**虛勞諸不足，風氣百疾，薯蕷丸主之。（十六）**
**薯蕷丸方**
薯蕷三十分　當歸　桂枝　麴　乾地黃　豆黃卷各十分　甘草二十八分　人參七分　芎藭　芍藥　白术　麥門冬　杏仁各六分　柴胡　桔梗　茯苓各五分　阿膠七分　乾薑三分　白斂二分　防風六分　大棗百枚爲膏
上二十一味，末之，煉蜜和丸，如彈子大，空腹酒服一丸，一百丸爲劑。

**【条文说了什么】**

本条论述虚劳诸不足的证治。"虚劳诸不足"，指多种虚损证候，如面白神疲、体瘦乏力、喘息声微、心悸眩晕、纳呆、脉虚弱细微或浮大无力等诸不足表现。虚劳患者气血虚损，抗病能力不足，容易被病邪所侵袭，稍感外邪，即或发热，或咳嗽，或腹泻，或咽痛，或身痛等，故云"风气百疾"。脾胃为气血营卫之源，脾胃虚，人体则无由恢复，薯蕷丸即为此证而设。方中重用薯蕷专理脾胃为君，白术、人参、茯苓、干姜、豆黄卷、大枣、甘草、曲益气调中，当归、川芎、芍药、干地黄、麦门冬、阿胶养血滋阴，柴胡、桂枝、防风祛风散邪，杏仁、桔梗、白敛理气开郁。诸药合用，以奏扶正祛邪之功。酒服以助药势，但"丸者缓也"，服药时间要长。

**【为什么这样说】**

本条体现了以下原则。

其一，针对虚劳诸不足的患者，既要改善气血营卫虚损，又要避免感受外邪，因此，实脾是关键，故重用薯蓣、甘草、大枣等甘补健脾之品。

其二，"夫病痼疾加以卒病，当先治其卒病，后乃治其痼疾也"，针对复杂疾病，仲景提出分步治疗原则，即治疗分先后，此乃常法。本条"虚劳诸不足"为痼疾，"风气百疾"乃卒病，痼疾加以卒病，本应先后治疗，然本条"虚劳诸不足"表明虚损痼疾太重，因此，痼疾和卒病，同时治疗。《金匮要略心典》曰："虚劳证多有挟风气者，正不可独补其虚，亦不可着意去风气。"因为补虚则易留邪，攻邪则易伤正。正确治法，当是寓祛邪于补正之中，使邪气去而正气不伤。

其三，本方为丸剂，而非汤剂，体现了"治未病"原则。若用汤剂，则邪气虽易随汗而去，但"虚劳诸不足"一时难以恢复，且汗出气血虚损更甚，更易感外邪，如此致恶性循环，诸不足难愈。

**【这样说有什么用】**

纵观薯蓣丸全方，补而不滞，扶正而不助邪，不同于一般补益剂，系康复调补之方，宜长期服用，缓缓图功。本方可用于治疗多种慢性虚损性疾病而兼见外邪者，如虚弱体质、肿瘤放化疗后、术后兼感外邪等。

**【应该如何接着说】**

黄芪建中汤亦治"虚劳诸不足"，薯蓣丸与之不同的是尚疗"风气百疾"，若设黄芪建中汤证纯虚无邪，则薯蓣丸证虚中兼邪。然任何病都不可能纯虚而无邪，要做到祛邪而不伤正，扶正而不留邪，临床辨治应如何把握祛邪与补虚的比例？

黄芪建中汤与薯蓣丸用法颇多不同，为何黄芪建中汤为汤剂，薯蓣丸为丸剂？为何黄芪建中汤用药较为精简，薯蓣丸用药如此复杂？为何薯蓣丸用的是如"弹子"的大丸，而非仲景常用的"如梧子大"的小丸？这些不同用法能为补虚祛邪的临床实践提供哪些启示？此外，服用本方有哪些禁忌？病愈后应如何养护以避免疾病复发？


**五劳虚极羸瘦，腹满不能饮食，食伤，忧伤，饮伤，房室伤，饥伤，劳伤，经络荣卫气伤，内有干血，肌肤甲错，两目黯黑。缓中补虚，大黄䗪虫丸主之。（十八）**

大黄䗪虫丸方

大黄十分（蒸）　黄芩二两　甘草三两　桃仁一升　杏仁一升　芍药四两　乾地黄十两　乾漆一两　䗪虫一升　水蛭百枚　蛴螬一升　䗪虫半升

上十二味，末之，炼蜜和丸小豆大，酒饮服五丸，日三服。


**【条文说了什么】**

本条论述虚劳干血的证治。五劳、七伤是导致虚劳干血的病因，症见虚极羸瘦，腹满不能饮食，肌肤甲错，两目黯黑。由于虚劳日久不愈，正气不能推动血脉正常运行，经络气血运行受阻，从而产生瘀血，瘀血日久即所谓"干血"。瘀血内停，新血不生，肌肤失养，故粗糙如鳞甲状；精血不荣于目，故两目黯黑。机体失于荣养，故极度消瘦虚弱。瘀血内停，血瘀碍气，中焦脾气运化受累，故腹满不能食。证乃因虚致瘀，瘀阻致虚，瘀血不除，新血不生。治以大黄䗪虫丸，祛瘀生新，缓中补虚。方中大黄、䗪虫、桃仁、虻虫、水蛭、蛴螬、干漆活血化瘀；芍药、地黄养血补虚润燥；杏仁利气；黄芩清热；甘草、白蜜益气和中。诸药合用，共奏缓中补虚之功。

对于"缓中补虚"，历版教材大多从峻剂作丸服缓投、祛瘀不伤正、扶正不留瘀的角度阐发。从训诂学和仲景原文的角度出发，这种解释未必符合仲景本意。"缓"字在《说文解字·素部》中写作"緩"，"緩，綽也，从素，爰省"，其省体为"缓"，而"綽，緩也，声昌约切"，其省体为"绰"。"绰"与"缓"互训，即两者词义相同。《尔雅·释言》亦载："宽，绰也。"《韩非子·五蠹》言："如欲以宽缓之政，治急世之民，犹无辔策而御马，此不知之患也。"该句中"宽缓"为同义复词，说明在战国时期，"缓"就已经有"宽"这一义项了。东汉时期的五言诗《行行重行行》曰："相去日已远，衣带日已缓。""缓"在此诗句中亦为"宽"之意，形容衣带宽松。

由上述词义考据可知，"缓中补虚"应解读为"宽中补虚"。五劳七伤导致虚极羸瘦，症见腹满不能饮食，故用大黄䗪虫丸以宽中补虚。腹满不能饮食当须急治，大黄宽解腹满取其速效，干地黄扶土健胃赖其缓补，二者相伍共解腹满不能饮食之苦，实可推陈致新、缓中补虚。干地黄补中之外尚能滋阴养血，对本证瘀血阴虚之不能饮食又有专效。方中大黄之外配伍多味破血逐瘀药，可于芍药、甘草滋阴补中之外又攻逐胃中干血，以达宽舒腹满之功。故"缓中补虚"实乃"宽中补虚"之义。

**【为什么这样说】**

《素问·标本病传论》篇言"先热而后生中满者治其标……先病而后生中满者治其标，先中满而后烦心者治其本"，可见无论中满为标或为本，皆当先治中满。正如张介宾《类经·标本类》言："诸病皆先治本，而唯中满者先治其标，盖以中满为病，其邪在胃，胃者脏腑之本也，胃满则药食之气不能行，而脏腑皆失其所禀，故先治此者，亦所以治本也。"本条五劳虚极羸瘦为本，腹满不能饮食为标，基于《素问·标本病传论》篇的先后治疗原则，仲景投大黄䗪虫丸急治其标，解腹满不能饮食之苦，以达"宽中补虚"之效。

五劳七伤为重度虚劳病，法当以补虚为主，而仲景却施以攻逐为主的大黄䗪虫丸，其理为何？这种立法组方之特色，正体现了仲景"若五脏元真通畅，人即安和"的通和观，在治疗多种虚损性疾病时，不独重视补益而偏重流通，以流通之法取得补虚疗损之效。

**【这样说有什么用】**

大黄䗪虫丸主治虚劳兼夹干血之证，以虚极羸瘦、腹满不能饮食、内有干血、肌肤甲错、两目黯黑等为辨证要点。久病入血、久病入络、久病有瘀，虚劳日久生瘀，瘀血日久结为"干血"。此方用缓中补虚之法以治久虚久瘀，对临床治疗慢性、虚损性疾病有重要的指导意义。尤在泾云："此方润以濡其干，虫以动其瘀，通以去其闭，而仍以地黄、芍药、甘草和养其虚，攻血而不专注于血，一如薯蓣丸之去风而不着意于风也。"

**【应该如何接着说】**

本条作为《血痹虚劳病脉证并治》篇的最后一条正文，是否意味着本证为虚劳病最重的情况？本证进一步发展会演变为什么病证？本条主方以大黄、䗪虫为名，方中既有大黄、桃仁等植物药通浊行瘀，又集多种虫类药于一体，攻逐之力显然大于补益之力，是寓补于通之中。然本方补虚扶正之效较弱，在使用本方宽中行瘀后，是否需要别加补益之品？服用本方期间应当怎样调护？病愈后应如何养护以避免疾病复发？

**【附方】**

千金翼炙甘草湯—云復脉湯：治虛勞不足，汗出而悶，脉結悸，行動如常，不出百日，危急者十一日死。

甘草四兩（炙）　桂枝　生薑各三兩　麥門冬半升　麻仁半升　人參　阿膠各二兩　大棗三十枚　生地黃一斤

上九味，以酒七升，水八升，先煮八味，取三升，去滓，內膠消盡，溫服一升，日三服。

**【条文说了什么】**

本条论述虚劳不足所致心病的证治。本方即《伤寒论》中的炙甘草汤，治疗"脉结代，心动悸"。《千金翼方》用本方治疗虚劳诸不足，汗出而胸闷、脉结代、心悸等，其病机为阴阳气血均不足之虚证。方予炙甘草汤滋阴养血，通阳复脉。方中炙甘草补中益气，使气血生化有源，以复脉之本；生地黄、麦冬、阿胶、麻仁益阴养血；人参、大枣补气滋液；桂枝振奋心阳，配生姜温通血脉；药用清酒煎煮，疏通经络血脉。

**【为什么这样说】**

本方在《千金翼方》之正名为"复脉汤"，而非"炙甘草汤"。《千金翼方》于本方方后注记载隋初"越公杨素因患失脉，七日服五剂而复"，说明本方的"复脉"之功在隋唐时期颇受认可，故以此功效为名。求其渊源，乃因《伤寒论》第177条记载炙甘草汤主治为"伤寒，脉结代，心动悸"。基于该认识，后世医家或付诸临床活用，或基于理论推演，将本方之主治逐渐扩充，从而发展为《千金翼方》所记载之状貌。

**【这样说有什么用】**

炙甘草汤亦为异病同治的代表方。《伤寒论》中主治"脉结代，心动悸"，《金匮要略》附方记载治疗"虚劳不足"及"肺痿涎唾多，心中温温液液"。叶天士在评价本方与建中汤治虚劳时说"理阳气当推建中，顾阴液须投复脉。"可见本方主治上焦心肺虚衰而属气阴两虚的病证。

**【应该如何接着说】**

"复脉"是什么涵义，为何如此命名炙甘草汤？本方所言"不出百日，危急者十一日死"是指确切的时间还是约数？这个数字是如何得出的？本病证是较为危急的情况，为何反言"行动如常"？

《伤寒论》第177条记载"伤寒，脉结代，心动悸，炙甘草汤主之"，《外台秘要》卷十"肺痿方一十首"记载"又疗肺痿，涎唾多，心中温温液液者，炙甘草汤方"，炙甘草汤在《伤寒论》《千金翼方》《外台秘要》中分别治疗不同病证，其内在机制是否一致？是否均为上焦心肺亏虚所致？

（钟相根）

# 肺痿肺痈咳嗽上气病脉证治第七

问曰：病欬逆，脉之何以知此爲肺癰？当有膿血，吐之则死，其脉何類？師曰：寸口脉微而數，微则爲風，數则爲熱；微则汗出，數则恶寒。風中於衞，呼氣不入；熱過於榮，吸而不出。風傷皮毛，熱傷血脉。風舍於肺，其人则欬，口乾喘滿，咽燥不渴，多唾濁沫，時時振寒。熱之所過，血爲之凝滯，蓄結癰膿，吐如米粥。始萌可救，膿成则死。（二）

【条文说了什么】

本条阐述肺痈的病因病机、脉证及预后。肺痈发病原因为感受风热之邪，风热袭表，正邪相争，其初期表现为"风伤皮毛"，此时若治之得当，疏散风热毒邪，病邪可不内传，即"风中于卫，呼气不入"；若不能恰当截断，则可致"热伤血脉"，"风舍于肺"，"热过于营，吸而不出"，而见咳嗽口干、喘满、咽燥不渴、胸痛、咳吐臭痰、时时振寒等症，因"热之所过，血为之凝滞，蓄结痈脓"，而进入成脓期；脓血溃破，则"吐如米粥"，进入溃脓期，此期预后不佳。

【为什么这样说】

本条将肺痈的病变过程分为表证期、成脓期与溃脓期三个阶段。表证期为病证初发阶段，具有风热表证的特征，是否进入成脓期，与素体肺热有密切关系。若外感风热，加之素体肺热，则更易进入成脓期。成脓期，"热之所过，血为之凝滞，蓄结痈脓"，即《灵枢·痈疽》所说的"热胜则肉腐，肉腐则为脓"。"热之所过，血为之凝滞"，可认为是由热致瘀的过程，是古人基于日常经验的认识，即温度影响液体的形态，是对人体疾病状态做出的一种推测，热灼津亏，血液浓稠，凝滞为瘀。溃脓期，痰热与瘀血壅阻肺络，肉腐血败化脓，继则肺损络伤，脓疡内溃外泄，咳出大量腥臭脓痰或脓血痰。此期治疗可借鉴《呕吐哕下利病脉证治》篇"夫呕家有痈脓，不可治呕，脓尽自愈"，以排痈脓、解毒为首务。《兰台轨范》中的"肺痈之疾，脓成亦有愈者"，提示预后亦不尽差。肺痈脓血溃破，吐如米粥日久，可耗伤肺之气阴，排脓的同时当辅以升提肺气。

【这样说有什么用】

脓疡溃后，邪毒渐尽，病情趋向好转，但因肺体损伤，故可见邪去正虚，阴伤气耗的病理过程。随着正气的逐渐恢复，病灶趋向愈合。溃后如脓毒不净，邪恋正虚，每致迁延反复，日久不愈，病势时轻时重，而转为慢性。脓血排尽后，治疗当以益肺气、养肺阴为主；若久病邪恋正虚者，则应扶正祛邪。

根据临床表现，肺痈与西医学所称肺脓肿相似。其他如化脓性肺炎、肺坏疽及支气管扩张、支气管囊肿、肺结核空洞等伴化脓感染而表现肺痈证候者，亦可参考本篇辨证施治。

肺痿吐涎沫而不欬者，其人不渴，必遺尿，小便數，所以然者，以上虚不能制下故也。此爲肺中冷，必眩，多涎唾，甘草乾薑湯以温之。若服湯已渴者，屬消渴。（五）

甘草乾薑湯方

甘草四兩（炙）　乾薑二兩（炮）

上㕮咀，以水三升，煮取一升五合，去滓，分温再服。

**【条文说了什么】**

本条阐述虚寒肺痿的证治。虚寒肺痿，因上焦阳气虚，肺气虚冷所致，其症在上频吐涎沫、不咳不渴，在下见遗尿、小便频数，治疗以甘草干姜汤温复肺气。

**【为什么这样说】**

肺主通调水道，下输膀胱，肺中虚冷，故发生"上虚不能制下"，此即虚寒肺痿的主要病机，因"上虚"不能输布津液而频吐涎沫，"不能制下"则膀胱失约而发遗尿或小便频数。上焦阳虚者，多因中焦虚寒，土不生金所致，故以甘草干姜汤之炙甘草、干姜辛甘合化，益气温阳，培土生金，以温肺复气。

**【这样说有什么用】**

若肺虚失约，唾沫多而尿频者，可加煨益智仁；肾虚不能纳气，喘息、短气者，可配磁石、五味子等。

肺痿可由多种慢性肺系疾病转化而来，临床上既应注意肺痿与其他肺系疾病的鉴别，又需了解其相互联系。慢性肺实质性病变如肺纤维化、肺不张、矽肺等，临床表现为肺痿特征者，均可参照本篇辨证论治。

欬而上氣，喉中水雞聲，射干麻黄湯主之。（六）

射干麻黄湯方

射干十三枚—法三兩　麻黄四兩　生薑四兩　細辛　紫菀　款冬花各三兩　五味子半升　大棗七枚　半夏（大者，洗）八枚—法半升

上九味，以水一斗二升，先煮麻黄兩沸，去上沫，内諸藥，煮取三升，分温三服。

**【条文说了什么】**

本条论述咳而上气的证治。"咳而上气"即咳嗽时有气上冲之感，临床表现为"喉中水鸡声"。"水鸡"一释为水鸟，一解为青蛙，用以形容喉间痰鸣声。本证由水饮内停、阻塞气机所致，治用射干麻黄汤化痰、降逆、宣肺。

**【为什么这样说】**

饮伏于肺，遇寒诱发，喘促憋闷，喉中哮鸣如水鸡声，治以降逆平喘，方以射干麻黄汤。本方用于哮鸣喘咳，表证不著者。

**【这样说有什么用】**

喉中水鸡声提示痰涎结于气道，射干可消痰利咽，散咽中痰饮结滞。表寒明显，寒热身痛，可配

桂枝、生姜辛散风寒；痰涌气逆，不得平卧，可加葶苈子、苏子泻肺降逆。

**【应该如何接着说】**

本方治疗哮喘，对于减轻症状，能起到较好疗效，但非根除之方。哮鸣气喘，病变部位主要在肺系，同时与脾、肾密切相关。病理因素以痰为主，如朱丹溪说"哮喘专主于痰"。若长期反复发作，寒痰可伤及脾肾之阳。若发作持续不解，邪实与正虚往往并见，肺肾两虚而痰浊又复壅盛，严重者，肺不能治理、调节心血的运行，肾虚命门之火不能上济于心，则心阳亦同时受累，甚至可发生"喘脱"危候。临证应分清虚实、辨别标本。

**大逆上氣，咽喉不利，止逆下氣者，麥門冬湯主之。（十）**
**麥門冬湯方**
麥門冬七升　半夏一升　人參二兩　甘草二兩　粳米三合　大棗十二枚
上六味，以水一斗二升，煮取六升，溫服一升，日三夜一服。

**【条文说了什么】**

本条论述咳逆上气的证治。咳嗽气喘，伴见咽喉干燥不利，当降逆气，治用麦门冬汤。

**【为什么这样说】**

"大逆"有作"火逆"者，联系"热在上焦者，因咳为肺痿"，可从病因解释为火热上炎，再根据麦门冬汤的药物组成，可进一步解释为肺胃津液亏耗，虚火上炎，故为"火逆"。肺胃之气上逆，咳嗽上气，治用麦门冬汤养阴清热，止逆下气。

**【这样说有什么用】**

现行教材多将本条划分到治疗肺痿的条文中，但肺痿的最主要症状在本篇第 1 条已表述得很清楚，"寸口脉数，其人咳，口中反有浊唾涎沫者何？师曰：为肺痿之病"，而且在论述甘草干姜汤、《外台》炙甘草汤、《千金》生姜甘草汤治疗肺痿时，仲景都明言肺痿且强调了吐涎沫一症。本篇中，麦门冬汤条之前有厚朴麻黄汤条和泽漆汤条，两条原文只记述有咳嗽和脉象，其后有治疗肺痈的葶苈大枣泻肺汤和桔梗汤，而咳嗽在肺痿、肺痈中都会出现。在《备急千金要方·卷十八·大肠腑方·咳嗽第五》对厚朴麻黄汤和泽漆汤描述更加详细："厚朴麻黄汤治咳逆上气胸满，喉中不利如水鸡声，其脉浮者方。泽漆汤治上气而脉沉者方。"结合该记载，可以认为此篇存在先论肺痿，再论咳嗽上气，最后论肺痈的编写体例，据这种体例，可以推断麦门冬汤主要治疗咳嗽上气。

**【应该如何接着说】**

咳嗽上气可由多种因素引起，表现为不同症状。若咳吐浊黏痰，口干欲饮者，加天花粉、知母、川贝母清热化痰；津伤甚者，加沙参、玉竹以养肺津；潮热者，加银柴胡、地骨皮以清虚热，退骨蒸。

**肺癰，喘不得臥，葶藶大棗瀉肺湯主之。（十一）**
**葶藶大棗瀉肺湯方**
葶藶（熬令黃色，搗丸如彈丸大）　大棗十二枚上先以水三升，煮棗取二升，去棗，內葶藶，煮取一升，頓服。

欬而胸滿，振寒脉數，咽乾不渴，時出濁唾腥臭，久久吐膿如米粥者，爲肺癰，桔梗湯主之。（十二）

桔梗湯方<sub>亦治血痹</sub>

桔梗一兩　甘草二兩

上二味，以水三升，煮取一升，分溫再服，則吐膿血也。

【条文说了什么】

此两条论述肺痈的证治。肺痈初期未成脓，邪实气闭，喘咳不能平卧，当开泄肺气，治用葶苈大枣泻肺汤。肺痈脓成脓溃，咳吐脓血腥臭痰，治以祛痰排脓，方用桔梗汤。

桔梗汤方后有小字"亦治血痹"，通过对《金匮要略》不同版本的校勘以及对唐及以前的医籍文献进行考察，该小字注文应为"亦治喉痹"。原小字注文应为宋臣校正《金匮要略》时根据《备急千金要方》《外台秘要》等医籍文献中对桔梗汤功效的记载附注于此。

【为什么这样说】

葶苈子具有泻下逐痰之功，治实证有捷效，然恐其峻利而伤正气，故以大枣之甘温安中而缓和药性。痈脓溃破，咳吐浊唾腥臭，这是机体向外排邪的表现，此时当助机体排邪外出。久久吐脓如米粥为正气耗伤，治疗亦应注意扶助正气。桔梗汤中桔梗祛痰排脓，且可升提肺气；生甘草清热解毒，益气生肌。二者合用以解毒排脓益气。

【这样说有什么用】

肺痈成脓，热毒炽盛，当配合石膏、黄连等清热解毒之品；痰热郁肺，热壅血瘀，合用千金苇茎汤；热壅瘀阻胸痛，配以乳香、没药等以和血通瘀。

【应该如何接着说】

结合《呕吐哕下利病脉证治》篇所言"夫呕家有痈脓，不可治呕，脓尽自愈"，可知痈肿在肺、在胃，抑或在肠，清热解毒、排脓消痈为首要的治疗原则。

欬而上氣，此爲肺脹，其人喘，目如脫狀，脉浮大者，越婢加半夏湯主之。（十三）

越婢加半夏湯方

麻黄六兩　石膏半斤　生薑三兩　大棗十五枚　甘草二兩　半夏半升

上六味，以水六升，先煮麻黄，去上沫，內諸藥，煮取三升，分溫三服。

肺脹，欬而上氣，煩躁而喘，脉浮者，心下有水，小青龍加石膏湯主之。（十四）

小青龍加石膏湯方　《千金》證治同，外更加脇下痛引缺盆。

麻黄　芍藥　桂枝　細辛　甘草　乾薑各三兩　五味子　半夏各半升　石膏二兩

上九味，以水一斗，先煮麻黄，去上沫，內諸藥，煮取三升。強人服一升，羸者減之，日三服，小兒服四合。

**【条文说了什么】**

上述两条阐述肺胀喘咳的证治。两方证均为外感风寒与水饮夹热同时存在。第13条指出咳嗽喘急，双目胀突，治用越婢加半夏汤，是热重于饮；第14条指出喘咳由外感风寒，内有饮邪郁热引起，治用小青龙加石膏汤，是饮重于热。

**【为什么这样说】**

两方证均论述喘咳证治，均属肺胀。越婢加半夏汤证"脉浮大者"指明了病性病位。浮脉主表，亦主上；大脉主热，亦主邪实。本证属外感风寒入里化热，热邪较盛，又加之水饮内作，故发作咳喘气急，目如脱状。方中麻黄"止咳逆上气"，石膏"主中风寒热，心下逆气惊喘"，半夏"主伤寒寒热，心下坚，下气……胸胀，咳逆"，共以宣肺泻热、降逆平喘。

小青龙汤加石膏汤证，"脉浮者，心下有水"指出内饮外邪，"烦躁而喘"为饮郁化热，故以小青龙汤外散风寒，内温水饮，加石膏以清热除烦。

**【这样说有什么用】**

结合上两条方证病机，越婢加半夏汤用于治疗饮热迫肺之喘咳，小青龙加石膏汤适用于寒包热、以表寒为主的喘咳。

**【应该如何接着说】**

本篇第4条"上气喘而躁者，属肺胀，欲作风水，发汗则愈"，指出了肺胀与风水的相关性：肺胀是肺宣发肃降功能失常所致；风水是由于肺通调水道功能失常所致。临证时，当考虑到病证的发展趋势，及早进行防治。根据肺胀的临床证候特点，慢性支气管炎合并肺气肿、肺源性心脏病与其相类似，可参考此内容进行辨治。

（李鹏英）

# 胸痹心痛短气病脉证治第九

师曰：夫脉当取太过不及，阳微阴弦，即胸痹而痛，所以然者，責其極虚也。今陽虚知在上焦，所以胸痹、心痛者，以其陰弦故也。（一）

胸痹之病，喘息欬唾，胸背痛，短氣，寸口脉沉而遲，關上小緊數，栝蔞薤白白酒湯主之。（三）

栝蔞薤白白酒湯方

栝蔞實一枚（搗）　薤白半斤　白酒七升

上三味，同煮，取二升，分溫再服。

胸痹不得臥，心痛徹背者，栝蔞薤白半夏湯主之。（四）

栝蔞薤白半夏湯方

栝蔞實一枚（搗）　薤白三兩　半夏半升　白酒一斗

上四味，同煮，取四升，溫服一升，日三服。

【条文说了什么】

上三条论述胸痹心痛的病机及胸痹证治。胸痹病机为阳微阴弦，寸口脉沉而迟即阳微，关上小紧数即阴弦，上焦阳虚，胸阳不振，在下之阴寒水饮则逆而上乘，侵袭阳位，致胸中阳气痹阻不通而发为胸背痛、短气，甚则心痛彻背；肺之宣发肃降失常则喘息咳唾，甚则喘息不能平卧。治以通阳散结、豁痰降逆，方以栝蒌薤白白酒汤、栝蒌薤白半夏汤。

【为什么这样说】

阳微阴弦二者同时存在可致胸中气机闭塞，阳气不通而发胸痹心痛病证。不通则痛，通则不痛，"通"即为胸痹治疗的指导原则。

【这样说有什么用】

胸痹的辨治完美地诠释了仲景"以通为和"的理论体系。因水饮上逆、胸阳痹阻而发胸闷胸痛。胸痹治疗当首先考虑使胸中阳气畅通，故用栝蒌涤痰宽胸开痹，薤白通阳散结，白酒辛温通阳，畅行气血，三者共用以开胸中结气，加半夏又可逐饮降逆散结。总之，通阳开痹为胸痹基本治则。

【应该如何接着说】

痰浊与瘀血往往同时并见，在通阳豁痰、宽胸理气的基础上，当配伍丹参、赤芍、川芎、桃仁、红花等活血化瘀之品。如冠状动脉粥样硬化性心脏病（心绞痛、心肌梗死）临床可参考胸痹辨证论治，痰饮引起的气滞血瘀病变，用药当酌加行气活血、化瘀通脉之品。

胸痹心中痞，留氣結在胸，胸滿，脅下逆搶心，枳實薤白桂枝湯主之；人參湯亦主之。（五）

枳實薤白桂枝湯方

枳實四枚　厚朴四兩　薤白半斤　桂枝一兩　栝蔞一枚（搗）

上五味，以水五升，先煮枳實、厚朴，取二升，去滓，內諸藥，煮數沸，分溫三服。

人參湯方

人參　甘草　乾薑　白术各三兩

上四味，以水八升，煮取三升，溫服一升，日三服。

**【条文说了什么】**

本条论述胸痹的虚实异治。"胸痹，心中痞，留气结在胸，胸满，胁下逆抢心"，病机以气机阻滞为主，症状以痞满为主，属于实证者为有形实邪阻闭气机，虚证者为阳气亏虚、运行无力导致。实证当治以通阳开结、泄满降逆，方用枳实薤白桂枝汤；虚证当治以温运中阳，方用人参汤。

**【为什么这样说】**

本条胸痹属同病异治，因有偏实与偏虚的不同，故立通补两法。由停痰蓄饮导致者，以枳实薤白桂枝汤荡涤之，为"实者泻之"之法；由无形之气痞塞为患者，以理中汤温补之，为"塞因塞用"之法。

**【这样说有什么用】**

胸痹为阳气虚而阴寒盛之虚实夹杂证，临床上有或偏于阳气虚，或偏于阴寒盛者。如素体阳虚，阴寒凝滞，导致气血瘀阻、心阳不振而发为胸痹，可用枳实薤白桂枝汤合用当归四逆汤加减治疗；若阴寒极盛，发为胸痹重症，可用乌头赤石脂丸加温阳散寒之品，如高良姜、细辛等。

**【应该如何接着说】**

"胸痹，心中痞，留气结在胸，胸满，胁下逆抢心"，既可用枳实薤白桂枝汤治疗，亦可用人参汤治疗，属于同病异治。传统是基于"病同而证异，证异而方异"解释同病异治，解释过程中强调"证与证的不同"及"方与方作用的绝对差异"，而忽视了"方剂作用的多效性"。或许同病异治可从另外的角度进行解释：同病是有相同或相类似的病理机制，同病用异方能够取效在于"异方"中存在着可发挥相同作用的物质，或在"异方"中存在着成分相同的物质，或"异方"中存在不同的有效物质作用于"同病"中的不同环节。

心中痞，諸逆心懸痛，桂枝生薑枳實湯主之。（八）

桂枝生薑枳實湯方

桂枝　生薑各三兩　枳實五枚

上三味，以水六升，煮取三升，分溫三服。

心痛徹背，背痛徹心，烏頭赤石脂丸主之。（九）

**乌頭赤石脂丸方**

蜀椒一兩—法二分　　烏頭一分（炮）　　附子半兩（炮）—法一分　　乾薑一兩—法一分　　赤石脂一兩—法二分

上五味，末之，蜜丸如梧子大，先食服一丸，日三服。不知，稍加服。

**【条文说了什么】**

上述两条论述心痛证治。痰饮气逆心痛治用桂枝生姜枳实汤，阴寒痼结心痛治用乌头赤石脂丸。

**【为什么这样说】**

桂枝生姜枳实汤之桂枝、生姜辛温开散，通阳化饮，和胃降逆；枳实气香味苦，能下气消痞，并能增强桂枝平冲之效。三药合用，饮去逆止，则心中痞与牵痛可除。乌头赤石脂丸，乌、附、椒、姜一派大辛大热之品，合用逐寒止痛之力极强，并赤石脂温涩调中，收敛阳气。如此，则可散阴邪，平攻冲，心痛可止。

**【这样说有什么用】**

在《伤寒杂病论》的条文里，"心中痞"的"心中"更多是指胃中。《素问·玉机真脏论》篇中有"其不及，则令人心悬如病饥"，可将"心悬"理解为类似胃中饥饿时的拘紧感；《洞天奥旨》又有"其症多心悬若饥，饥不欲食"。因此，可以认为桂枝生姜枳实汤所治疗的是胃脘部的痞塞、胀闷，并伴有呕吐、饥饿、疼痛、不能食等症状。

此篇所论"心痛"，亦可理解为"胃痛"，那么，乌头赤石脂丸专治胃痛彻背、背痛彻胃。以乌头为主药的大乌头煎可治疗寒疝绕脐痛，赤石脂可涩肠止泻，因此，乌头赤石脂丸亦可治疗寒邪客胃导致的疼痛，除胃痛彻背、背痛彻胃外，还可见寒泻不止的症状。

**【应该如何接着说】**

原文"心中痞""心悬痛""心痛"当描述的是身体某部位而不是具体脏器的不适，"心中""心"应当都是指剑突附近、胃脘上部的位置，而从解剖学看来，此处与胃部最为接近。胃痛可导致心痛，心绞痛有时也可牵扯到胃部，二者难以截然区分。因此，心绞痛也可能产生牵涉"心"部的疼痛。桂枝生姜枳实汤和乌头赤石脂丸既可温脾胃，亦可通心阳，应用时要判断清楚疼痛的部位，心痛或胃痛均可使用。若病机符合寒饮上冲，则用桂枝生姜枳实汤；若属于阴寒痼结，则用乌头赤石脂丸。

（李鹏英）

# 痰饮咳嗽病脉证并治第十二

問曰：四飲何以爲異？師曰：其人素盛今瘦，水走腸間，瀝瀝有聲，謂之痰飲；飲後水流在脇下，咳唾引痛，謂之懸飲；飲水流行，歸於四肢，當汗出而不汗出，身體疼重，謂之溢飲；欬逆倚息，短氣不得臥，其形如腫，謂之支飲。（二）

## 【条文说了什么】

本条总述痰饮病的分类及四饮证候，是为全篇之提纲。四饮的临床诊断依据的是水饮停留的部位和临床表现。痰饮，是水饮停留于肠胃，肠间沥沥有声，形体消瘦。悬饮，是水饮潴留于胁下，咳嗽牵引作痛。溢饮，是水饮流行于四肢肌肉之间，近于体表，本可随汗液排泄而出；若汗出不畅，必致身体疼痛而沉重。支饮，是水饮停留于胸膈，阻碍肺气的宣降，以致咳逆倚息，短气不能平卧；且肺合皮毛，水液输布不利，兼见外形如肿。

## 【为什么这样说】

《素问·经脉别论》篇言："饮入于胃，游溢精气，上输于脾。脾气散精，上归于肺，通调水道，下输膀胱。水精四布，五经并行，合于四时五脏阴阳，揆度以为常也。"此为所饮之水的正常运化输布过程，此过程有赖于胃、脾、肺等多个脏腑功能的正常发挥。若以上脏腑运化输布水饮的功能异常，则生理之水将转化为病理之饮而留着各处。饮病之发生与运化输布水饮的脏腑密切相关。此外，可将四饮的发生发展看作向人体这一容器注水的动态过程。注水过程中，水位从下而上，水积则满溢，映射于人体，水饮停留部位从肠胃到胁下、再到胸肺，最后溢于四肢，即由痰饮到悬饮，再到支饮，终于溢饮。

## 【这样说有什么用】

本条明确指出饮病的分类及其临床表现，对于临床诊断和鉴别四饮起着提纲挈领的作用。此外，本条亦揭示了饮病的发病过程及临床特征，这对于把握饮病机制及指导治疗有着重要意义。

## 【应该如何接着说】

从容器的角度理解四饮的发生发展，更多是一种隐喻的刻画。这可以展现古人是如何认识痰饮病的，但不一定是痰饮病的事实。因此，有必要进一步追问，四饮的关系是什么？彼此之间有无发展演变关系？这需要结合临床实践和现代科学展开探索。此外，饮邪为患，症状多端，缘何唯独咳嗽进入篇名？这提示什么？对于认识四饮病证有何意义？

膈上病痰，满喘欬吐，發則寒熱，背痛腰疼，目泣自出，其人振振身瞤劇，必有伏飲。（十一）

**【条文说了什么】**

本条论述膈上伏饮发作之病状。"伏饮"之伏，即潜伏，埋伏，谓水饮伏留于内，隐藏部位深，不易被发现而难于攻除。饮伏膈上，肺气失宣，故见胸满喘咳；肺气上逆引动胃气，甚见呕吐痰涎等症。一旦气候转变或外感风寒，则新感引动伏饮，一齐并发，其病加剧。由于外寒伤及太阳经，故恶寒发热，背痛腰疼，周身不舒；寒束于表，饮发于内，内外合邪，逼迫肺气，则喘咳剧烈，致目泣自出；水饮浸渍经脉肌肉，则周身瞤动振颤，不能自主。以上诸症为外邪引动内饮的膈上伏饮证。

**【为什么这样说】**

《素问·阴阳应象大论》篇记载："冬伤于寒，春必温病；春伤于风，夏生飧泄；夏伤于暑，秋必痎疟；秋伤于湿，冬生咳嗽。"可见，《黄帝内经》时期，人们就已经认识到伏邪与疾病发作的关系。其中，《素问·疟论》篇对痎疟病之染病、伏藏、发作的特征描述尤为详细："此皆得之夏伤于暑，热气盛，藏于皮肤之内、肠胃之外，此荣气之所舍也。此令人汗空疏，腠理开，因得秋气，汗出遇风，及得之以浴，水气舍于皮肤之内，与卫气并居。卫气者，昼日行于阳，夜行于阴，此气得阳而外出，得阴而内薄，内外相薄，是以日作。"由此推之，伏饮当藏于特定之病位，其发作当有特定之诱因，在诊疗伏饮病时，应当重视以上因素。

**【这样说有什么用】**

本条论伏饮，是外寒引动内饮，并无疑义。外感风寒，只是诱因，饮久阳虚，易招外寒，方是伏饮发作之实质。本条明确指出伏饮之典型表现，临床若见表现为此类症状的病证，如过敏性哮喘、支气管哮喘、慢性支气管炎急性发作，均可考虑从伏饮论治。

此外，伏饮的临床特征具有发作性，应重视在缓解期"治未病"，从而消除其凤根或减轻其发作期的严重程度。

**【应该如何接着说】**

伏饮属于四饮的哪一种？本条有论而无方，应以何方治疗？陈修园认为应以小青龙汤治疗，是否合适？本病未发之时与发作之时的治疗是否各有偏重？未发时应以何种治疗为主？发作时应以何种治疗为主？本病病位较深，在选择剂型、治疗时间等方面，应有哪些考虑？本病治愈后，应如何注意调养以防止复发？

病痰飲者，當以溫藥和之。（十五）

**【条文说了什么】**

本条论述痰饮病的治疗大法。饮为阴邪，易伤阳气；若阳能运化，饮亦自除。"温药和之"中之"温"，具有振奋阳气、开发腠理、通行水道之义；"和"，指"温"不可太过，应以调和为原则，实为治本之法。由"温药和之"可知，痰饮的成因与阳失温运有关，治饮必复阳气温运之职。

**【为什么这样说】**

《素问·至真要大论》篇言："谨察阴阳所在而调之，以平为期。"中医学运用阴阳理论来说明各种治疗手段发挥作用、使机体恢复健康的内在机制。"病痰饮者，当以温药和之"正是体现阴阳理论指导治疗的代表性条文。痰饮为人体水液的异常蓄积，属阴属寒。依据《黄帝内经》所说的"治寒以热""寒者热之"，用温阳的方法以消阴寒之饮，"以温药和之"的基本治则是对阴阳思想的继承与发展。

**【这样说有什么用】**

"以温药和之"是痰饮病治本之法。治脾以苓桂术甘汤为主方；治肾以肾气丸为主方。此外，本篇附方《外台》茯苓饮亦是"温药和之"的具体应用。

**【应该如何接着说】**

痰饮乃阳虚饮停之病，温运阳气乃其治本之法。那饮停之标又该如何处理呢？后世提出治标，有行、消、开、导诸法。行者，行其气也；消者，消其痰也；开者，开其阳也；导者，导饮邪从大、小便出也。如何根据具体情况，在治本的基础上，选择恰当的治标之法？

**夫短氣有微飲，當從小便去之，苓桂朮甘湯主之**<sub>方見上</sub>**，腎氣丸亦主之**<sub>方見腳氣中</sub>**。（十七）**

**【条文说了什么】**

本条论述微饮的证治。微饮，是水饮之轻微者，即上文所谓"水停心下，微者短气"之症。微饮之病，可因素体或脾或肾本虚，虽患饮病，但较轻微；亦可因饮盛治疗后而转轻，外证不甚明显，仅见短气。微饮虽较轻，但病之本在脾肾，必须早为图治；且微饮病根难除，遇寒或多饮，又可由轻转重。水饮停留，妨碍气机升降，所以短气；阳气不化，可见小便不利。"当从小便去之"，是说本证治法，宜化气利小便，使气化水行，饮有去路，则"短气"之症可除。但饮邪之成，有因中阳不运、水停为饮者，其本在脾，必见心下逆满、起即头眩等症；亦有下焦阳虚，不能化水，以致水泛心下者，其本在肾，又有畏寒足冷、小腹拘急不仁等症。临床宜分别处理，前者可用苓桂术甘汤健脾利水；后者可用肾气丸温肾化水。

**【为什么这样说】**

本条体现了仲景同病异治的原则。"同病异治"的传统解释依据是"病同而证异，证异而方异"。这是唯一合理的解释吗？就本条而言，采用传统解释者，需首先假定"夫短气有微饮"这组症状有着不同的病因病机。然而，从"病同证同"的角度来解释，"苓桂术甘汤主之，肾气丸亦主之"均能治疗"微饮"，乃在于苓桂术甘汤与肾气丸皆有"利小便"的作用。这样的解释亦是合理的，类似于乘坐不同的交通工具，可以到达同一个目的地，交通工具都起到转运的作用。

**【这样说有什么用】**

本条一病二方，皆属"温药和之"之意，然治脾治肾，各有所主，因人制宜，或健脾培土以制水饮，或助肾气化以蒸腾利水，从脾、从肾皆可断痰饮之源，实可谓治饮收功之法。从"当从小便去之"一语可知，"利小便"是治饮的重要方法之一。

**【应该如何接着说】**

本条仅举出了"短气"一症，还有哪些症状是微饮的表现？"微饮"的诊断标准是什么？什么程度的饮病才称得上"微饮"？"微饮"与四饮的关系为何？四种饮病轻微时都可以见到"微饮"吗？除了仲景举出的两方，是否还有其他方药可以治疗微饮？

苓桂术甘汤和肾气丸所治的微饮，在症状、舌脉方面有何不同？两者孰轻孰重，有无发展演变关系？

膈間支飲，其人喘滿，心下痞堅，面色黧黑，其脈沉緊，得之數十日，醫吐下之不愈，木防己湯主之。虛者即愈，實者三日復發，復與不愈者，宜木防己湯去石膏加茯苓芒硝湯主之。（二十四）

木防己湯方

木防己三兩　石膏十二枚如雞子大　桂枝二兩　人參四兩

上四味，以水六升，煮取二升，分溫再服。

木防己去石膏加茯苓芒硝湯方

木防己　桂枝各二兩　人參四兩　芒硝三合　茯苓四兩

上五味，以水六升，煮取二升，去滓，內芒硝，再微煎，分溫再服，微利則愈。

**【条文说了什么】**

本条论述支饮的证治。膈间有饮邪阻滞，发为喘满、心下痞坚等症状，乃水停膈间，上迫于肺，下碍于胃所致。寒饮留伏于里，结聚不散，故其脉沉紧。饮聚于膈，营卫不利，故面色黧黑。发病数十日，经吐下诸法治疗，病仍不愈，提示此为支饮重证，而且病情虚实错杂。宜用木防己汤。方中防己、桂枝一苦一辛，行水饮而散结气，可使心下痞坚消散；石膏辛凉以清郁热，其性沉降，可以镇饮邪之上逆；因病经数十日，又经医吐下之，故以人参扶正补虚，邪正兼顾。服药之后，若痞坚虚软，是为水去气行，结聚已散，病即可愈；若仍痞坚结实，是水停气阻，病情仍多反复。"复与不愈者"一语，蕴含复发者再服木防己汤仍有痊愈可能，但若服用此方后仍旧未愈，应于原方中去辛凉之石膏，加茯苓以导水下行，芒硝以软坚破结，方能更合病情。

**【为什么这样说】**

支饮为阴邪，由人体正常津液流行紊乱而变生。水性趋下，在人体上部，饮邪易聚于心肺之下的膈间，从而出现一系列上焦见症。《伤寒论》第324条言："若膈上有寒饮，干呕者，不可吐也，当温之。"若饮在膈间，非胃内停水，不可用吐法。而本条明确指出用吐、下之法无效，提示病位不在上、下焦，惟以甘温化气之品，合之以流通宣利之药，方能化此停聚之支饮，故予木防己汤。然若是结聚较甚之支饮重证，凭上剂仍不能去其一二，此时一方面要加强通利之功，另一方面当投以软坚破结之品，故再加茯苓、芒硝两药以导水、软坚，方能使药病相当，支饮得除。

**【这样说有什么用】**

木防己汤与木防己去石膏加茯苓芒硝汤皆属寒热并行、补利兼施的方剂，最适宜于病程较长、实中有虚、寒饮夹热、病情复杂的病证。临床中，凡见喘息咳嗽，甚者不能平卧，胸闷，心下痞坚，心悸，面色黧黑，舌淡苔白腻，或黄腻，或白厚，脉沉紧的患者，均可考虑施以上述两首方剂。

**【应该如何接着说】**

本病诊断为支饮，其诊断依据是什么？如何确定病位在膈间？膈间与心下在支饮病中经常出现，如何看待支饮与心下、膈间病位的内在联系？对于木防己汤中石膏之用量，争议颇多，石膏是用于清肺热，抑或可以祛水，且与用量大小有何关系？木防己汤去石膏加茯苓芒硝汤方中，仲景加茯苓以增强利小便之功，加芒硝可另辟祛饮之路，因此，此方后注提到的"微利则愈"，是指小便利，还是大便利，抑或前后分消？木防己汤是治疗支饮的主方吗？主症缓解之后，下一步如何善后？

## 【附方】

外臺茯苓飲：治心胸中有停痰宿水，自吐出水後，心胸間虛，氣滿，不能食，消痰氣，令能食。

茯苓　人參　白术各三兩　枳實二兩　橘皮二兩半　生薑四兩

上六味，水六升，煮取一升八合，分溫三服，如人行八九里進之。

**【条文说了什么】**

外台茯苓饮治饮病吐后气满不能食之证，为消补兼施、饮病调理之剂。饮停心（胃）胸，胃失和降，故呕吐；上焦受气于中焦，吐后脾胃更虚，故云心胸间虚；脾虚不能运化，胃弱不能纳谷，所以气满不能食。本方用人参、茯苓、白术补中健脾，橘皮、枳实、生姜理气化痰，共奏"消痰气，令能食"之功，亦补充了痰饮病的调理方法。

本方由宋臣搜采于《外台秘要》而附于本篇，核查《外台秘要》可知本方引自《延年秘录》，且王焘于方后注曰"仲景《伤寒论》同，出第十七卷中"，说明王焘所见之仲景《伤寒论》尚载有本方。

**【为什么这样说】**

水饮为流动之物，见隙则行，无孔不入。心胸之间有诸多窍隙，故饮邪每易犯之。饮阻气滞，胃气上逆，故见吐水之症。然饮邪久居，必然滞气伤阳，虽吐出部分水饮，但其久滞之气与既虚之阳不能遽然恢复，故仍见"心胸间虚""气满，不能食"等症，乃属正虚邪恋、虚气上逆之证，故治当"消痰气，令能食"，即补中健脾、理气除满之法，从而扶正祛邪，使邪去而不伤正。

**【这样说有什么用】**

外台茯苓饮主治由脾胃虚弱、中焦饮阻气滞引起的病证。其病证特征为脘腹胀满，纳呆食少，恶心呕吐，时吐清稀痰涎，大便溏，舌淡白或淡红，苔白滑或薄白，脉沉弦或沉迟等。

**【应该如何接着说】**

本方为汤剂，为何方名称"饮"？除本方外，《伤寒论》《金匮要略》中再无叫"饮"的方剂，"茯苓饮"这一方名是仲景旧貌？还是为后世医家所改？

本病所治属于四饮中的哪一类？饮停部位在心胸，是否说明本病属支饮？文中言"停痰宿水"，是否提示本病与留饮有关？

**夫有支飲家，欬煩胸中痛者，不卒死，至一百日、一歲，宜十棗湯。**方见上。（三十三）

**【条文说了什么】**

本条论述支饮咳烦胸痛的治疗。支饮本无胸痛和心烦，如果出现两症，说明饮邪犯心，有致命的危险。若不卒死而转为慢性，迁延至一百天，或一年，如咳烦、胸中痛的证候仍在，此为饮邪上凌于心，阻碍气道，心肺俱病，阳气不通所致的支饮重证，但正气尚支，故可以考虑用十枣汤攻邪。

**【为什么这样说】**

支饮所致"咳烦胸中痛"，为何会出现卒死等危急重症？病程已经一百日，甚至一年，为何还用如此峻烈的十枣汤？

对此，喻嘉言见解独到："盖以咳嗽必因之痰饮，而五饮之中，独膈上支饮，最为咳嗽根底……其曰：夫有支饮家，咳烦胸中痛者，不卒死，至一百日一岁，宜十枣汤。此则可以死而不死者，仍不外是方去其支饮，不几令人骇且疑乎？凡人胸膈间，孰无支饮？其害何以若此之大，其去害何必若此之力？盖膈上为阳气所治，心肺所居，支饮横据其中，动肺则咳，动心则烦，搏击阳气则痛，逼处其中，营卫不行，神魄无依则卒死耳。至一百日一年而不死，阳气未散，神魄未离，可知惟亟去其邪，可安其正，所以不嫌于峻攻也。扫除阴浊，俾清明在躬，较彼姑待其死，何得何失耶？"可见，膈间临近心肺，饮在膈上，若犯心肺，则易发展为重症；此时急祛饮邪方可安正，因而不惧十枣汤之峻烈。

**【这样说有什么用】**

膈上为心肺所居之地。膈间支饮，有卒死的风险，因此，临床若遇支饮要及时尽早治疗，重视祛除饮邪，防止心肺受损。《伤寒论》有急下存阴之法，《金匮要略》则有急攻通阳之法。

**【应该如何接着说】**

支饮导致的咳嗽与《肺痿肺痈咳嗽上气病脉证治》篇的咳嗽有何区别？本证发展为"卒死"的关键是什么？支饮所致"卒死"，发作前有何表现？应当如何防范？条文中的"一百日""一岁"是确切的时间还是约数？十枣汤是否符合"病痰饮者，当以温药和之"的治疗原则？

**欬逆倚息不得臥，小青龍湯主之。**方见上及肺癰中。（三十五）

**【条文说了什么】**

本条论述外寒引动内饮的支饮证治。咳逆倚息，不得卧，此为支饮。由于胸膈素有停饮，又复感寒邪，内饮外寒，互相搏击，故喘息气逆，不得平卧，以小青龙汤解外寒而除内饮。

**【为什么这样说】**

本篇第2条提纲挈领地阐述了四饮的分类诊断依据，即病位＋主症。其中，支饮病位在胸膈之间；主症为咳逆倚息，短气不得卧，其形如肿。本条显然当辨为支饮。本病因外邪引动，故选用小青龙汤散寒蠲饮。小青龙汤在《伤寒论》中用于治疗"伤寒表不解，心下有水气"之外寒内饮证，在《金匮要略》中用于治疗溢饮、支饮。

**【这样说有什么用】**

本条所言支饮由外寒引动内饮所致，其临床表现与外感引起的肺心病急性加重相似。此外，外邪引起的呼吸系统疾病和过敏性疾病，如急性支气管炎、慢性支气管炎急性发作、肺炎、支气管哮喘、咳嗽变异性哮喘、小儿哮喘急性发作、肺心病、慢性阻塞性肺病、胸腔积液、过敏性鼻炎、荨麻疹等，如以"寒饮蕴肺，外寒束表"为主要病机，咳嗽特点为水样泡沫痰，均可效法治疗。

**【应该如何接着说】**

自此以下 5 条原文，论述了服用小青龙汤后出现的一系列变证，向我们展示了仲景临床如何处理这类复杂病证，如何依据病情进退变化加减用药。慢性肺源性心脏病急性加重期的临床表现复杂，涉及多个系统的改变，这与《金匮要略》中服用小青龙汤后的变证描述十分相似。慢性肺源性心脏病急性加重期的主要治疗原则为积极控制感染，通畅呼吸道，改善呼吸功能，纠正缺氧和二氧化碳潴留，控制呼吸和心力衰竭，同时，对于各种并发症积极采取相应治疗措施。小青龙汤后诸方以解散外寒、化除内饮为主要原则，同时就各兼症的进退变化调整用药，始终不离化饮利水之法。

（钟相根）

# 水气病脉证并治第十四

师曰：病有風水、有皮水、有正水、有石水、有黄汗。風水其脉自浮，外證骨節疼痛，惡風；皮水其脉亦浮，外證胕腫，按之沒指，不惡風，其腹如鼓，不渴，當發其汗。正水其脉沉遲，外證自喘；石水其脉自沉，外證腹滿不喘。黄汗其脉沉遲，身發熱，胸滿，四肢頭面腫，久不愈，必致癰膿。（一）

**【条文说了什么】**

本条论述风水、皮水、正水、石水、黄汗的脉证。其划分的依据是水停部位和临床表现。其中，风水与皮水对言，正水与石水对言，黄汗是"汗"而非"水"，列于此似为与"四水"相鉴别。

**【为什么这样说】**

本条将水气病分为风水、皮水、正水、石水四种类型，水气病类似今日的水肿病，而显然"四水"的分类方法与现今水肿病的分类不同。由症状、病名分析推测，四水由表到里的次序是：风水、皮水、正水、石水。如果将四水与脏腑相对应，那么风水应肺，皮水应脾，正水应肾，石水是脾肾两脏都受到损伤。若再将四水两两相较，则风水与皮水、正水与石水，文中皆两两对言。需要讨论的是正水、石水的命名，即因何称"正"，凭何名"石"？称正水者，今多从水之主立论，肾主水，故肾病所致之水肿称为正水。然古亦有正水属脾之说。"石水"之"石"意为沉，沉积于下部之水方可称"石"。《素问·阴阳别论》云："阴阳结斜，多阴少阳，曰石水，少腹肿。"《素问·大奇论》又言："肾肝并沉为石水，并浮为风水。"水积小腹者，多为肾肝所主乎？将黄汗列入本篇的原因是黄汗发病与水湿相关，且可见身体浮肿。

仲景时期存在着将水气病划分为风水、皮水、正水、石水的分类方法，《黄帝内经》有风水、石水之名，但其所指和《金匮要略》不尽相同。从风、皮、正、石四水可以看出水气病划分的四个层次，且此四个层次依次递进。为什么会是"四"，不禁要联想到《痰饮咳嗽病脉证并治》篇的四饮，同样为四。最能体现将事物或现象分为"四"大类者莫过于四时，而将人体疾病病位分为四大层次者则为扁鹊学派的"腠理""肌肤""肠胃""骨髓"。

**【应该如何接着说】**

风水、皮水、正水、石水的分类方法和当今水肿病的分类已不相同，现今临床人们更习惯从脏腑论治水肿病，因而有必要探讨风、皮、正、石四水与脏腑的关系。但应该注意的是古今医学术语、概念的不可通约性。

脉浮而洪，浮则爲風，洪则爲氣，風氣相搏，風强则爲隱疹，身體爲癢，癢爲泄風，久爲痂癩，氣强则爲水，難以俛仰。風氣相擊，身體洪腫，汗出乃愈。惡風則虛，此爲風水；不惡風者，小便通利，上焦有寒，其口多涎，此爲黄汗。（二）

**【条文说了什么】**

本条论述风水与瘾疹病机之不同，意在进一步鉴别风水与黄汗之异。风水与瘾疹之病机虽皆与风、气有关，但又各有侧重，"风强则为隐疹""气强则为水"。

**【为什么这样说】**

本条之所以引入瘾疹这一病证，是因为在上一条言黄汗时说"四肢头面肿，久不愈，必致痈脓"，"必致痈脓"与"久为痂癞"均是肌肤的表现且有相似之处，故引入瘾疹之"久为痂癞"，进一步与黄汗区分。黄汗病之所以与四水同列于一篇，主要是因为风水与黄汗有相似之处，临证应当鉴别，如本篇第28条"黄汗之为病，身体肿，发热汗出而渴，状如风水"。

**【这样说有什么用】**

本条文所言"风强则为隐疹""气强则为水"，强调了风与气各自的致病特征，二者常常相兼为病。

寸口脉沉滑者，中有水氣，面目腫大，有熱，名曰風水。視人之目窠上微擁，如蠶新臥起狀，其頸脉動，時時欬，按其手足上，陷而不起者，風水。（三）

太陽病，脉浮而緊，法當骨節疼痛，反不疼，身體反重而酸，其人不渴，汗出即愈，此爲風水。惡寒者，此爲極虛發汗得之。

渴而不惡寒者，此爲皮水。

身腫而冷，狀如周痹，胸中窒，不能食，反聚痛，暮躁不得眠，此爲黄汗。痛在骨節。

欬而喘，不渴者，此爲脾脹，其狀如腫，發汗即愈。

然諸病此者，渴而下利，小便數者，皆不可發汗。（四）

**【条文说了什么】**

此两条文再论风水脉证。条文中共出现了三次风水，第3条所言寸口脉沉滑，很显然与第1条所言"风水其脉自浮"不一。第3条所引大概源于《灵枢·水胀》篇，因两书记载相似。《灵枢·水胀》云："岐伯曰：水始起也，目窠上微肿，如新卧起之状，其颈脉动，时咳，阴股间寒，足胫肿，腹乃大，其水已成矣。以手按其腹，随手而起，如里水之状，此其候也。"

第4条条文所论风水与第1条所言相近，并与太阳伤寒、皮水、黄汗、脾胀做出相应鉴别。

风水初起与太阳病之鉴别如下：二者均有表证，但风水有水在肌肤或流注关节，而太阳病仅是邪在肌表；治疗均使用汗法，但风水发汗，还须兼顾水湿，否则过汗伤阳，水湿不除，徒增恶寒。

皮水与风水的鉴别如下：风水恶风，有表证；皮水不恶风，有脾虚见症。

黄汗与皮水的区别如下：黄汗是汗出色黄，身痛重，至暮更甚，汗出症减；皮水是四肢浮肿，按之没指，无黄汗。

**【为什么这样说】**

第3条和第1条条文不同的原因在于古代医家对风水认识有所不同。《素问·评热病论》言："岐伯曰：至必少气时热，时热从胸背上至头，汗出手热，口干苦渴，小便黄，目下肿，腹中鸣，身重难以行，月事不来，烦而不能食，不能正偃，正偃则咳甚，病名曰风水，论在《刺法》中。"第3条所言内容则引自《灵枢·水胀》。也就是说，古代存在病名虽同，但所指不同者。

**【这样说有什么用】**

由"然诸病此者，渴而下利，小便数者，皆不可发汗"一语可知，纵然见到水肿者，只要患者阴血不足，皆不可用发汗、利小便之法，若非用不可，亦当于发汗、利小便的方药中加入滋阴养血之品。

**跌陽脉當伏，今反緊，本自有寒，疝瘕，腹中痛，醫反下之，下之即胸滿短氣。（六）**
**跌陽脉當伏，今反數，本自有熱，消穀，小便數，今反不利，此欲作水。（七）**

**【条文说了什么】**

此两条条文通过跌阳脉的变化，论述水气病发生及夹杂宿疾之理。跌阳脉以候脾胃，病水时当伏。若沉而兼紧，为水病兼夹寒证；若沉而兼数，为水病兼夹热证。

**【为什么这样说】**

病水法当脉伏，伏而兼紧，紧则为寒，提示腹中素有寒疾，如疝、瘕、腹中痛。寒者当温，若医者反用苦寒之剂攻下，重伤阳气，使水与寒聚而不化，上逆于肺，故见胸满、短气；若跌阳脉伏数，数脉主热，提示素有热疾，热则消谷而灼津，胃热过盛，逼迫津液偏渗膀胱，故小便数。"本自有寒""本自有热"是说水气病发生前的机体状态。

**【这样说有什么用】**

水气病的形成，与中焦脾胃及宿疾有关。其病程变化，有寒热之分。若素有积寒，则水与寒聚而为水；若素有伏热，则水与热结，气化不利，亦可引起水肿病。可见，水气病的产生与中焦脾胃的关系密切。脾胃失调，脾寒胃热均可导致水气病的发生。

**寸口脉浮而遲，浮脉則熱，遲脉則潛，熱潛相搏，名曰沉。跌陽脉浮而數，浮脉即熱，數脉即止，熱止相搏，名曰伏。沉伏相搏，名曰水。沉則絡脉虚，伏則小便難，虚難相搏，水走皮膚，即爲水矣。（八）**

**【条文说了什么】**

本条通过脉象论述水气病形成的机制。寸口为阳位，脉浮属阳，热为阳邪，故脉浮则为热。迟脉属阴，阴主潜藏，故迟则为潜。热潜相搏，则热内伏而不外达，故名曰沉。跌阳脉主脾胃，其脉浮而数，是热伏于下，留于内而不行于外，所以说"热止相搏，名曰伏"。伏即沉伏之意，指热邪留于内与水气相搏，水与热结而停留，故曰沉伏相搏"名曰水"，非指伏脉而言。因热稽留于内，则气不外行，故络脉空虚；热止于中，则阳不化气而小便难，水湿无出路，则泛溢于络脉肌肤，而致水走皮肤，即为水气病。

**【为什么这样说】**

本条以寸口脉、趺阳脉论述水气病的形成，然言寸口脉时曰"浮"，又言"名曰沉"，论趺阳脉时曰"浮"，又言"名曰伏"，甚难理解。李彣于《金匮要略广注》诠释此条时说："脉浮与沉伏相反，寸口趺阳两脉，既云浮矣，何以复名曰沉曰伏乎？不知浮者，指脉象而言，沉伏者，指水气而言也。盖脉浮，则阳气暴于外，故曰热；迟则水寒结于内，故曰潜，潜者伏匿之意；数则热气闭塞，水道愈为不利，故曰止，止者，水凝不流也；沉则络脉虚，水气充塞于络脉之内，邪盛则正衰也；伏则小便难，水气泛溢于肠胃之中，膀胱气不化也。"

**【这样说有什么用】**

本条以脉论病机。从阳脉之浮、数，阴脉之潜、沉、止、伏等表现，说明水热互结而病水的关键是气化不行，是热壅气滞。这一机制，对于水气病的辨证、分型及治疗，都有很大的启发，如后世疏凿饮子治疗水热壅滞互结的水肿病，开郁散结，行气逐水，正是渊源于此。

**寸口脉弦而紧，弦则衞氣不行，即惡寒，水不沾流，走於腸間。**
**少陰脉緊而沉，緊則爲痛，沉則爲水，小便即難。（九）**

**【条文说了什么】**

本条从脉象论述水气病的形成与肺肾相关。寸口脉候肺，脉弦主饮，脉紧主寒，因寒邪外束，卫气不行，而见恶寒；"水不沾流"，即水不能被吸收而直接流于肠间。卫气不行，肺气不利，脾运失职则水饮滞留于肠间，形成水气病。少阴脉紧而沉，少阴主肾，脉紧主寒主痛，脉沉主里主水，因肾阳不足，水饮内停，阳虚失煦，里可见腹痛，外可见骨节疼痛，故言"紧则为痛"。肾阳不足，不能化气行水，而见小便难，水停于内而形成水气病。可见，肺失宣降、肾失温化是形成水气病的重要原因。

**【为什么这样说】**

本条从脉象上论述肺肾在水气病形成中的作用。《灵枢·本脏》云："卫气者，所以温分肉，充皮肤，肥腠理，司开阖者也。"卫气不仅司肌表腠理之开阖，而且司脏腑腠理之开阖，现已很少提及后者。卫气通于肺，肺为水之上源，肺气根于肾，《金匮要略心典》称"阳气竭者，水与寒积而不行"，故本条"恶寒"与"小便难"的症状与肺肾阳虚有关。

**脉得諸沉，當責有水，身體腫重。水病脉出者，死。（十）**

**【条文说了什么】**

本条论述水气病的主脉及预后。

**【为什么这样说】**

水气病的主脉为沉脉，是因水泛肌肤，脉道受阻，故见脉沉。又水湿重浊，泛溢肌肤，则身肿沉重。"水病脉出者，死"，是言水气病的预后。水病脉沉为其正，若脉出浮大无根，为阴盛格阳，真气涣散于外的征象，病情危笃，难以救治，故曰"死"。

问曰：病下利後，渴飲水，小便不利，腹滿因腫者，何也？答曰：此法當病水，若小便自利及汗出者，自當愈。（十二）

**【条文说了什么】**

本条陈述下利后出现渴欲饮水、小便不利、腹满、前阴水肿等症状，是将要发生水肿病的征兆。

**【为什么这样说】**

本条论述下利日久，脾肾两虚所致水肿病。脾气虚则不能化湿制水，肾气虚则不能气化主水，以致津液不能敷布，故渴欲饮水；脾肾两虚，气不化水，则小便不利；又饮水过多，则水有入而无出，以致水积腹中或泛溢肌肤形成水肿。假如小便通利，体表汗出，说明阳气未虚，或阳气恢复，三焦通利，水有出路，水肿自可消退。

**【这样说有什么用】**

此条提示水液代谢能力尚弱时要慎重饮水。由"若小便自利及汗出者，自当愈"一语可推出，治疗水肿病当用利小便、发汗之法。

心水者，其身重而少氣，不得臥，煩而躁，其人陰腫。（十三）
肝水者，其腹大，不能自轉側，脇下腹痛，時時津液微生，小便續通。（十四）
肺水者，其身腫，小便難，時時鴨溏。（十五）
脾水者，其腹大，四肢苦重，津液不生，但苦少氣，小便難。（十六）
腎水者，其腹大，臍腫腰痛，不得溺，陰下濕如牛鼻上汗，其足逆冷，面反瘦。（十七）

**【条文说了什么】**

以上五条论述五脏水的证候。

心水者，是由于心阳不足，心火不能下交肾水，肾水失制，水停泛溢所致。心阳虚而水气盛，故身肿而少气；水气凌心，心阳被遏，则烦躁不得卧；心火不能下温肾水，停水泛溢，则阴部浮肿；水溢肌肤，则身肿沉重。

肝水者，因肝失疏泄，水道不通而成。肝失疏泄，肝病及脾，脾失运化，停水泛溢，则腹部胀满，不能转侧；水阻肝络，则胁下腹痛；肝主疏泄，在上则时时津液微生，口中津润；肝气调达，三焦通畅，在下则小便通利。

肺水者，因为肺失通调，水湿泛溢而致。肺失宣通，水停泛溢于表，则身体浮肿；肺失通调，水不下行，则小便不利；肺与大肠相表里，肺病及肠，水液直趋大肠，则大便稀薄。

脾水者，因脾失运化，水湿内停而成。脾主腹，故水气犯脾则腹大；脾主四肢，脾虚不运，故四肢苦重；脾虚不能散津，而津液不生；脾虚失于健运，不能化生气血，不能渗利水湿，故少气、小便难。

肾水者，因肾阳不足，气不化水所致。肾阳衰弱，不能化气行水，关门不利，水反侮土，而聚于腹，故其腹大、脐肿。水气内停，而见小便短少，不得溺；肾阳虚弱，温养失职，则下肢厥冷、前阴冷湿、腰部冷痛；五脏以肾为本，肾病则五脏之气血不能营养面部，故面部消瘦。

**【为什么这样说】**

以上论述五脏水气病，即水在五脏。从病位和症状看，心肺二脏，属于阳脏，位居于胸，病变主要在上在表，故有身重、身肿；肝、脾、肾三脏均为阴脏，位居于腹，病变主要在下在里，故均有腹大。五脏之中，又以肺、脾、肾为关键，肺失宣化、脾失运化、肾失温化是五脏水的主要病机。

**【这样说有什么用】**

五脏水与开篇所论之四水是两种不同的水病划分方法，应该是不同医家的经验总结。

本篇的五脏水与《痰饮咳嗽病脉证并治》篇饮犯五脏的区别是：五脏水为各脏功能衰弱而产生的病变，水肿为续发的症状表现，故多有小便难，且病变范围较广；而饮犯五脏，是痰饮流注，影响某一脏器所导致的病变，故多无水肿，且病症表现多限于局部。但痰饮与水气是同源异流的疾患，关系密切，可以相互转化，故不能截然划分。

**師曰：諸有水者，腰以下腫，當利小便；腰以上腫，當發汗乃愈。（十八）**

**【条文说了什么】**

本条论述水气病的治疗原则。凡治水气病，腰以下肿者，其病在下在里，多因阳气衰弱，不能化气行水，水湿滞留于下而成，治宜化气行水，渗利水湿，使有形之水从小便而出，即"洁净府"之义。腰以上肿者，其病在上在表，多因外邪侵袭肌表，闭郁肺卫，水湿泛溢于上所致，治宜开肺气、解表邪，使腰以上之水从表而散，即"开鬼门"之义。

**【为什么这样说】**

此处之上下对应表里，即上对表、下对里，实质既言病在表者宜汗，病在里者宜利小便。发汗与利小便，是治疗水气病的重要方法。临床常以两法合用，上下分消，有相得益彰之效。

**【这样说有什么用】**

治疗疾病宜因势利导。源于人体上下表里相通，相互影响，故临证时若使用通利之法效果不显著，可适当配伍发散之药；同理，使用汗法时亦可加用分利之品。此乃"表气通里气亦通""里气通表气亦和"的具体应用。

**【应该如何接着说】**

发汗与利小便之法的适用情况仅言及病位，并未涉及水气病的虚实，对于虚性水肿，当辅以扶正之药。

**夫水病人，目下有臥蠶，面目鮮澤，脉伏，其人消渴。病水腹大，小便不利，其脉沉絕者，有水，可下之。（十一）**

**【条文说了什么】**

本条论述水气病实证治法。病水之人，其脉沉伏，症见腹部水肿、小便不利、眼睑浮肿、面目鲜泽、目下如有卧蚕状，此为水气结实。

**【为什么这样说】**

邪气壅盛，治宜遵《素问·汤液醪醴论》"去宛陈莝"之旨，以攻下逐水，荡涤水邪。

**【这样说有什么用】**

本条从病因、症状、脉象、面色四方面提出了诊断水气病的一些方法。如消渴引饮，小便不利，是水病之因；目下状如卧蚕，腹部肿大，是水病之症；沉伏欲绝，指脉沉至极，是水病之脉；面目鲜泽是水病之色等。

**【应该如何接着说】**

本条论述水积在里，里水已成，肿势较甚，正气未衰之证，可用十枣汤、己椒苈黄丸、舟车丸等，属于正虚邪实者慎用。第11、18两条提出了治疗水气病的三大原则，即"发汗""利小便""攻下逐水"。这对临床上水气病治疗的指导意义深远。临床应用这些原则时，当辨虚实、寒热，随症加减。

师曰：寸口脉沉而遲，沉則爲水，遲則爲寒，寒水相搏。趺陽脉伏，水穀不化，脾氣衰則鶩溏，胃氣衰則身腫。少陽脉卑，少陰脉細，男子則小便不利，婦人則經水不通。經爲血，血不利則爲水，名曰血分。（十九）

**【条文说了什么】**

本条从寸口、趺阳、少阳、少阴脉的变化论述水气病发生的机制和症状，以及血分病的发病机制。

**【为什么这样说】**

寸口脉主肺，脉沉主水，迟主寒。"寸口脉沉而迟"说明肺主治节失常，水气凝聚，溢于肌表，故成水肿。

趺阳脉候脾胃之气。脾胃阳气衰弱，不能鼓动脉气，故趺阳脉沉伏不起；脾胃虚弱，运化失职，水谷不能化为精微，而成水湿，水湿困于内，脾胃不能升清降浊，水粪杂下，故大便鹜溏；水湿外溢肌肤而产生水肿。

少阳脉候三焦。三焦血少气弱，故少阳脉卑。《素问·灵兰秘典论》云："三焦者，决渎之官，水道出焉。"若三焦决渎功能失常，则男子小便不利，女子经水不通。

少阴脉候肾。下焦寒气凝结，气虚血少，不能充盈脉道，可见少阴脉细；寒邪客于胞门，血寒而凝，女子则经水不通。月经为女子胞宫周期性地出血。若血行不利，血瘀气滞，津液不行，可渗溢肌肤而为水肿，即月经不调形成的水肿。此先病血而后病水，故名曰"血分"。

**【这样说有什么用】**

本条以脉象论水气病发生的机制。或寒水犯肺，肺失通调，津液凝聚，泛溢肌肤而肿；或脾胃俱虚，生化乏源及转输失职，水湿内生，泛溢肌肤而肿；或肾虚血瘀，气化不利导致水肿形成。此外，本条亦强调了血病及水、水病及血的相互关系。

問曰：病有血分、水分，何也？師曰：經水前斷，後病水，名曰血分，此病難治；先病

水，後經水斷，名曰水分，此病易治。何以故？去水，其經自下。（二十）

**【条文说了什么】**

本条论述妇人病水，有血分、水分之异。所谓血分，是由于瘀血内阻，气滞水停而形成的水气病，是先有经闭，后有水肿。此处需要重点关注的是"分"字。《说文解字》云："分，别也。从八从刀，刀以分别物也。""分"本义即分开，其古字形像用刀将物一分为二。"气分""血分""水分"之本意即像用刀将气、血、水切开斩断，使之不能连接。此外，本篇所言"阳前通则恶寒，阴前通则痹不仁"，"前"古假借作"剪"，"前通"即断绝流通之意。

**【为什么这样说】**

《金匮要略心典》的论述言简意赅，"血分者，因血而病为水也"。血分病是血液瘀阻以致津液运行障碍，蓄积成水，泛溢肌肤而成；相对病位深而难通，血不通则水不行，故云"难治"。"水分者，因水而病及血也"，所谓水分，是由于水湿停留，泛溢肌肤，阻滞血道而成，是先病水肿，后经水断；相对而言，病位浅而容易治疗。

**【这样说有什么用】**

本条体现了治疗疾病的先后策略。血分病，先治血病，后治水病，临床以通经为主，佐以利水；水分病，先治水病，水去而经自通，临床以利水为主，佐以通经。因先病水，水结于下，客于胞宫，以致经闭不行，先去水则阴寒之邪除，阳气恢复，经血自通，故曰"易治"。

**【应该如何接着说】**

水、血是相互影响的。关于"血分"与"水分"的预后，尤氏从病位深浅立论，魏荔彤从邪正虚实做解，其实均属相对而言，水肿至此程度，治疗多较困难。

問曰：病者苦水，面目身體四肢皆腫，小便不利，脉之，不言水，反言胸中痛，氣上衝咽，狀如炙肉，當微欬喘，審如師言，其脉何類？

師曰：寸口脉沉而緊，沉爲水，緊爲寒，沉緊相搏，結在關元，始時尚微，年盛不覺，陽衰之後，榮衛相干，陽損陰盛，結寒微動，腎氣上衝，喉咽塞噎，脅下急痛。醫以爲留飲而大下之，氣擊不去，其病不除。後重吐之，胃家虛煩，咽燥欲飲水，小便不利，水穀不化，面目手足浮腫。又與葶藶丸下水，當時如小差，食飲過度，腫復如前，胸脅苦痛，象若奔豚，其水揚溢，則浮欬喘逆。當先攻擊衝氣，令止，乃治欬；欬止，其喘自差。先治新病，病當在後。（二十一）

**【条文说了什么】**

本条以案例形式论述水气病形成的经过和误治情况。寸口脉沉而紧，"脉得诸沉，当责有水"，紧为寒邪，水寒结于下焦关元，病初年壮之时，阳气未衰，寒水凝结轻微，故病症不甚明显；中年之后，阳气渐衰，寒水渐盛，阴寒闭塞，营卫不能畅行，此时所凝之寒水，乘阳虚夹肾气上冲，故见喉咽塞噎、胁下急痛等症。治宜温补肾阳，祛散寒水，则病可痊愈。但医者误认为是留饮，而大下其水，诛伐太过，病必不除；又以为胸胃饮停而复用吐法，不仅冲气不减，反损伤脾胃，气阴两伤，以致虚烦，咽燥欲饮水；肾阳不足，气化失司，故见小便不利；脾胃虚弱，运化不利，水气内停，故面目手足浮肿。医又以留饮内停，用葶苈丸下水，虽一时水减，浮肿稍见消退，然脾胃虚损未复，再饮食过度，复肿如前，冲气更为严重，故"胸胁苦痛，象若奔豚"；此时，水气随冲气升浮犯肺，故浮咳喘逆。

【为什么这样说】

此病先有积水，继则冲逆，又因误用吐、下而浮肿咳喘。在治疗上，当分先后缓急；因冲气较急，故当先降其冲气；冲气平复，再治咳嗽，咳止喘亦自愈，最后再治水肿本病。因为冲气、咳、喘皆是新病，而新病又以冲气为急，所以当先治其冲气。

【这样说有什么用】

此即"先治其卒病，后乃治其痼疾"的具体应用，宜与《痰饮咳嗽病脉证并治》篇论述支饮用小青龙汤治疗后引发冲气等诸症的条文互参。

風水，脉浮身重，汗出惡風者，防己黃耆湯主之。腹痛加芍藥。（二十二）

防己黃耆湯方　　方見濕病中

皮水爲病，四肢腫，水氣在皮膚中，四肢聶聶動者，防己茯苓湯主之。（二十四）

防己茯苓湯方

防己三兩　黃耆三兩　桂枝三兩　茯苓六兩　甘草二兩

上五味，以水六升，煮取二升，分溫三服。

【条文说了什么】

此两条条文分别论述风水、皮水的证治。

【为什么这样说】

风邪侵袭肌表，故脉浮；卫气虚不能固表，故汗出恶风；营卫涩滞，水湿停留，故身重。证属风湿在表，卫气不固。治宜防己黄芪汤，益气固表，健脾除湿。

皮水即风水的进一步发展。脾阳虚弱，水湿内停，里水外溢；肺气不足，通调失职，水湿停滞肌肤，故四肢浮肿，按之没指；水湿壅遏卫气，气行逐水，邪正相争，故四肢聂聂动，即浮肿肌肉有轻微跳动。治宜防己茯苓汤健脾益肺，行水化湿。

【这样说有什么用】

本篇五脏水但论临床表现，并未给出具体的治疗方法。四水中，石水只出主症而无治方，已给出治法方剂的风水、皮水、正水中，似存在两大辨治系统。一是以防己黄芪汤为代表，包括防己黄芪汤、防己茯苓汤；一是以越婢汤为代表，包括越婢汤、越婢加术汤、甘草麻黄汤、麻黄附子汤等。

風水惡風，一身悉腫，脉浮不渴，續自汗出，無大熱，越婢湯主之。（二十三）

越婢湯方

麻黃六兩　石膏半斤　生薑三兩　大棗十五枚　甘草二兩

上五味，以水六升，先煮麻黃，去上沫，內諸藥，煮取三升，分溫三服。惡風者加附子一枚炮。風水加术四兩。《古今錄驗》。

**【条文说了什么】**

本条论述风水的另外一种证治。这是一种不同于防己黄芪汤方证的风水。

**【为什么这样说】**

风水之病，来势急剧，是因风致水，病在于表，故有恶风表证。风为水激而泛溢肌肤，故一身悉肿。"脉浮不渴"，据《金匮要略心典》当为"脉浮口渴"，风水初起口不渴，但是内有郁热则见口渴。热郁于内，风性疏泄，故续自汗出。热在里而不在表，且有续自汗出，故无大热。但风水相搏之证，虽汗出而表证不解，外无大热而郁热仍在，故治以越婢汤发越水气，清解郁热。

**【这样说有什么用】**

本条蕴含了发汗法治疗水气病的原理。"续自汗出"别具深意，其蕴含了人体正气不虚，尚能够祛邪于外，为该方重用麻黄埋下伏笔。方后加减法给出了发汗与利小便二法联用的范例。

裏水者，一身面目黄腫，其脉沉，小便不利，故令病水，假如小便自利，此亡津液，故令渴也。越婢加术湯主之。方見下。（五）

裏水，越婢加术湯主之；甘草麻黄湯亦主之。（二十五）

**越婢加术湯方**　見上。于內加白术四兩，又見脚氣中。

**甘草麻黄湯方**

甘草二兩　麻黄四兩

上二味，以水五升，先煮麻黄，去上沫，內甘草，煮取三升，温服一升，重覆汗出，不汗，再服。慎風寒。

**【条文说了什么】**

此两条条文论述皮水的证治。

**【为什么这样说】**

皮水是由于脾失运化，肺失宣发肃降，停水外溢所致，故见一身面目浮肿，按之没指；水阻气化，则小便不利；水湿既不能从毛窍而外泄，又不能下行由小便而排出，水郁日久则化热内扰，故脉沉、心烦。证属皮水郁热，治当发汗行水，兼清里热。其中，越婢汤发越水气，从表而散；更加白术补脾益气，运化水湿。同一皮水而设两方，属同病异治。但越婢加术汤证兼有郁热，而甘草麻黄汤证则无里热。

厥而皮水者，蒲灰散主之。方見消渴中。（二十七）

**【条文说了什么】**

本条论述皮水见有手足厥冷的治疗。

**【为什么这样说】**

皮水患者，内有郁热，外有水肿，阳气被郁，不达于四肢，故手足厥冷；水气外溢肌表，则浮肿按之没指；水阻气化则小便短少。治用蒲灰散利水通阳。方中滑石利水清热，蒲灰（蒲黄粉）活血利湿。二药合用使水气下渗而阳气自通，浮肿、厥冷等症自然消失。

**【这样说有什么用】**

本条以蒲灰散治疗皮水，是血水相关理论应用的典范，是以活血利水法治疗水气病的实例。

水之爲病，其脉沉小，屬少陰；浮者爲風。無水虚脹者，爲氣。水，發其汗即已。脉沉者宜麻黄附子湯；浮者宜杏子湯。（二十六）

麻黄附子湯方

麻黄三兩　甘草二兩　附子一枚（炮）

上三味，以水七升，先煮麻黄，去上沫，内諸藥，煮取二升半，温服八分，日三服。

杏子湯方　未見，恐是麻黄杏仁甘草石膏湯。

**【条文说了什么】**

本条论述风水、正水的证治，以及水气病与虚胀的鉴别。

**【为什么这样说】**

水之为病，包括风水、正水。正水病，是因少阴肾阳不足，不能温化水气，水湿停留，上逆犯肺，故见腹满、喘息、脉沉小，为水气在表而病本在肾，治宜麻黄附子汤。方中麻黄发汗行水、宣肺平喘，甘草健脾和中、培土制水，附子温阳化湿。诸药合用，共奏温经发汗、祛水平喘之效。风水病，因风邪袭表，肺通调水道失司，水湿留于肌表、四肢、关节，故头面浮肿、骨节疼痛、脉浮恶风。本证属风水为患，无表虚、夹热之虑，为风水本证，治宜杏子汤，疏风散水、宣肺祛湿。

**【这样说有什么用】**

"无水虚胀者，为气"，提示虚胀与水气病不同。虚胀是因虚气郁，气滞而胀，症见腹部虚浮胀满，但无按之没指、无小便不利等症，与虚寒性腹满相似。由于阳虚寒凝气滞，其胀满多喜温喜按，治疗可用温阳行气消胀之法，不可发汗。

**【应该如何接着说】**

此处之虚胀，很可能是"气分病"。尤怡《金匮要略心典》中言："曰气分者，谓寒气乘阳之虚，而病于气也。"

問曰：黄汗之爲病，身體腫—作重，發熱汗出而渴，狀如風水，汗沾衣，色正黄如蘗汁，脉自沉，何從得之？師曰：以汗出入水中浴，水從汗孔入得之，宜耆芍桂酒湯主之。（二十八）

黄耆芍藥桂枝苦酒湯方

黄耆五兩　芍藥三兩　桂枝三兩

上三味，以苦酒一升，水七升，相和。煮取三升，温服一升，當心煩，服至六七日乃解。若心煩不止者，以苦酒阻故也。一方用美酒醯代苦酒。

黃汗之病，兩脛自冷；假令發熱，此屬歷節。食已汗出，又身常暮盜汗出者，此勞氣也。若汗出已反發熱者，久久其身必甲錯；發熱不止者，必生惡瘡。

若身重，汗出已輒輕者，久久必身瞤，瞤即胸中痛，又從腰以上必汗出，下無汗，腰髖弛痛，如有物在皮中狀，劇者不能食，身疼重，煩躁，小便不利，此爲黃汗，桂枝加黃耆湯主之。（二十九）

桂枝加黃耆湯方

桂枝三兩　芍藥三兩　甘草二兩　生薑三兩　大棗十二枚　黃耆二兩

上六味，以水八升，煮取三升，溫服一升，須臾飲熱稀粥一升餘，以助藥力，溫服取微汗；若不汗，更服。

【条文说了什么】

此两条条文论述黄汗的病机与证治，以及其与历节的鉴别。

【为什么这样说】

第28条论述黄汗病的发生机制为"以汗出入水中浴，水从汗孔入得之"。水何以能从已开之汗孔进入人体？源于"劳气"。其主要临床表现是"身体肿，发热汗出而渴，状如风水，汗沾衣，色正黄如柏汁，脉自沉"。汗出入水，表虚受邪，水湿郁遏，故身肿；水湿阻碍营卫运行，营郁而热，湿热交蒸于肌肤，热蒸湿动，故发热汗出，汗黏沾衣，色黄如柏汁。

第29条进一步论述黄汗证治及其与历节、劳气的鉴别。黄汗病初期，水湿郁表，郁热不甚，湿邪偏盛，因湿性重滞，湿留关节，阳气被郁，不能下达，故身热胫冷。"假令发热，此属历节"，是说如小腿发热，则属历节病。"食已汗出，又身常暮盗汗出"是劳气，即气虚，所致汗出。汗出又见发热，日久将出现肌肤甲错，此是瘀血阻络、肌肤失养所致。"若身重……如有物在皮中状"诸症均因营卫气血不足，不能濡养肌肤、筋骨所致。脾胃阳虚不能温化水谷，水湿阻滞故小便不利。用桂枝加黄芪汤调和营卫，益气除湿。

【这样说有什么用】

此两条论述黄汗病，其中"状如风水"四字最为紧要，蕴含了黄汗虽表现出类似风水的浮肿症状，但是似水而实"汗"，以汗出色黄为特异症状。黄汗病在病因、病位与症状表现等方面均不同于水气病。

【应该如何接着说】

黄汗病的发生机制在于营卫失调，治疗所用黄芪芍药桂枝苦酒汤、桂枝加黄芪汤均为调和营卫之方。

師曰：寸口脈遲而濇，遲則爲寒，濇爲血不足。趺陽脈微而遲，微則爲氣，遲則爲寒，寒氣不足，則手足逆冷；手足逆冷，則榮衛不利；榮衛不利，則腹滿脅鳴相逐；氣轉膀胱，榮衛俱勞，陽氣不通即身冷，陰氣不通即骨疼；陽前通則惡寒，陰前通則痺不仁；陰陽相得，其氣乃行，大氣一轉，其氣乃散；實則失氣，虛則遺尿，名曰氣分。（三十）

氣分，心下堅，大如盤，邊如旋杯，水飲所作，桂枝去芍藥加麻辛附子湯主之。（三十一）

桂枝去芍藥加麻黄細辛附子湯方

桂枝三兩　生薑三兩　甘草二兩　大棗十二枚　麻黄　細辛各二兩　附子一枚（炮）

上七味，以水七升，煮麻黄，去上沫，內諸藥，煮取二升，分溫三服，當汗出，如蟲行皮中，即愈。

心下堅，大如盤，邊如旋盤，水飲所作，枳术湯主之。（三十二）

枳术湯方

枳實七枚　白术二兩

上二味，以水五升，煮取三升，分溫三服，腹中軟即當散也。

【条文说了什么】

上三条论述气分病的病机、脉证、治则与方药。气分病是指由于气血亏虚，寒气乘之，导致的营卫失调、阴阳不通之病。气分病之病机重在阴阳气血阻滞，症见手足逆冷、腹满、肠鸣、身冷、骨痛、肌肤不仁等，治当"大气一转，其气乃散"。第31、32条给出了气分病的治疗方药。

"阴阳相得，其气乃行，大气一转，其气乃散"，蕴含了气分病的治疗原则。阴阳相得，阴平阳秘，精神乃治，气血流畅，营卫调和，人体正气方能畅行无阻而奉养全身，故曰"阴阳相得，其气乃行"。若阴阳调，营卫和，膻中宗气则能振奋而转输正常，水寒之气才能消散，此乃阳气行则寒气散矣，故曰"其气乃散"。因此，气分病总的治则当是调其阴阳，温运阳气。

【为什么这样说】

同样，当注意气分病之"分"字。如前所述，"分"本义即分开，其古字形像用刀将物一分为二。"气分""血分""水分"之本意即用刀将气、血、水切开斩断，使之不能连接。第30条言"阳前通则恶寒，阴前通则痹不仁"中的"前"古假借作"剪"，"前通"即断绝流通之意，与"气分""血分""水分"之"分"字蕴含的病机相互呼应。

【这样说有什么用】

从气、血、水之运行是否畅通认识病证的发生体现了仲景"以通为和"的医学思想，气、血、水等运行畅通，则人体健康，如《脏腑经络先后病脉证》篇所言"若五脏元真通畅，人即安和"。

【应该如何接着说】

诸家多认为气分病属于水气病，实则不然，气分病与水气病有别，不能混为一谈。沈明宗《金匮要略编注》曰："此阳虚气滞化水，而精血为痹，故曰气分。"尤怡《金匮要略心典》曰："气分者，谓寒气乘阳之虚，而病于气也。"气分病以气滞不通为主，进一步导致水积为胀，不同于水气病以水液停聚于肌肤为主，主要表现为水肿。气分、血分、水分三者关系密切，可相互影响致病。气能生津、行津、摄津，气行则津液可布散于四肢百骸、五脏六腑；反之，气滞则可导致水停。津血互生互化，血行瘀阻，则可致津液运行障碍而病水。在本篇论述此三病应是围绕"病水"鉴别三者。

## 【附方】

外臺防己黃耆湯：治風水，脉浮爲在表，其人或頭汗出，表無他病，病者但下重，從腰以上爲和，腰以下當腫及陰，難以屈伸。方見風濕中。

### 【条文说了什么】

本条论述风水表虚，水湿偏盛的证治。风水为风邪犯肺，肺失通调，以致津液运行障碍，水湿停聚，泛溢肌表。因此，脉浮为病在表；风为阳邪，易袭阳位，常伤及人体上部或肌表等，故其人或头汗出，而表无他病；又因水为阴邪，其性下趋，故见腰以下当肿，甚者肿及外阴，下肢肿甚则难以屈伸。本证总属风水表虚，水湿偏盛。治以防己黄芪汤益气健脾、除湿利水，使水湿不仅可以从肌腠而散，也可以从小便而除，临证时可酌加茯苓以增强疗效。

（贾春华）

第二章  串讲篇

# 痉湿暍病脉证治第二

太陽病，發熱無汗，反惡寒者，名曰剛痙。（一）

太陽病，發熱汗出，而不惡寒，名曰柔痙。（二）

太陽病，發汗太多，因致痙。（四）

夫風病，下之則痙，復發汗，必拘急。（五）

瘡家雖身疼痛，不可發汗，汗出則痙。（六）

病者身熱足寒，頸項強急，惡寒，時頭熱，面赤目赤，獨頭動搖，卒口噤，背反張者，痙病也。若發其汗者，寒濕相得，其表益虛，即惡寒甚；發其汗已，其脉如蛇—云其脉洰。（七）

暴腹脹大者，爲欲解，脉如故，反伏弦者，痙。（八）

夫痙脉，按之緊如弦，直上下行。一作築築而弦。《脉經》云：痙家其脉伏堅，直上下。（九）

太陽病，發熱，脉沉而細者，名曰痙，爲難治。（三）

痙病有灸瘡，難治。（十）

太陽病，其證備，身體強，几几然，脉反沉遲，此爲痙，栝蔞桂枝湯主之。（十一）

栝蔞桂枝湯方

栝蔞根二兩　桂枝三兩　芍藥三兩　甘草二兩　生薑三兩　大棗十二枚

上六味，以水九升，煮取三升，分溫三服，取微汗。汗不出，食頃，啜熱粥發之。

太陽病，無汗而小便反少，氣上衝胸，口噤不得語，欲作剛痙，葛根湯主之。（十二）

葛根湯方

葛根四兩　麻黃三兩（去節）　桂枝三兩（去皮）　芍藥二兩　甘草二兩（炙）　生薑三兩　大棗十二枚

上七味，㕮咀，以水七升，先煮麻黃、葛根，減二升，去沫，內諸藥，煮取三升，去滓，溫服一升，覆取微似汗，不須啜粥，餘如桂枝湯法將息及禁忌。

痙爲病—本痙字上有剛字，胸滿口噤，臥不着席，脚攣急，必齘齒，可與大承氣湯。（十三）

大承氣湯方

大黃四兩（酒洗）　厚朴半斤（炙，去皮）　枳實五枚（炙）　芒硝三合

上四味，以水一斗，先煮二物，取五升；去滓，內大黃，煮取二升；去滓，內芒硝，更

上火微一二沸，分温再服，得下止服。

濕家之爲病，一身盡疼–云疼煩，發熱，身色如熏黃也。（十五）

濕家，其人但頭汗出，背强，欲得被覆向火。若下之早則噦，或胸滿，小便不利–云利，舌上如胎者，以丹田有熱，胸上有寒，渴欲得飲而不能飲，則口燥煩也。（十六）

濕家下之，額上汗出，微喘，小便利–云不利者死；若下利不止者，亦死。（十七）

太陽病，關節疼痛而煩，脉沉而細–作緩者，此名濕痹《玉函》云中濕。濕痹之候，小便不利，大便反快，但當利其小便。（十四）

風濕相搏，一身盡疼痛，法當汗出而解，值天陰雨不止，醫云此可發汗。汗之病不愈者，何也？蓋發其汗，汗大出者，但風氣去，濕氣在，是故不愈也。若治風濕者，發其汗，但微微似欲出汗者，風濕俱去也。（十八）

濕家病，身疼發熱，面黃而喘，頭痛，鼻塞而煩，其脉大，自能飲食，腹中和無病，病在頭中寒濕，故鼻塞，內藥鼻中則愈。《脉經》云：病人喘，而無“濕家病”以下至“而喘”十一字。（十九）

濕家身煩疼，可與麻黃加术湯發其汗爲宜，慎不可以火攻之。（二十）

麻黃加术湯方

麻黃三兩（去節）　桂枝二兩（去皮）　甘草一兩（炙）　杏仁七十個（去皮尖）　白术四兩

上五味，以水九升，先煮麻黃，減二升，去上沫，內諸藥，煮取二升半，去滓，溫服八合，覆取微似汗。

病者一身盡疼，發熱，日晡所劇者，名風濕。此病傷於汗出當風，或久傷取冷所致也，可與麻黃杏仁薏苡甘草湯。（二十一）

麻黃杏仁薏苡甘草湯方

麻黃（去節）半兩（湯泡）　甘草一兩（炙）　薏苡仁半兩　杏仁十個（去皮尖，炒）

上剉麻豆大，每服四錢匕，水盏半，煮八分，去滓，溫服。有微汗，避風。

風濕，脉浮，身重，汗出，惡風者，防己黃耆湯主之。（二十二）

防己黃耆湯方

防己一兩　甘草半兩（炒）　白术七錢半　黃耆一兩一分（去蘆）

上剉麻豆大，每抄五錢匕，生薑四片，大棗一枚，水盏半，煎八分，去滓，溫服，良久再服。喘者，加麻黃半兩；胃中不和者，加芍藥三分；氣上衝者，加桂枝三分；下有陳寒者，加細辛三分。服後當如蟲行皮中，從腰下如冰，後坐被上，又以一被繞腰以下，溫，令微汗，差。

傷寒八九日，風濕相搏，身體疼煩，不能自轉側，不嘔不渴，脉浮虛而濇者，桂枝附子湯主之；若大便堅，小便自利者，去桂加白术湯主之。（二十三）

桂枝附子湯方

桂枝四兩（去皮）　生薑三兩（切）　附子三枚（炮，去皮，破八片）　甘草二兩（炙）　大棗十二枚（擘）

上五味，以水六升，煮取二升，去滓，分溫三服。

白术附子湯方

白术二兩　附子一枚半（炮，去皮）　甘草一兩（炙）　生薑一兩半（切）　大棗六枚

上五味，以水三升，煮取一升，去滓，分温三服。一服覺身痹，半日許再服，三服都盡，其人如冒狀，勿怪，即是术、附並走皮中逐水氣，未得除故耳。

風濕相搏，骨節疼煩，掣痛不得屈伸，近之則痛劇，汗出短氣，小便不利，惡風不欲去衣，或身微腫者，甘草附子湯主之。（二十四）

甘草附子湯方

甘草二兩（炙）　附子二枚（炮，去皮）　白术二兩　桂枝四兩（去皮）

上四味，以水六升，煮取三升，去滓，温服一升，日三服。初服得微汗則解，能食，汗出復煩者，服五合，恐一升多者，服六七合爲妙。

太陽中暍，發熱惡寒，身重而疼痛，其脉弦細芤遲。小便已，洒洒然毛聳，手足逆冷，小有勞，身即熱，口開，前板齒燥。若發其汗，則惡寒甚；加温鍼，則發熱甚；數下之，則淋甚。（二十五）

太陽中熱者，暍是也。汗出惡寒，身熱而渴，白虎加人參湯主之。（二十六）

白虎加人參湯方

知母六兩　石膏一斤（碎）　甘草二兩　粳米六合　人參三兩

上五味，以水一斗，煮米熟湯成，去滓，温服一升，日三服。

太陽中暍，身熱疼重而脉微弱，此以夏月傷冷水，水行皮中所致也，一物瓜蒂湯主之。（二十七）

一物瓜蒂湯方

瓜蒂二十箇

上剉，以水一升，煮取五合，去滓，頓服。

# 一、痉病

**【发病】**

**1. 感寒为先，表里同病**

《金匮要略》所论痉病，以外感所致为主，其中又以风寒为主因，兼在里之津液不足。风寒侵袭经脉，导致经气不利，加之津液不足，筋脉失养，故见筋脉拘急之症。究其病由，实属表里同病。仲景根据表证的虚实不同，将痉病分为柔痉和刚痉。

**2. 津伤贯穿痉病始终，并影响预后**

仲景认为表证过汗、误用攻下、素有疮疡均可造成津液耗伤，而成为痉病发生的内因，如第4、5、6条所言。基于此，无论为柔痉、刚痉，还是里热炽盛之痉病，都可见津液不足、筋脉失养，或整体乏津的现象，如第11条"身体强，几几然，脉反沉迟"，第12条"无汗而小便反少"，第13条"口噤，卧不着席，脚挛急，必齘齿"。不仅如此，津液不足还会影响痉病预后，如第3条"太阳病，发热，脉沉而细者，名曰痉，为难治"，第10条"痉病有灸疮，难治"。

【辨病】

**1. 辨刚痉、柔痉**

本篇所论以外感痉病为主，其病因为外感风寒，兼津液内伤。外邪侵犯人体，首犯太阳，病初起常有外感表证，故第 1、2、11、12 条首均冠以"太阳病"。然表有偏虚、偏实之别，邪有轻重之异，故痉病初起，见有表证者，当分辨刚痉与柔痉，以便正确遣方用药。证渐及入里化热，痉病的表现也渐由非典型到典型的阵发性项背强急、口噤不开，甚至角弓反张。本病病情发展迅速，严重者可出现热盛化燥动风的痉病见症，如卧不着席、脚挛急、龄齿、独头动摇等。痉病发作，筋脉拘急强直，脉象多呈强直弦劲之象，故第 9 条云"夫痉脉，按之紧如弦，直上下行"。

**2. 别欲作、已发**

在痉病早期，痉病的主症多不典型，如第 11 条仅述及"身体强，几几然"，并未见痉病的典型症状，然仲景已判断"此为痉"。而第 12 条，亦始于"太阳病"，并见"无汗而小便反少，气上冲胸，口噤不得语"，仲景认为"此欲作刚痉"。显然，上述两证都系病情不太严重的痉病，属于初起或欲作之证，与第 13 条口噤伴"卧不着席，脚挛急，必龄齿"相比，后者具备痉病的典型表现，故为痉病已发，属于重证。三证的治疗迥然不同，故当分辨之。

**3. 察里热盛否**

随着痉病病情的发展，在外之风寒可能化热入里，甚或热盛化燥动风，而出现身热足寒、面赤目赤、独头动摇、龄齿、卧不着席、脚挛急等痉病里热炽盛的症状，并见"按之紧如弦，直上下行"之痉病主脉。此时病情较初期明显加重。对比第 1、2、11、12 条与第 7、13 条，可见仲景诊治痉病时，关注里热是否炽盛。

**4. 据津伤辨预后**

仲景认为两种痉病预后不良：一是外感致痉见脉沉而细者，此属正不胜邪，若发散在表之邪则津更伤，补养津血又有留邪之弊，故曰难治，如第 3 条；二是痉病伴有灸疮或脓疮者，因其津血已亏，或阴血已耗，再患痉病，内燥日盛，可致血枯津竭，其病情较一般为重，故难治，如第 10 条。

【审证】

**1. 栝蒌桂枝汤证**

本方能解肌祛邪、润燥缓急，主治外有风邪，内有津液不足的柔痉。仲景将栝蒌置于方名之首，提示虽有风邪在表，更有津伤不足，故以其生津润燥；用桂枝汤解肌祛邪、调和营卫。临床医家选用本方的常见依据，一是表虚外感兼阴液不足证；二是营卫气血不足、血行不畅之筋脉肌肉诸证，如产后痉病、小儿慢惊风、颈椎病、中风后遗症之肌肉萎缩痉挛等。

**2. 葛根汤证**

本方功能发汗解肌、生津缓急，治疗寒邪束表，兼津液不足，致筋脉不利而挛急之刚痉。方中葛根为主药，柯琴在《伤寒来苏集》中述其"味甘辛凉，能起阴气而生津液，滋筋而舒其牵引"，此取其升津舒筋、解肌透表之效；因寒邪束表较重，故麻桂合用；芍药、甘草、大枣养血和营，助葛根舒缓拘急。诸药合用，可以开腠发汗、生津缓急，使表解邪散，筋脉柔和，而痉病自止。

**3. 大承气汤证**

本方证为阳明热盛、化燥动风、筋脉强急之候，病变重心不在胃腑，而在筋脉。此证原非大承气汤的主治之证，但本方证里热炽盛，恐有伤津耗液之虞，故用之。用此方的目的不是通大便，而在于急下阳明实热，以保存阴液。第13条"可与大承气汤"中的"可与"含有斟酌、慎用之义，因此，凡体质好、大便不溏、邪热炽盛者方可用之，但是要适可而止，因过下可伤阴，于本病不利，故方后注曰"得下止服"。

## 二、湿病

**【发病】**

**1. 外湿袭人首犯太阳肌表**

如同其他外邪一样，湿邪侵犯人体也是始于太阳经脉，首先表现出太阳表证，如第14条之首即冠以"太阳病"。

**2. 外湿致病多见身痛**

湿为阴邪，最易阻遏阳气，使气血不通，不通则痛，故湿病以身体疼痛为主症。本篇论及外湿的条文有10条，其中有8条原文均有身疼或骨节疼。

**3. 外湿常与风寒相兼为患**

湿邪虽为致病主因，但易夹风、兼寒，如第18、21、22、23、24条均言及风湿，第19条则提及寒湿。

**4. 湿邪为患，病程偏长**

第23条提到"伤寒八九日，风湿相搏"，第18条也谓如逢"天阴雨不止"，湿病难愈，寓示外湿致病，其病程较长，有缠绵难愈的特点。

**【辨病】**

**1. 辨内湿、外湿**

内湿、外湿由于成因、病位不同，正邪虚实有异，其治法亦不同，故当辨之。本篇论述湿病的首条（原文第14条）便从论内湿、外湿的主症与治法开始。

**2. 辨湿邪之兼夹**

外湿为患常兼他邪，很少单独为患，故诊病时须辨清其兼杂之邪。外湿夹寒者，疼痛较著，多伴恶寒等，如第20、23、24条；夹风者，疼痛多具游走性，常伴恶风等，如第21条。

**3. 辨阳气虚否**

湿为阴邪，易伤阳、遏阳，故辨湿病时当注意其阳气虚否。除第20、21条所论湿证无阳气虚外，第22、23、24条三证均有气虚或阳虚。其中，第22条为卫气虚，故汗出恶风；第23条系表阳虚，故"脉浮虚而涩"；第24条是表里阳气俱虚，故汗出短气、恶风不欲去衣、小便不利。

**【审证】**

**1. 麻黄加术汤证**

本方能发汗解表、散寒除湿，是以解表之微发汗法治疗湿病的具体运用，治疗寒湿在表、经脉痹阻不通证。方中麻黄汤峻汗，加白术一可防麻黄汤过汗，二可祛除肌腠湿邪。仲景时代，苍术、白术不分，直至南北朝《本草经集注》才有苍术、白术之别。苍术味偏辛，祛湿力较强；白术味偏甘，以健脾为胜。临证亦可苍术、白术并用，效果更佳。本方适用于寒湿在表，卫气被郁的表实证，以身疼痛、恶寒发热、无汗、脉浮紧为主症。

**2. 麻黄杏仁薏苡甘草汤证**

本方轻清宣化，解表祛湿，治疗湿病之风湿在表、有化热化燥趋势者。方中麻黄、甘草相配，且甘草二倍于麻黄，使微发其汗；杏仁宣肺利气；薏苡仁甘寒，祛湿除痹，且能清热，与麻黄合用偏于凉散，意欲轻清宣化在表之风湿，变辛温为辛凉解表之剂。与麻黄加术汤比较，该方以薏苡仁易白术，去桂枝，用甘草之量倍于麻黄，且全方用量较轻，改煎汤为煮散，实为治疗风湿在表之轻剂。本方适用于风湿在表、渐已化热的表实轻证，以一身尽疼，发热，并于下午 3～5 时加剧，脉濡缓为主症者。

**3. 防己黄芪汤证**

本方能祛风除湿、益气固表，治疗风湿在表但卫气已虚之证。方中黄芪配防己、黄芪配白术、生姜配大枣均为仲景习用药对。因汉代重量单位无"钱""分"，故丹波元简《金匮要略辑义》认为"此方分量煎法亦系后人改定，《千金》却是原方"。考《备急千金要方·风痹门》载，"治风湿，脉浮身重，汗出恶风方"云"汉防己四两，甘草二两，黄芪五两，生姜、白术各三两，大枣十二枚。上六味，㕮咀，以水六升，煮取三升，分三服，服了坐被中，欲解如虫行皮中，卧取汗"，可参。本方主治风湿在表兼气虚者，以汗出恶风，身重，脉浮虚为主症。

**4. 桂枝附子汤证**

本方能温经助阳、祛风散寒、除湿止痛，适用于风寒湿邪在表，表阳已虚者。桂枝附子汤方重用附子与桂枝。附子助阳化湿止痛，为治风寒湿痹要药。桂枝配甘草辛甘化阳；配附子、生姜温经助阳，祛风散寒，除湿止痛。方中生姜、大枣调和营卫。本方主治表阳虚兼风寒湿痹阻肌表、风邪偏盛之湿病，以汗出恶风寒（或有发热），身体疼痛，转侧不能自如，大便溏，小便不利，舌苔水滑、色白或腻，脉浮虚为主症。

**5. 白术附子汤证**

本方是桂枝附子汤去桂枝加白术，余药剂量减半而成。因风邪已去，故去桂枝；寒湿之邪已较前减轻，故余药剂量减半；白术与附子相配，祛除皮间湿邪，温经复阳，正如方后注所言"术、附并走皮中，逐水气"；甘草、生姜、大枣调和营卫。本方仍为助阳逐湿、微发汗之剂，从皮肤肌腠祛湿散邪，通阳止痛。本方更善治重甚于痛或湿盛于风的病证。

**6. 甘草附子汤证**

本方能温阳散寒，祛湿止痛，用于表里阳虚、风寒湿邪俱盛之证。本方重用甘草为君，甘者缓也，一是湿邪深入关节，治宜缓除；二是关节抽掣疼痛，意在缓急。甘草配附子，既可制约附子毒性，延长附子疗效，又可缓急止痛。因风湿留着关节，病位更深，难以速去，故附子减量，使其缓而渐进。全方附子、桂枝、白术并用，兼走表里，助阳祛风，散寒除湿。

**【论治】**

**1. 以"微微似欲出汗"为宜**

本篇第 18 条指出，外湿侵袭，常兼风寒，发为风湿或寒湿之证。湿病病位在肌腠、筋脉、关节，当从表解，治当发汗，但应微发其汗。风寒之邪与湿邪相较，容易从表而散；湿为阴邪，其性重浊、黏腻，难以骤去。若发汗太猛太快，常使风寒去，而湿邪难以尽除。如果又值阴雨天气，空气中湿度较大，外湿必乘虚而入，故湿病不易根治。且辛温大汗尚有伤阳之弊端。因此，治风湿病正确的发汗方法，应该是持续微微发汗，使周身微微湿润，才能使阳气缓缓蒸腾，充盈于全身肌肉、关节之间，营卫畅行，湿邪自无容留之地。待湿邪与风寒之邪俱去，病才能痊愈。

**2. 内湿为甚，当利小便**

对外湿兼有内湿，且内湿甚于外湿的湿痹证，仲景认为治疗当注重利小便，此时若用汗法，不仅内湿难出，还徒伤阳气，而利小便则不仅能祛内湿，还有利于内外阳气的通达，故李东垣有"治湿不利小便，非其治也"之说。可见，利小便是治内湿的基本方法。

# 三、暍病

**【发病】**

**1. 外感伤暑，首见太阳表证**

本篇第 25 条言及"太阳中暍，发热恶寒"，说明暍病系外受暑邪，其病初起可见表证。因此，仲景将本病与同样因感受外邪而发的痉病、湿病合篇论述。

**2. 常兼里证，虚实夹杂**

暑虽为外感六淫之一，但暑热炽盛，易耗气伤津，故暍病可致里虚，呈现气阴两虚或阴阳两虚的证候，如第 25 条太阳中暍出现的"脉弦细芤迟"和第 26 条所论之气津两伤证。

**3. 伤暑易夹湿**

第 25 条太阳中暍表现的"身重而疼痛"和第 27 条的"身热疼重"，都体现了暑邪夹湿的致病特点。

**【辨病】**

**1. 伤暑证分阴阳**

如伤暑热偏重，以高热、汗出后恶寒、口渴、舌红、脉数为主症，属阳证，是白虎加人参汤证。若夏月贪凉饮冷，汗出入水，致暑夹寒湿，以身热轻微、恶寒、身疼重、脉象微弱为主症，属阴证，是一物瓜蒂汤证。

**2. 辨有无气阴伤**

因暑热常耗损气津，故中暍易于虚实夹杂，辨证时当详察气阴是否已伤。第 25 条所论暍病脉证，列举了太阳中暍兼气阴两伤或阴阳两虚的表现。例如，暑热炽盛耗气致气虚，则小有劳，身即热，气喘；兼里阳虚，则小便已，洒洒然毛耸，手足逆冷；耗伤津液，乃口渴，齿燥，小便赤；阴阳两虚，故脉弦细芤迟。

**3. 察暑邪是否夹湿**

暑易夹湿，暑湿两邪一阳一阴，见症各异。例如，暑热未夹湿者，以发热、汗出、烦渴为主；暑夹湿者，常见身热不扬、身重疼痛、汗出黏滞、口渴不欲饮、纳呆呕恶、大便不爽、便稀或溏。

**【审证】**

**1. 白虎加人参汤证**

本方功能清热祛暑、益气生津，治疗暑病偏于热盛的证候。方中白虎汤清热祛暑，加人参益气生津。张锡纯《医学衷中参西录》用此方时，以山药代粳米。他认为山药既能补脾阴，又能防石膏过寒而伤中气。此处人参当以生晒参为宜，若用西洋参益气养阴、清热生津，效果更佳。方中石膏配知母、石膏配人参、石膏配粳米都是颇具特色的药对。本方在《金匮要略》中还用于治疗消渴病，故现代医家常以之治疗糖尿病。

**2. 一物瓜蒂汤证**

本方功能祛湿散水，治疗伤暑夹湿证。方中瓜蒂，《神农本草经》云"主治大水，身面四肢浮肿"。本病证以身体疼重为主，疼重是由于水湿偏盛，故用瓜蒂逐散皮肤水气，水湿去则暑无所依，其病自解。瓜蒂味苦，性升催吐，若用之得当，对痰涎宿食填塞上脘、胸中痞硬、烦躁不安等有立竿见影之效。据临床观察，久用瓜蒂散搐鼻，常可引起鼻炎，用时当谨慎。

【论治】

**以清为主，禁用汗、下、温针**

第25、26条体现了仲景治疗暍病的方法，即以清为主，禁用汗、下、温针等法。暍病因暑热所致，故以清除暑邪、顾护人体阴阳，即益气生津为主。本病初起虽可见太阳表证，但不能贸然发汗，发汗必更伤阳气而恶寒加重；若将其恶寒误认为表寒，用温针法，则会助暑热而加重发热；如误用攻下法，则可导致湿热内陷，发生淋病。

（刘丹彤）

# 百合狐蜮阴阳毒病脉证治第三

論曰：百合病者，百脉一宗，悉致其病也。意欲食復不能食，常默默，欲臥不能臥，欲行不能行，飲食或有美時，或有不用聞食臭時，如寒無寒，如熱無熱，口苦，小便赤，諸藥不能治，得藥則劇吐利，如有神靈者，身形如和，其脉微數。

每溺時頭痛者，六十日乃愈；若溺時頭不痛，淅然者，四十日愈；若溺快然，但頭眩者，二十日愈。

其證或未病而預見，或病四五日而出，或病二十日，或一月微見者，各隨證治之。（一）

百合病發汗後者，百合知母湯主之。（二）

百合知母湯方

百合七枚（擘）　知母三兩（切）

上先以水洗百合，漬一宿，當白沫出，去其水，更以泉水二升，煎取一升，去滓；別以泉水二升煎知母，取一升，去滓，後合和煎，取一升五合，分溫再服。

百合病下之後者，滑石代赭湯主之。（三）

滑石代赭湯方

百合七枚（擘）　滑石三兩（碎，綿裹）　代赭石如彈丸大一枚（碎，綿裹）

上先以水洗百合，漬一宿，當白沫出，去其水，更以泉水二升，煎取一升，去滓；另以泉水二升煎滑石、代赭，取一升，去滓，後合和重煎，取一升五合，分溫服。

百合病，吐之後者，用百合雞子湯主之。（四）

百合雞子湯方

百合七枚（擘）　雞子黃一枚

上先以水洗百合，漬一宿，當白沫出，去其水，更以泉水二升，煎取一升，去滓，內雞子黃，攪勻，煎五分，溫服。

百合病，不經吐、下、發汗，病形如初者，百合地黃湯主之。（五）

百合地黃湯方

百合七枚（擘）　生地黃汁一升

上以水洗百合，漬一宿，當白沫出，去其水，更以泉水二升，煎取一升，去滓，內地黃汁，煎取一升五合，分溫再服。中病，勿更服。大便當如漆。

百合病一月不解，變成渴者，百合洗方主之。（六）

百合洗方

上以百合一升，以水一斗，漬之一宿，以洗身。洗已，食煮餅，勿以鹽豉也。

百合病，渴不差者，用栝蔞牡蠣散主之。（七）

栝蔞牡蠣散方

栝蔞根　牡蠣（熬）等分

上爲細末，飲服方寸匕，日三服。

百合病變發熱者一作發寒熱，百合滑石散主之。（八）

百合滑石散方

百合一兩（炙）　滑石三兩

上爲散，飲服方寸匕，日三服。當微利者，止服，熱則除。

百合病見於陰者，以陽法救之；見於陽者，以陰法救之。見陽攻陰，復發其汗，此爲逆，見陰攻陽，乃復下之，此亦爲逆。（九）

狐螶之爲病，狀如傷寒，默默欲眠，目不得閉，臥起不安，蝕於喉爲螶，蝕于陰爲狐，不欲飲食，惡聞食臭，其面目乍赤、乍黑、乍白。蝕於上部則聲喝一作嗄，甘草瀉心湯主之。（十）

甘草瀉心湯方

甘草四兩　黃芩　人參　乾薑各三兩　黃連一兩　大棗十二枚　半夏半升

上七味，水一斗，煮取六升，去滓，再煎，溫服一升，日三服。

蝕於下部則咽乾，苦參湯洗之。（十一）

苦參湯方

苦參一升

以水一斗，煎取七升，去滓，熏洗，日三服。

蝕於肛者，雄黃熏之。（十二）

雄黃

上一味爲末，筒瓦二枚合之，燒，向肛熏之。《脉經》云：病人或從呼吸上蝕其咽，或從下焦蝕其肛陰，蝕上爲螶，蝕下爲狐。狐螶病者，豬苓散主之。

病者脉數，無熱，微煩，默默但欲臥，汗出，初得之三四日，目赤如鳩眼；七八日，目四皆一本此有黃字黑。若能食者，膿已成也，赤豆當歸散主之。（十三）

赤豆當歸散方

赤小豆三升（浸令芽出，曝乾）　當歸三兩

上二味，杵爲散，漿水服方寸匕，日三服。

陽毒之爲病，面赤斑斑如錦文，咽喉痛，唾膿血。五日可治，七日不可治，升麻鱉甲湯主之。（十四）

陰毒之爲病，面目青，身痛如被杖，咽喉痛。五日可治，七日不可治，升麻鱉甲湯去雄黃、蜀椒主之。（十五）

**升麻鳖甲汤方**

升麻二两　　當歸一兩　　蜀椒（炒去汗）一兩　　甘草二兩　　鳖甲手指大一片（炙）　　雄黄半兩（研）

上六味，以水四升，煮取一升，頓服之，老小再服，取汗。《肘後》《千金方》：陽毒用升麻湯，無鳖甲，有桂；陰毒用甘草湯，無雄黄。

# 一、百合病

## 【发病】

### 1.情志郁热，形神失和

后世医家认为本病发病与情志因素相关。例如，赵以德《金匮方论衍义》曰："病多从心生，或因情欲不遂，或因离绝菀结，或忧惶煎迫，致二火郁之所成。"曹家达也认为"此证大抵出于失志怀忧之人"。情志久郁，化火伤阴，思虑煎熬，耗血伤神，可诱发百合病。情志久郁的病机演变遵循"气不和→血不和→神不和→百脉失和→形神失和"这一渐进性、递增性的发展过程，最终导致心神涣散、神不主形的百合病发生。

### 2.热伤阴津，百脉失和

有医家依据本篇第1条"或病四五日而出，或病二十日，或一月微见者"，认为该病继发于伤寒热病后，将其列于热病门或伤寒门下，如东晋陈延之的《小品方》。隋代巢元方的《诸病源候论·伤寒病诸候下·伤寒百合病》云："百合病者……多因伤寒虚劳，大病之后不平复，变成斯疾矣。"其后，《备急千金要方》《太平圣惠方》《类证活人书》《伤寒六书》《伤寒论纲目》等，基本遵从此说。心主血脉，又主神明，热伤阴津，邪热扰神，血脉不利，百脉失和，发为百合病。

明清时期，温病学家又提出百合病与温病时疫有关。如王孟英《温热经纬·仲景疫病》云："百合病者，皆缘时疫新愈……凡温、暑、湿、热诸病皆有之。"蒋宝素则提出百合病伏邪说。今人将百合病视作感染性精神病、感染性疾病后机体功能失调综合征、热病后遗症等观点与这一看法颇为相似。

情志郁热，耗血伤神，或热病伤阴，百脉失和，皆可导致心神涣散，形神失和。此是诱发百合病的两个主要因素。

### 3.病在百脉、心、肺

本篇第1条指出"百脉一宗，悉致其病也"，概括了本病的病位。"百脉"泛指周身血脉，一言病变范围广泛，二言症状复杂多样。"一宗"揭示百合病的本源所在，即百脉所宗属的或相关联的脏腑。脉为血府，心主血脉，心藏神，主神明，"主不明则十二官危"。肺朝百脉，主治节，藏魄。可见，百合病的"一宗"与心、肺关系密切。但亦有学者指出，此种解释并非"一宗"，而实为两宗。

## 【辨病】

### 1.识典型证候

本篇第1条详述百合病的典型表现，包括心神失和的"常默默""如有神灵"；神魄失和的感觉障碍现象，如"意欲食复不能食""饮食或有美时，或有不用闻食臭时，如寒无寒，如热无热"；神魂不随的行动异常，"欲卧不能卧，欲行不能行"；以及心肺阴虚，邪热未尽的"口苦，小便赤"，"脉微数"。

**2. 辨误治证、变证**

本篇涉及百合病的条文共 9 条，除第 1、5 条是论典型证候及其治疗外，另有 6 条皆论百合病的误治证与变证。可见，辨识百合病的误治证与变证是非常重要的。百合病病变范围广，症状变化多端，极易误诊、误治或失治，导致病情变化，所以，仲景分别列举了误汗、误下、误吐与变发热、变口渴的救治方法，示范了百合病当如何"随证治之"。

【审证】

**1. 百合地黄汤证**

本方是百合病的正治主方，药用百合、生地黄汁，以泉水煎药。百合归心肺经，取其清心润肺、益气安神之功。《日华子本草》谓其可"安心，定胆，益智，养五脏"。地黄补真阴，清血热。用利小便、清虚热之凉润泉水煎服，既可润肺，又能清心，可增强百合、地黄之效，收调和百脉之功。程门雪《金匮篇解》谓："百合清养肺阴，即见心之病，知心传肺，当先实肺之意。"后世常将此方与甘麦大枣汤合用治疗各种神志失常或情志失常的病证。

**2. 百合知母汤证**

本方主治百合病误汗后的病证。百合病本为心肺阴虚，内有燥热，若将"如寒无寒，如热无热"误认为表证而用汗法，汗后阴津更伤，燥热尤甚，方用百合知母汤，以知母易地黄，增润燥生津、清热除烦之功。

**3. 滑石代赭汤证**

本方主治百合病误下后的病证。若将百合病之"意欲食，复不能食"误作邪热入里的实证而攻下，可损伤胃气，导致胃失和降而上逆，方用滑石代赭汤。本方的特点除继用百合润养心肺、益气安神外，增滑石清热利湿，代赭石重镇降逆和胃，以奏和胃降逆、养阴泻热之功。

**4. 百合鸡子汤证**

本方主治百合病误吐后的病证。若将"饮食或有美时，或有不用闻食臭时"误认为痰涎壅滞或宿食在上而用吐法，可导致脾胃气阴两伤，方用百合鸡子汤。本方除继用百合、泉水外，方中特增血肉有情之品鸡子黄滋养胃气、补益真阴、和胃安神，其机制功用与黄连阿胶汤之鸡子黄相似。

**5. 百合洗方证**

肺合皮毛。毛窍又名玄府、汗孔或鬼门。百合渍水洗身，洗其外可通其内，达到清热生津补液的效果。李彣《金匮要略广注》云："热伏脉中，久则消烁津液，故变成渴，煮百合洗之，则血脉充畅，津液流通，而渴止矣。""洗已，食煮饼"，是借小麦益胃生津。"勿以盐豉"是以防盐豉伤津增渴。

**6. 栝蒌牡蛎散证**

百合病属心肺阴虚内热之证，若其热源不解，日久伤津，变成渴者，内服外洗治疗后渴仍不解，治宜栝蒌牡蛎散。栝蒌根功善生津止渴；牡蛎咸寒，一可引热下行，不灼阴津，二可镇静安神。

**7. 百合滑石散证**

百合病久不愈，热盛于里，变发热者，治以百合滑石散。方中百合功用同前；滑石清里热而利小便，导热外出。但利小便有伤阴之虑，故方后强调"当微利者，止服"。

**【论治】**

**见阴救以阳，见阳救以阴**

此为百合病治疗总则，以期使形神合一，阴阳二气归于平衡。阴阳属性具有相对性，表里、寒热、虚实、形神、气分、血分等皆可划分阴阳。患者"常默默"，少言无语，为阴性抑制，当以兴奋刺激之阳法治之，即属"见阴救以阳"；如见"口苦，小便赤""脉微数"，苦、赤、数属阳，为虚热证，当以养阴生津之阴法治之，即属"见阳救以阴"。如病见于阳，不予养阴以抑阳，复发其汗，使阴阳更伤，或病见于阴，不予扶阳以和阴，反攻其阳，使阴阳俱损，皆为逆。

# 二、狐蟚病

**【发病】**

**1. 湿热瘀浊，腐化生虫**

考仲景治狐蟚病，用黄芩、黄连、半夏、苦参、雄黄清热燥湿、解毒杀虫，赤小豆、当归化瘀利湿，可见本病多与湿热瘀浊、腐化生虫有关。因此，赵以德云"狐惑病，谓虫蚀上下也……盖因湿热久停，腐蒸气血而成瘀浊"，亦云"虫生于湿热败气瘀血之中，其来渐矣，遇极乃发"。

**2. 以咽喉、二阴溃烂为主症**

人体的咽喉、前后二阴均属滋润潮湿之处，与外直接相通，若调摄不当，外邪易侵，湿热瘀浊，腐化生虫，虫蚀上下，遂致咽喉及前后二阴蚀烂，成为本病特征性的症状。

**【辨病】**

**1. 辨蚀烂部位**

狐蟚病咽喉蚀烂，伤及声门，声音嘶哑，名为蟚；前后二阴蚀烂，名为狐；狐蟚病酿脓，眼目受损，甚者致盲，但较少见。

**2. 辨湿热虫毒孰重**

热邪偏盛，诸邪上犯，"蚀于上部则声喝"；湿热入血，"目赤如鸠眼"，甚者腐化生脓；湿邪偏盛，湿热下注，腐蚀前后二阴，虫毒较甚，糜烂较重。

**3. 辨邪犯深浅**

狐蟚病初见浅表糜烂为湿热虫毒侵犯部位较浅。咽喉和前后二阴反复糜烂，或血肉腐败酿脓，提示湿热虫毒侵犯部位较深，此时不仅难以根治，且易反复发作。

**【审证】**

**1. 甘草泻心汤证**

本方主治狐蟚病湿热虫毒上蚀咽喉，伤及声门，声音嘶哑者。全方辛开苦降，寒热并用，清热燥湿，升清降浊，解毒杀虫。其中，干姜配半夏辛温燥湿，黄连配干姜辛开苦降，黄芩配半夏苦寒燥湿，为狐蟚病内治方之一。另据《伤寒论》原文，本方也可用于急性或慢性胃炎、消化性溃疡、胃肠功能紊乱、过敏性肠炎等属寒热错杂者。

**2. 苦参汤证**

本方证为狐蟚病前阴蚀烂，以苦参汤外洗。此方由苦参一味组成，功专清热燥湿、解毒杀虫。后世以此方外洗治疗湿热浸淫引起的诸多皮肤病，有止痒及抗过敏作用。

### 3. 雄黄熏方证

本方证为狐惑病后阴蚀烂，用雄黄外熏治疗。雄黄性辛温，味苦，有毒，是一种含砷的化合物。雄黄直熏患处，有解毒、杀虫、燥湿等功效，是虫毒"蚀于肛"的外治方。

### 4. 赤豆当归散证

本方主治湿热壅滞导致的血败肉腐、痈脓已成之狐惑病，可见脉数、微烦等里热之象；无热、汗出、目赤亦提示热不在表，而在血分；目四眦黑则提示热瘀血腐，痈脓已成。此方由赤小豆、当归两味药组成，并以浆水送服。赤小豆解毒排脓，善清血分湿热；当归补血活血，去瘀生新；以浆水服药以增强清热解毒之功。

# 三、阴阳毒病

【发病】

### 1. 时气疫毒入血

时气疫毒是导致阴阳毒病发病的主要病因。从原文症状描述看，阴阳毒病具有疫病的特点。其邪虽从外入，但并不循一般外感病传变，病发即危急深重。按照伤寒六经传变，此病直入少阴，症见"咽喉痛"；按照温病卫气营血传变，此病直入血分，症见"面赤斑斑"。

### 2. 老小皆染

由原文方后"老小再服，取汗"可知，阴阳毒病老小皆可染病。赵献可根据方后有"老小再服"一语，断言"此阴阳二毒，是感天地疫疠非常之气，沿家传染，所谓时疫证也"。

【辨病】

### 1. 辨阴毒、阳毒及病位深浅

疫毒虽为外邪，但其致病凶险，非一般邪气可比，其传变规律既非如伤寒六经由表及里，也非如温病卫气营血渐次深入。根据《伤寒论》咽痛、咽中生疮为邪入少阴，以及叶天士"斑属血者恒多"判断，阴阳毒病的咽喉痛、发斑的主要病机应是疫毒直中少阴，直入血分，故疫毒入血是阴阳毒病的主要病机。正气能与疫毒抗争，并有抑制疫毒扩散和祛邪外出之力，其病偏表而较浅轻，名曰阳毒病。正气无力与疫毒抗争，无力拒邪扩散和祛邪外出，其病位偏里而较深重，名曰阴毒病。

### 2. 辨阴毒、阳毒异同点及病势

阴毒、阳毒是同一种病，因体质、年龄、性别等差异，感邪后邪正相争的部位及力量不同而有阴毒、阳毒之别。时气疫毒，热毒壅盛，邪热上攻，故二者均以咽喉痛、发斑为主症。阳毒"面赤斑斑如锦纹，咽喉痛，唾脓血"，提示精气未夺，正气未衰，能与疫毒抗争；阴毒"面目青，身痛如被杖，咽喉痛"，提示正不胜邪，疫毒侵犯血脉，营血瘀滞不通。阳毒"唾脓血"虽为血肉腐败，正邪相争，然总属正气能祛邪外出之候，即叶天士所论"斑疹皆是邪气外露之象"。阴毒未见"唾脓血"，似比阳毒轻，实为正气无力抗邪，以祛邪外出。其"身痛如被杖"更是疫毒阻滞经脉、气血瘀滞之象。

**【审证】**

**1. 升麻鳖甲汤证**

本方主治阳毒"面赤斑斑如锦纹，咽喉痛，唾脓血"，其病势较阴毒相对表浅。方中升麻味辛微寒，升提阳气，透邪达表，善解时气疫毒，为主药。《神农本草经》谓升麻"味甘平，解百毒，杀百精老物殃鬼，辟温疫、瘴气、邪气、蛊毒"。《名医别录》载升麻"主中恶腹痛，时气毒疠，头痛寒热，风肿诸毒，喉痛，口疮"。斑是邪气深入血分的表现，故以鳖甲、当归载诸药走血入阴，活血化斑，托毒外出。蜀椒、雄黄辛温发散。《本草纲目》言雄黄可"杀百毒，辟百邪"，一可助升麻升提解毒，二可顺病势，以阳从阳，祛散疫毒。虽疫毒凶险，然全方解毒不用苦寒，不损中气，不伤中阳，与今日解毒必用大剂苦寒之剂截然不同。

**2. 升麻鳖甲汤去雄黄、蜀椒证**

本方主治阴毒病"面目青，身痛如被杖，咽喉痛"。阴毒未见发斑及唾脓血，表明正气无力托毒外出，故斑发不出；正气无力与疫毒抗争，不能聚邪气于局部以祛邪外出，故不见唾脓血。升麻鳖甲汤去雄黄、蜀椒后，全方解毒散邪之力减弱，但扶正之力增强，扶正以祛邪，防止病情加重。

（刘丹彤）

# 〖 中风历节病脉证并治第五 〗

夫風之爲病，當半身不遂，或但臂不遂者，此爲痹。脉微而數，中風使然。（一）

寸口脉浮而緊，緊則爲寒，浮則爲虚；寒虚相搏，邪在皮膚；浮者血虚，絡脉空虚；賊邪不瀉，或左或右；邪氣反緩，正氣即急，正氣引邪，喎僻不遂。

邪在於絡，肌膚不仁；邪在於經，即重不勝，邪入於府，即不識人；邪入於臟，舌即難言，口吐涎。（二）

寸口脉遲而緩，遲則爲寒，緩則爲虚，榮緩則爲亡血，衛緩則爲中風。邪氣中經，則身癢而癮疹；心氣不足，邪氣入中，則胸滿而短氣。（三）

侯氏黑散：治大風四肢煩重，心中惡寒不足者。《外臺》治風癲。

菊花四十分　白术十分　細辛三分　茯苓三分　牡蠣三分　桔梗八分　防風十分　人參三分　礬石三分　黄芩五分　當歸三分　乾薑三分　芎藭三分　桂枝三分

上十四味，杵爲散，酒服方寸匕，日一服，初服二十日，温酒調服，禁一切魚肉大蒜，常宜冷食，六十日止，即藥積在腹中不下也。熱食即下矣，冷食自能助藥力。

風引湯：除熱癱癇

大黄　乾薑　龍骨各四兩　桂枝三兩　甘草　牡蠣各二兩　寒水石　滑石　赤石脂　白石脂　紫石英　石膏各六兩

上十二味，杵，麤篩，以韋囊盛之，取三指撮，井花水三升，煮三沸，温服一升。治大人風引，少小驚癇瘛瘲，日數十發，醫所不療，除熱方。巢氏云：脚氣宜風引湯。

防己地黄湯：治病如狂狀，妄行，獨語不休，無寒熱，其脉浮。

防己一分　桂枝三分　防風三分　甘草二分

上四味，以酒一杯，浸之一宿，絞取汁，生地黄二斤，㕮咀，蒸之如斗米飯久，以銅器盛其汁，更絞地黄汁，和，分再服。

頭風摩散方

大附子一枚（炮）　鹽等分

上二味爲散，沐了，以方寸匕，已摩疾上，令藥力行。

寸口脉沉而弱，沉即主骨，弱即主筋，沉即爲腎，弱即爲肝。汗出入水中，如水傷心，歷節黄汗出，故曰歷節。（四）

趺陽脉浮而滑，滑則穀氣實，浮則汗自出。（五）

少陰脉浮而弱，弱則血不足，浮則爲風，風血相搏，即疼痛如掣。（六）

盛人脉濇小，短氣，自汗出，歷節疼，不可屈伸，此皆飲酒汗出當風所致。（七）

諸肢節疼痛，身體魁羸，脚腫如脱，頭眩短氣，温温欲吐，桂枝芍藥知母湯主之。（八）

桂枝芍藥知母湯方

桂枝四兩　芍藥三兩　甘草二兩　麻黄二兩　生薑五兩　白术五兩　知母四兩　防風四兩　附子二枚（炮）

上九味，以水七升，煮取二升，温服七合，日三服。

味酸則傷筋，筋傷則緩，名曰泄。鹹則傷骨，骨傷則痿，名曰枯。枯泄相搏，名曰斷泄。榮氣不通，衛不獨行，榮衛俱微，三焦無所御，四屬斷絕，身體羸瘦，獨足腫大，黄汗出，脛冷，假令發熱，便爲歷節也。（九）

病歷節不可屈伸，疼痛，烏頭湯主之。（十）

烏頭湯方：治脚氣疼痛，不可屈伸。

麻黄　芍藥　黄耆各三兩　甘草三兩（炙）　川烏五枚（㕮咀，以蜜二升，煎取一升，即出烏頭）

上五味，㕮咀四味，以水三升，煮取一升，去滓，内蜜煎中，更煎之，服七合。不知，盡服之。

礬石湯：治脚氣衝心。

礬石二兩

上一味，以漿水一斗五升，煎三五沸，浸脚良。

## 【附方】

古今錄驗續命湯：治中風痱，身體不能自收，口不能言，冒昧不知痛處，或拘急不得轉側。姚云：與大續命同，兼治婦人產後去血者，及老人小兒。

麻黄　桂枝　當歸　人參　石膏　乾薑　甘草各三兩　芎藭一兩　杏仁四十枚

上九味，以水一斗，煮取四升，温服一升，當小汗，薄覆脊，憑几坐，汗出則愈；不汗，更服。無所禁，勿當風。並治但伏不得臥，咳逆上氣，面目浮腫。

千金三黄湯：治中風手足拘急，百節疼痛，煩熱心亂，惡寒，經日不欲飲食。

麻黄五分　獨活四分　細辛二分　黄耆二分　黄芩三分

上五味，以水六升，煮取二升，分温三服，一服小汗，二服大汗。心熱加大黄二分，腹滿加枳實一枚，氣逆加人參三分，悸加牡蠣三分，渴加栝樓根三分，先有寒加附子一枚。

近效方术附湯：治風虚頭重眩，苦極，不知食味，暖肌補中，益精氣。

白术二兩　附子一枚半（炮去皮）　甘草一兩（炙）

上三味剉，每五錢匕，薑五片，棗一枚。水盞半，煎七分，去滓，温服。

崔氏八味丸：治脚氣上入，少腹不仁。

乾地黄八兩　　山茱萸四兩　　薯蕷四兩　　澤瀉　　茯苓　　牡丹皮各三兩　　桂枝一兩　　附子一兩（炮）

上八味，末之，煉蜜和丸，梧子大。酒下十五丸，日再服。

千金方越婢加术湯：治肉極，熱則身體津脫，腠理開，汗大泄，厲風氣，下焦脚弱。

麻黄六兩　　石膏半斤　　生薑三兩　　甘草二兩　　白术四兩　　大棗十五枚

上六味，以水六升，先煮麻黄去上沫，內諸藥，煮取三升，分溫三服。惡風加附子一枚，炮。

# 一、中风病

## 【发病】

### 1. 正气不足，邪气入中

本篇第 1 条指出"夫风之为病，当半身不遂"，仲景用"之为病"的句式强调本病发病与风邪有关。第 2 条"寸口脉浮而紧，紧则为寒，浮则为虚……浮者血虚，络脉空虚"，第 3 条"寸口脉迟而缓，迟则为寒，缓则为虚，荣缓则为亡血，卫缓则为中风"，体现了仲景对中风病病机的认识为正气不足，邪气入中，即"内虚邪中"，与《黄帝内经》一脉相承。《灵枢·刺节真邪》云："虚邪偏客于身半，其入深，内居荣卫，荣卫稍衰，则真气去，邪气独留，发为偏枯。"偏枯的临床表现与中风病相似，而且偏枯是由邪气入客、荣卫不足所致。

### 2. 正气引邪，喎僻不遂

第 1 条指出中风病表现为"半身不遂"，半身不遂的发生机制是什么？第 2 条提出"邪气反缓，正气即急，正气引邪，喎僻不遂"，解释了中风病口眼喎斜、半身不遂发生的机制：病侧经脉肌肉为邪气所阻而松懈弛缓，健侧气血运行正常而相对显得紧张有力，健侧牵引松弛的病侧，两侧肌肉筋脉失去平衡而表现为喎斜。尤怡注释云："邪气反缓，正气即急者，受邪之处，筋脉不用而缓，无邪之处，正气独治而急，缓者为正气所牵引，则口目为僻，而肢体不遂，是以左喎者邪反在右，右喎者邪反在左。"故中风病所见口眼喎斜，向左歪者邪反在右，向右歪者邪反在左。

## 【辨病】

### 1. 辨中风病与痹证

对于第 1 条所云"但臂不遂者，此为痹"，有注家认为是论中风轻证，"痹"强调中风的病机是经脉痹阻；也有注家认为此论中风病与痹证的鉴别，如李彣注"《灵枢》云：病一臂不遂，时复又移一臂者，非风也，痹也。此亦云风病当半身不遂。若但臂不遂者，痹也，非风也。盖风与痹似同而实异"。

### 2. 辨病在络、经、腑、脏

中风病因经脉痹阻的轻重程度不同，而表现出不同的临床症状。病变轻浅者，外感风寒之邪中于络脉，营气不能行于肌表，造成肌肤麻木不仁；病变较重者，外邪痹阻经脉，气血不能濡养筋脉，导致肢体沉重；病邪进一步深入于腑，升降失常，腑气不通，浊气上泛，蒙蔽清窍，导致神志模糊、昏不识人；心为君主之官，主神明与血脉，开窍于舌，心经系舌本，若邪气入脏，心神被扰则不能言语。

【审证】

**1. 侯氏黑散证**

方中菊花用量最大，可清肝、平肝、疏风，《神农本草经》谓其"主风头眩肿痛，目欲脱，泪出，皮肤死肌"；配牡蛎以重镇潜阳；人参、白术、茯苓、干姜、当归、川芎健脾益气养血；细辛、防风、桂枝祛风散寒通络；桔梗、矾石化痰利气；黄芩清利肝胆。本方主要治疗气血亏虚、风邪湿痰乘虚入中经络脏腑的中风病。本方证以中风猝倒、四肢沉重、心中恶寒不足为特点，可表现为半身不遂，口舌歪斜，语言謇涩，偏身麻木，畏寒喜暖，多覆衣被，自汗尿频，安静喜卧，舌淡苔白或白腻，脉沉细。

**2. 风引汤证**

风引汤由桂枝甘草龙骨牡蛎汤加6种石类药及大黄、干姜而成。风引汤为清热息风、重镇安神之剂。方中桂枝甘草龙骨牡蛎汤温心阳、通血脉、敛神气；滑石、石膏清金以伐木；赤石脂、白石脂厚土以除湿；寒水石助肾水之阴；紫石英补心神之虚。大黄泻血分实热，引热下行；干姜反佐，温中和胃，制诸石之寒。诸药共奏清肝息风、镇心安神、清热利湿之效。风引汤证的病机特点是肝风内动，心神不敛，内热亢盛。临床表现为面红目赤，神昏气促，四肢瘫痪或抽搐，舌红苔黄，脉弦滑等。

**3. 防己地黄汤证**

本方为养血清热祛风之剂。方中重用生地黄汁为君，以清心凉血，能治心神混乱狂躁等。结合百合病之百合地黄汤，可知地黄汁可治疗阴虚内热导致的种种神志症状。防己、防风、桂枝祛风通络；甘草益气和中，兼调和诸药。防己地黄汤适用于血虚风扰，引动心火，导致的神识不清、狂躁不宁之证。临床表现为妄言乱语，躁动不安，不识亲疏，彻夜难寐，多动易怒等。

**4. 古今录验续命汤证**

本方主要治疗风痱证。《灵枢·热病》云："痱之为病也，身无痛者，四肢不收，智乱不甚，其言微知，可治；甚则不能言，不可治也。"古今录验续命汤则针对"身体不能自收，口不能言，冒昧不知痛处，或拘急不得转侧"的重证。《金匮要略心典》云："痱者，废也，精神不持，筋骨不用，非特邪气之扰也，亦真气之衰也。"方中麻黄、桂枝辛温发表，祛邪外出；石膏清热兼以制约麻黄之辛温；杏仁配麻黄以宣降肺气；川芎、当归养血通络，活血化瘀；人参、甘草补中益气；干姜和胃温中。全方扶正与祛邪兼备，配伍得当，主要应用于气血两虚兼风寒之中风偏枯的治疗。

**5. 头风摩散证**

本方是治疗头风的外用剂。头风因气血不足，风寒之邪乘虚侵袭头部经络所致，故治疗时先以温水沐浴病处，使气血流通；再用大辛大热之附子，祛经络中的风寒之邪；盐能引药入血分，可协附子入经络，通血脉。头风摩散适用于正虚外感风寒所致的体表局部疼痛，以局部疼痛难忍或麻木为主症。临床常用本方治疗顽固性头痛、肌肤顽麻疼痛。该方主治的"中风"和现今的"中风"关系不大。此篇所言"中风"属于广义风病，今之"中风"只是本篇所论之一种。

## 二、历节病

**【发病】**

**1. 肝肾不足，气血亏虚为本**

本篇第 4 条"寸口脉沉而弱"，说明肝肾不足或气血两虚。肾主骨，肝主筋，历节病病在筋骨，肝肾亏虚则筋骨失养，易受外邪。第 6 条"少阴脉浮而弱"，即阴血亏虚，外受风邪。第 7 条"盛人脉涩小"，即形盛而气衰，正气不足，邪气易凑。以上 3 条均反映历节发病之本在肝肾气血不足。

**2. 湿邪为主因，多兼风、寒、热**

除强调肝肾气血亏虚为历节病之本，本篇还列举汗出入水中、饮酒汗出当风、谷气实汗出等发病因素。这些因素虽各不相同，但均提示历节病所感之邪总以湿为主，或夹风、夹寒，或兼内热，或郁久化热。

**【辨病】**

**1. 辨风寒湿**

历节病初期多由肝肾气血不足，风寒湿邪内侵引起。历节属于"痹证"范畴，需辨风、寒、湿邪之偏盛。风湿历节表现为四肢关节疼痛、身体瘦弱。风湿冲逆上犯，浊邪阻胃，清阳不升，可表现为头眩、短气、欲吐。寒湿历节可表现为关节疼痛、肿大，甚至不可屈伸。

**2. 辨体质虚实**

体质作为内因是历节病发病之本，因此，亦需辨体质之偏。第 4 条"（寸口脉）沉即为肾，弱即为肝"，说明肝肾气血不足，营卫空疏，水湿之邪易侵。第 5 条"（趺阳脉）滑则谷气实"，说明平素酒谷不节，易致湿热内阻。第 6 条"（少阴脉）弱则血不足"表示阴血不足。第 7 条"盛人脉涩小"，身体肥胖之人素多痰湿。辨患者内在体质之偏，不仅有助于祛除外邪，还可指导调摄，预防外邪再次入侵。

**【审证】**

**1. 桂枝芍药知母汤证**

本方是治疗风湿历节的主要方剂。方中附子温阳散寒除湿，能通经络、止痹痛；白术健脾燥湿，与附子相合能逐经络中的湿邪；麻黄、桂枝、防风、生姜发表，能祛在表之风，与附子、白术配合能祛内外之湿；芍药、知母清热养阴，能制约附子之燥热，而且芍药合桂枝可调和营卫，芍药合甘草可舒筋缓急。桂枝芍药知母汤适用于风湿历节、日久化热伤阴之证，主要表现为全身多关节疼痛，局部红肿，身体瘦弱，舌质偏红，苔薄黄，脉濡数。

**2. 乌头汤证**

本方是治疗寒湿历节的主要方剂。方中乌头为君药，温经散寒，祛湿止痛。除了《腹满寒疝宿食病脉证治》篇中散寒破结、治疗阴寒内结之寒疝的大乌头煎用乌头大者五枚，本方乌头的用量也较大，用至五枚，说明本证寒湿之象及疼痛症状均较为突出。由于用量较大，故煎煮时要注意，用蜜二升先煎成一升，去乌头后，将其他药煎出的药汁纳入煎出的蜜中再煎，以达到用蜜及久煎减乌头之毒的效果。麻黄发表透邪以祛寒湿，佐以黄芪益气固表，防止麻黄发散太过。芍药、甘草合用舒筋缓急止痛。诸药合用，能温经祛湿、散寒止痛。寒湿历节主要表现为关节剧烈疼痛，得寒则剧，屈伸不利，舌质淡，苔白，脉沉细。

### 3. 矾石汤证

本方是治疗脚气冲心的方剂，只有一味矾石，外洗。矾石味酸、涩，性寒，外用具有解毒杀虫、燥湿止痒的功效。《金匮要略心典》云："矾石味酸涩性燥，能却水收湿解毒，毒解湿收，上冲自止。"脚气病多因外感湿邪风毒，或饮食厚味所伤，积湿生热，流注腿脚而成。本病主要表现为腿脚肿胀重痛，或软弱无力，或麻木不仁，或挛急痿废，发热；严重者可表现为脚气冲心，此是脚气病的危证，可见心悸、气喘、呕吐，甚至神志恍惚，语言错乱。从症状上分析，矾石汤可以治疗一般的脚气病，而严重的脚气冲心可能力所不逮。

（刘丹彤）

# 【 奔豚气病脉证治第八 】

師曰：病有奔豚，有吐膿，有驚怖，有火邪，此四部病，皆從驚發得之。師曰：奔豚病，從少腹起，上衝咽喉，發作欲死，復還止，皆從驚恐得之。（一）

奔豚氣上衝胸，腹痛，往來寒熱，奔豚湯主之。（二）

奔豚湯方

甘草　芎藭　當歸各二兩　半夏四兩　黃芩二兩　生葛五兩　芍藥二兩　生薑四兩　甘李根白皮一升

上九味，以水二斗，煮取五升，温服一升，日三夜一服。

發汗後，燒針令其汗，針處被寒，核起而赤者，必發奔豚，氣從小腹上至心，灸其核上各一壯，與桂枝加桂湯主之。（三）

桂枝加桂湯方

桂枝五兩　芍藥三兩　甘草二兩（炙）　生薑三兩　大棗十二枚

上五味，以水七升，微火煮取三升，去滓，温服一升。

發汗後，臍下悸者，欲作奔豚，茯苓桂枝甘草大棗湯主之。（四）

茯苓桂枝甘草大棗湯方

茯苓半斤　甘草二兩（炙）　大棗十五枚　桂枝四兩

上四味，以甘爛水一斗，先煮茯苓，減二升，内諸藥，煮取三升，去滓，温服一升，日三服。甘爛水法：取水二斗，置大盆内，以杓揚之，水上有珠子五六千顆相逐，取用之。


【发病】

### 1. 情志刺激

本篇第 1 条云"师曰：病有奔豚，有吐脓，有惊怖，有火邪，此四部病，皆从惊发得之"，提示惊恐为奔豚气病发生的重要诱因。《诸病源候论·奔豚气候》云："夫奔豚气者，肾之积气，起于惊恐，忧思所生。若惊恐则伤神，心藏神也；忧思则伤志，肾藏志也。神志伤，动气积于肾，而气上下游走，如豚之奔，故曰奔豚。"《金匮要略释义》认为："奔豚从惊恐得之者，以肾气凌心，则心伤而无所倚，心无所倚，为惊。而恐亦为心肾之疾，肝火上逆属于火邪。治惊责之肝胆，气冲究治肾气。且气上冲胸，心气必伤，故凡奔豚病皆从惊得之。"可见，奔豚气病的发生与情志刺激有关，惊恐只是奔豚气病发作的诱因之一。

**2. 误汗寒饮**

本篇第 3 条云："发汗后,烧针令其汗,针处被寒,核起而赤者,必发奔豚。"第 4 条云:"发汗后,脐下悸者,欲作奔豚。"这两条原文论述过汗诱发奔豚。误汗伤阳,导致下焦阴寒或水饮上逆,故有气从少腹上冲心胸,发为奔豚。

**3. 气机上逆**

奔豚气病病机与经气上冲有关,涉及肝、心、肾三脏与冲脉。冲脉起于胞中,下出会阴,经气街与足少阴肾经相并,夹脐上行,布散胸中,再上行,经咽喉,环口唇,至目眶下。可见,冲脉与肝、肾经循行路线密切相关。冲脉上至头,下至足,贯穿全身,为气血之要冲。体内阴阳失衡,脏腑功能失调,可影响冲脉,致冲脉经气不利而上冲。如突然情志刺激,伤及心肾,或情志不遂,肝郁化火,气火上逆,或误汗伤阳,致下焦阴寒水饮上逆,均可引动冲脉经气上逆而发生奔豚。

**【辨病】**

**1. 辨肝郁气逆**

肝郁奔豚由于血虚肝郁,复因情志不遂,使气郁化火、夹冲气上逆而成,除奔豚气的主症——气上冲胸,还可见寒热往来、口苦咽干、恶心欲呕、胸闷心烦、舌红、苔薄黄、脉弦数等症状。

**2. 辨阳虚寒逆或饮动**

误汗或发汗太过可诱发奔豚。奔豚可由素体阳虚,加以误汗或过汗伤心阳,下焦阴寒之气或停饮夹冲气上逆所致,包括奔豚气将发和已发两种情况。将发奔豚者,脐下跳动不适;已发奔豚者,气从少腹上逆冲心,令人心烦不安,甚则心悸不宁。两者一为阴寒之气,一为有形饮邪,故有冲逆"发作"与"欲作"之别,当明辨。

**【审证】**

**1. 奔豚汤证**

本方具有养血调肝、泻热降逆之功。方中甘李根白皮即李树根去掉表皮后的第二层白色根皮,味苦咸,性大寒,入足厥阴肝经,可下肝气之奔冲,清风木之郁热;黄芩为佐,清肝胆之热;当归、白芍、川芎养血调肝;白芍配甘草柔肝缓急止痛;葛根伍黄芩清肝热;生姜、半夏和胃降逆。本方主治以血虚肝郁为本,情志刺激为诱因,导致肝气上逆,引动冲脉之气上冲胸咽而发作奔豚气病者。除奔豚气病特征外,尚可见脘腹或少腹疼痛、往来寒热、心烦、口苦、欲呕、咽干、舌边尖红、苔薄黄、脉弦数等症。如确无李根白皮,可以桑根皮、陈皮、川楝子等代之。

**2. 桂枝加桂汤证**

本方能解肌散寒、温通心阳、平冲降逆。方中桂枝汤解肌散寒、调和营卫,再加桂枝温通心阳、平冲降逆,主治阳虚感寒,下焦阴寒之气上逆导致的奔豚气病。本方之主症除气从小腹上逆冲心外,可能还会出现畏寒、肢冷、大便溏、小便清长、舌淡苔白、脉迟弱等表现。

**3. 茯苓桂枝甘草大枣汤证**

本方主治阳虚饮动,欲引发冲气上逆之奔豚气病。因下焦素有水饮内停,故方中重用茯苓利水消饮；配桂枝通阳化气、平冲降逆，且桂枝配甘草温通心阳，助君火以制寒水；甘草、大枣相配，可助茯苓培土制水。诸药同用，共奏利水通阳、平冲降逆之功。本方的主症为脐下悸动，还可见小便不利、舌淡苔白滑、脉沉或弦等。

（刘丹彤）

# 腹滿寒疝宿食病脈證治第十

跌陽脈微弦，法當腹滿，不滿者必便難，兩胠疼痛，此虛寒從下上也，當以溫藥服之。（一）

病者腹滿，按之不痛爲虛，痛者爲實，可下之。舌黃未下者，下之黃自去。（二）

腹滿時減，復如故，此爲寒，當與溫藥。（三）

病者痿黃，躁而不渴，胸中寒實，而利不止者，死。（四）

寸口脈弦，即脇下拘急而痛，其人嗇嗇惡寒也。（五）

夫中寒家，喜欠，其人清涕出，發熱色和者，善嚏。（六）

中寒，其人下利，以裏虛也，欲嚏不能，此人肚中寒—云痛。（七）

夫瘦人繞臍痛，必有風冷，穀氣不行，而反下之，其氣必衝，不衝者，心下則痞也。（八）

病腹滿，發熱十日，脈浮而數，飲食如故，厚朴七物湯主之。（九）

厚朴七物湯方

厚朴半斤　甘草　大黃各三兩　大棗十枚　枳實五枚　桂枝二兩　生薑五兩

上七味，以水一斗，煮取四升，溫服八合，日三服。嘔者加半夏五合，下利去大黃，寒多者，加生薑至半斤。

腹中寒氣，雷鳴切痛，胸脇逆滿，嘔吐，附子粳米湯主之。（十）

附子粳米湯方

附子一枚（炮）　半夏半升　甘草一兩　大棗十枚　粳米半升

上五味，以水八升，煮米熟，湯成，去滓，溫服一升，日三服。

痛而閉者，厚朴三物湯主之。（十一）

厚朴三物湯方

厚朴八兩　大黃四兩　枳實五枚

上三味，以水一斗二升，先煮二味，取五升，內大黃，煮取三升，溫服一升。以利爲度。

按之心下滿痛者，此爲實也，當下之，宜大柴胡湯。（十二）

大柴胡湯方

柴胡半斤　黃芩三兩　芍藥三兩　半夏半升（洗）　枳實四枚（炙）　大黃二兩　大棗

十二枚　生薑五兩

上八味，以水一斗二升，煮取六升，去滓，再煎，温服一升，日三服。

腹滿不減，減不足言，當須下之，宜大承氣湯。（十三）

大承氣湯方

大黄四兩（酒洗）　厚朴半斤（炙，去皮）　枳實五枚（炙）　芒硝三合

上四味，以水一斗，先煮二物，取五升；去滓，内大黄，煮取二升；内芒硝，更上火微一二沸，分温再服，得下止服。

心胸中大寒痛，嘔不能飲食，腹中寒，上衝皮起，出見有頭足，上下痛而不可觸近，大建中湯主之。（十四）

大建中湯方

蜀椒二合（去汗）　乾薑四兩　人參二兩

上三味，以水四升，煮取二升，去滓，内膠飴一升，微火煎取一升半，分温再服；如一炊頃，可飲粥二升，後更服，當一日食糜，温覆之。

脇下偏痛，發熱，其脉緊弦，此寒也，以温藥下之，宜大黄附子湯。（十五）

大黄附子湯方

大黄三兩　附子三枚（炮）　細辛二兩

上三味，以水五升，煮取二升，分温三服；若强人煮取二升半，分温三服。服後如人行四五里，進一服。

寒氣厥逆，赤丸主之。（十六）

赤丸方

茯苓四兩　半夏四兩（洗）一方用桂　烏頭二兩（炮）　細辛一兩《千金》作人參

上四味，末之，内真朱爲色，煉蜜丸如麻子大，先食酒飲下三丸，日再夜一服；不知，稍增之，以知爲度。

腹痛，脉弦而緊，弦則衛氣不行，即惡寒，緊則不欲食，邪正相搏，即爲寒疝。

遶臍痛，若發則白汗出，手足厥冷，其脉沉弦者，大烏頭煎主之。（十七）

烏頭煎方

烏頭大者五枚（熬，去皮，不㕮咀）

上以水三升，煮取一升，去滓，内蜜二升，煎令水氣盡，取二升，强人服七合，弱人服五合。不差，明日更服，不可一日再服。

寒疝腹中痛，及脇痛裏急者，當歸生薑羊肉湯主之。（十八）

當歸生薑羊肉湯方

當歸三兩　生薑五兩　羊肉一斤

上三味，以水八升，煮取三升，温服七合，日三服。若寒多者，加生薑成一斤；痛多而嘔者，加橘皮二兩、白术一兩。加生薑者，亦加水五升，煮取三升二合，服之。

寒疝腹中痛，逆冷，手足不仁，若身疼痛，灸刺諸藥不能治，抵當烏頭桂枝湯主之。（十九）

烏頭桂枝湯方

烏頭

上一味，以蜜二斤，煎減半，去滓，以桂枝湯五合解之，得一升後，初服二合，不知，即服三合；又不知，復加至五合。其知者，如醉狀，得吐者，爲中病。

桂枝湯方

桂枝三兩（去皮）　芍藥三兩　甘草二兩（炙）　生薑三兩　大棗十二枚

上五味，㕮，以水七升，微火煮取三升，去滓。

其脉數而緊乃弦，狀如弓弦，按之不移。脉數弦者，當下其寒；脉緊大而遲者，必心下堅；脉大而緊者，陽中有陰，可下之。（二十）

## 【附方】

外臺烏頭湯：治寒疝腹中絞痛，賊風入攻五臟，拘急不得轉側，發作有時，使人陰縮，手足厥逆。方見上。

外臺柴胡桂枝湯方：治心腹卒中痛者。

柴胡四兩　黃芩　人參　芍藥　桂枝　生薑各一兩半　甘草一兩　半夏二合半　大棗六枚

上九味，以水六升，煮取三升，溫服一升，日三服。

外臺走馬湯：治中惡心痛腹脹，大便不通。

巴豆二枚（去皮心，熬）　杏仁二枚

上二味，以綿纏，搥令碎，熱湯二合，捻取白汁，飲之，當下。老小量之。通治飛屍鬼擊病。

問曰：人病有宿食，何以別之？師曰：寸口脉浮而大，按之反濇，尺中亦微而濇，故知有宿食，大承氣湯主之。（二十一）

脉數而滑者，實也，此有宿食，下之愈，宜大承氣湯。（二十二）

下利不飲食者，有宿食也，當下之，宜大承氣湯。（二十三）

大承氣湯方　見前痙病中

宿食在上脘，當吐之，宜瓜蒂散。（二十四）

瓜蒂散方

瓜蒂一分（熬黃）　赤小豆一分（煮）

上二味，杵爲散，以香豉七合煮取汁，和散一錢匕，溫服之，不吐者，少加之，以快吐爲度而止。亡血及虛者不可與之。

脉緊如轉索無常者，有宿食也。（二十五）

脉緊，頭痛風寒，腹中有宿食不化也。一云寸口脉緊。（二十六）

# 一、腹满病

## 【发病】

### 1. 阳道实，阴道虚

腹满是以腹部胀满为主要表现的病证。依据《素问·太阴阳明论》"阳道实，阴道虚"理论，正常生理情况下，六腑传化物而不藏，五脏藏精气而不泻，故异常病理状态下，六腑多实证，五脏多虚证。本篇将腹满分为两类，属于实证、热证者，多与肠胃有关，如《素问·脉要精微论》云"胃脉实则胀"；属于虚证、寒证者，多与脾肾有关，如《素问·异法方宜论》云"脏寒生满病"。总之，腹满病机复杂，但可执虚实两端驭之。

### 2. 腹满多伴"痛"与"闭"

腹满于临床中可单见，但因多由气机郁滞为患，故常伴有腹痛或便闭。《素问·举痛论》云"热气留于小肠，肠中痛，瘅热焦渴，则坚干不得出，故痛而闭不通矣"，《灵枢·邪气脏腑病形》亦道"胃病者，腹胀，胃脘当心而痛"，《灵枢·杂病》则说"腹满食不化，腹响响然不大便，取足太阴"，以及本篇第11、12条"痛而闭""按之心下满痛"等论述，均说明腹满与腹痛、便闭常并见于临床。

## 【辨病】

### 1. 明辨虚实尤重腹诊

辨识腹满之病证属性，要望、闻、问、切四诊合参。望其形，如第4条望面色，"病者痿黄"；第6条望涕，"夫中寒家，喜欠，其人清涕出"；第8条望体形，"夫瘦人绕脐痛"；第14条望躯体，"出见有头足"。闻其声，如第10条"雷鸣切痛"。问症状变化以测知病性，如第3条"腹满时减，复如故"；第13条"腹满不减，减不足言"。其中，切诊最关键，如第2条"病者腹满，按之不痛为虚，痛者为实"。可见，腹部切诊对确定腹满病性尤为重要。

### 2. 详辨气滞与积滞

腹满实证中有以气滞为主者，亦有因肠中积滞而成者。尽管两者在临床上多相伴而见，但其病邪属性仍有差异。例如，第11条"痛而闭者"的"闭"多提示胀重于积；而第13条的"腹满不减，减不足言"，说明胀满之甚，积滞在内亦甚。

### 3. 腹满辨析兼察表

腹满病本为里证，论治当以治里为主，但临床上亦可兼见表病者，如第9条"脉浮而数"，即里实腹满兼外感风寒表证，此即表里同病，并可见恶寒、头痛等。腹满表里同病与仅见表证或里证的治法不同，实证多先解表、后攻里，虚证应先温里、后解表，有时亦可采取表里两解之法。因此，辨析腹满需兼察是否有表证。

## 【审证】

### 1. 厚朴七物汤证

本方主治里虚寒兼外感风寒之腹满证，其有两解表里、行气除满的功效。该方为厚朴三物汤与桂枝汤去芍药的合方。方中厚朴、枳实行气除满，大黄泻下积滞。三药合用，以行气去实，但因证属虚寒，故大黄宜减量用之。合桂枝汤去芍药，可调和营卫而解散表邪；去芍药是因其虽有腹满却不痛，且防其通下之力太过。若见呕吐，需加半夏和胃降逆止呕；下利则去大黄之苦寒攻伐，以顾护脾阳；寒多则重用生姜温胃散寒。本方常用于治疗寒湿内结与寒热错杂性腹满，以腹满为主，但腹痛不甚。

**2. 附子粳米汤证**

本方主治脾胃虚寒、水湿内停之腹满证。方中用辛热之附子温脾肾之阳，以治寒气之本，主以止痛；半夏降胃气以止呕吐，并可蠲饮；甘草、大枣、粳米，缓中补虚，以扶助胃气。本方常用来治疗虚寒腹满，并见寒饮上逆，伴胸胁逆满、呕吐等。

**3. 厚朴三物汤证**

本方主治里实腹满之胀重于积。方中以八两厚朴为君，配伍五枚枳实重在行气除满，又用四两大黄协同二药以攻下通便，畅通腑气。周扬俊在《金匮玉函经二注》中论及本方的配伍特点："此又言痛之实证也。闭者，气已滞也、塞也。经曰：通因塞用，此之谓也。于是以小承气通之，乃易其名为三物汤者，盖小承气君大黄以一倍，三物汤君厚朴以一倍者，知承气之行，行在中下也。三物之行，因其闭在中上也，绎此可启悟于无穷矣。"本方治疗里实腹满以胀为主，可有腹痛及便秘。

**4. 大柴胡汤证**

本方主治腹满里实兼少阳证。方由小柴胡汤去人参、甘草，增加生姜之量，又加芍药、大黄、枳实而成。方中柴胡透解少阳之郁，黄芩苦寒清胸腹蕴热，半夏降逆，与生姜合用可调理中焦脾胃、斡旋气机、降逆止呕，大黄、枳实以泻下阳明热结，芍药敛阴缓急止腹痛，生姜又配大枣并调和营卫。如此，内外兼顾，以解少阳阳明之实邪。《医宗金鉴》对本方的阐述甚为扼要："柴胡证在，又复有里，故立少阳两解法也。以小柴胡汤加枳实、芍药者，仍解其外以和其内也。去参、草者，以里不虚。少加大黄，以泻结热。倍生姜者，因呕不止也。斯方也，柴胡得生姜之倍，解半表之功捷，枳、芍得大黄之少，攻半里之效徐，虽云下之，亦下中之和剂也。"本方常用来治疗腹满里实兼少阳证，除见往来寒热、胸胁苦满，当有心下满痛、呕吐、便秘、苔黄、脉弦数有力等，或治疗以心下满痛为主症的病证。

**5. 大承气汤证**

本方是攻下通腑的代表方，以荡涤肠腑积滞著称，主治腹满里实之积胀俱重证。方中大黄苦寒，泻热去实，荡涤肠胃，配以芒硝咸寒，软坚润燥，尤使大黄推荡之力更捷，再以枳实配厚朴行气除满，通利气机，腑行畅达，胀积俱除。《医宗金鉴》云："诸积热结于里而成满痞燥实者，均以大承气汤下之也。满者，腹胁满急胀，故用厚朴以消气壅；痞者，心下痞塞硬坚，故用枳实以破气结；燥者，肠中燥屎干结，故用芒硝润燥软坚；实者，腹痛大便不通，故用大黄攻积泻热。然必审四证之轻重，四药之多少适其宜，始可与也。"由是，四药相合，相辅相成，主治实热内积、气机壅滞、胀满亦甚之证。本方常用来治疗里实腹满之积胀俱重者。该方证条文叙症简略，当与《伤寒论》所述"腹满而喘，有潮热""手足濈然汗出者，此大便已硬也""绕脐痛，烦躁，发作有时"等相互参考。

**6. 大建中汤证**

本方主治脾胃虚寒的腹满证，其功效为温中补虚、散寒止痛。方中人参补虚扶正；胶饴甘缓益中；干姜、蜀椒大辛大热，以散中焦之重寒。四药相合，达到温补而温散之目的。对于本方的立意，清代朱光被在《金匮要略正义》中云："法当先扶植胃气为主，佐以祛寒，此大建中之所由设也。人参、干姜甘温补正，助饴糖以固守中气。川椒辛热，直走三焦，破阴而回阳，令心胸腹内之寒邪顷刻消散，共成建中之奇勋。"这说明本方不是以温阳散寒除满为主，而是通过人参、胶饴甘温益气补虚，以再建中气、调燮气机之职，辅用干姜、蜀椒辛热散寒之品，从而建中散寒除满。本方证之腹痛较重，且有寒气攻冲于上下之表现，但本方为扶正祛邪方，并非只有腹痛严重时才可选用。

### 7. 大黄附子汤证

本方主治寒实内结证，可温阳散寒，通腑下积。方有三味，一者以大黄主攻下积滞，二者以大辛大热的附子温散脏腑之沉寒痼冷，再配以辛散为长的细辛，助辛温之力而增强散寒止痛之功。三药合用，存攻下之用而减寒凉之性，如是则辛热除寒，而攻下去结，开后世温下法之先河。本方所治多见腹痛便秘，手足厥冷，苔白腻，脉弦紧等。若热结里实及阴虚燥结之便秘者，不宜使用。

### 8. 赤丸证

本方具有温阳散寒止痛、化饮降逆的功效。方中乌头大辛大热，再配细辛以加强辛温散寒之力，以除腹中之沉寒痼冷，并收止痛之效；半夏合茯苓专以化饮降逆；用朱砂为衣，以重镇降逆；而以酒下药，是取酒之温热轻扬之性以助药力。需要注意的是，方中乌头为剧毒之品，应炮制以后方可入药。本方常用来治疗脾肾虚寒、水饮上逆所致之腹痛腹满，见手足厥冷、呕吐、心悸、头眩等厥证和逆证的症状。

## 二、寒疝病

【发病】

#### 1. 感寒为主

寒疝病名即指出本病病因为寒邪。无论为虚寒或实寒，寒盛则痛，故本病临床多表现为疼痛，如本篇第 17 条云"腹痛，脉弦而紧……即为寒疝"，第 18 条云"胁痛里急"，第 19 条云"腹中痛"。

#### 2. 寒凝气滞

寒疝三条（第 17、18、19 条）均有腹痛，是因脐腹居中，内连肠胃，外接肌表，外寒入里，内寒应之，脐当其冲，两寒相聚于此，凝阻气机，不通而痛。此绕脐而痛，是寒疝最具特征的症状，故第 17 条云"绕脐痛"。

【辨病】

#### 1. 辨表里

寒疝病以腹中痛为主，多为里证，但亦有兼表证者。如第 19 条除见有"腹中痛，逆冷，手足不仁"等，还见"身疼痛"，提示当有表证，才可确定用乌头桂枝汤以表里同治。

#### 2. 察兼症

本篇所论寒疝条文有三，但其证各异，辨之尤宜重兼症。例如，第 17 条以"绕脐痛"为主，还见"白汗出""手足厥冷""脉沉紧"，说明阴寒盛、阳气虚明显；第 18 条除"腹中痛"，还兼"胁痛里急"，其痛势当缓，为血虚有寒所致；第 19 条有"腹中痛，逆冷，手足不仁"，"若身疼痛"则可确定为寒疝兼表之证。

【审证】

#### 1. 乌头煎证

本方主治寒疝绕脐痛。乌头煎有破阴散寒止痛之功。方用大乌头一味，大辛大热，力大沉雄，尤能温阳散寒止痛，善治沉寒痼冷之证；以蜜煎之，可制乌头毒性，并延长药效。本方药性峻烈，方后注有"不可一日再服"，故用时宜慎之。本方所治腹痛部位多在脐周，脉象为弦紧或沉紧，可见手足厥冷，及因腹痛较剧而出冷汗。

### 2. 乌头桂枝汤证

本方主治寒疝兼表证。方用乌头乃大乌头煎之意，以其辛热峻猛，主入里，逐散痼结之沉寒而止痛，治其里寒；配以桂枝汤调和营卫，解其表寒。本方虽为表里兼顾之法，但以治里为主，以治表为次。本方所治寒疝常腹痛与手足逆冷并见，且有"身疼痛"等，属表里同病，病情复杂，一般的灸刺及单一性质的药物治疗不能解决。

### 3. 当归生姜羊肉汤证

本方养血散寒止痛。方用当归养血活血；生姜温散寒邪；羊肉为血肉有情之品，补虚养血。诸药合用，以补虚散寒止痛。临床上若见腹痛甚而呕者，可加陈皮、白术等理气健脾之品。《备急千金要方》以本方加芍药二两而成当归汤，用于治疗妇人寒疝或产后腹痛。本方所治多以胁腹疼痛为主，并有拘急之象，痛势不甚，一般得温、得按常可轻减，多见舌淡苔白、脉沉弦而涩。

## 三、宿食病

【发病】

### 1. 饮食所伤

《素问·痹论》云："饮食自倍，肠胃乃伤。"《脏腑经络先后病脉证》篇亦云："谷饪之邪，从口入者，宿食也。"这些论述明确指出本病发病皆由饮食不当所致。

### 2. 病有上下

宿食病发于胃肠饮食所经之处，即食物可滞之所。宿食之滞无定处，故其病处有不同。其疾病表现有向上或向下的趋势，如本篇第24条"宿食在上脘，当吐之"，第23条"下利不欲食者，有宿食也，当下之"。把握这一疾病趋势，对后续论治有一定的指导作用。

【辨病】

### 1. 宿食病辨识尤重脉

辨识宿食，仲景尤重脉象。如本篇第21条"人病有宿食，何以别之？师曰：寸口脉浮而大，按之反涩，尺中亦微而涩，故知有宿食"，第22条"脉数而滑者实也，此有宿食"，第25条"脉紧如转索无常者，有宿食也"，均提示通过脉象可查知宿食所致的气机失调。

### 2. 参合主症，别其上下

本篇第24条的"当吐之"，第21至23条的"下利"，皆为辨别上下的着眼点。

【审证】

### 1. 大承气汤证

本方亦是泻下宿食的代表方，主治宿食停滞胃肠。方中大黄苦寒，为泻下主药；配以芒硝咸寒，以助大黄推荡之力；再以枳实配厚朴行气除满。本方所治多为宿食而初见下利，伴不欲食，脉数而滑，或寸口脉浮大有力。

**2. 瓜蒂散证**

本方主治宿食在上脘。方中瓜蒂味苦性升，赤小豆味苦酸，与瓜蒂配伍，有酸苦涌吐之功；香豉轻清宣泄，煎汁送服，以增强涌吐宿食的作用。本方药性较峻，加之瓜蒂有小毒，故宜从小剂量开始，不吐则逐渐加量，中病即止，不可过剂。有报道显示，服用本方后可出现急性消化道大出血，甚至导致死亡。又有学者将从瓜蒂的醇提物中分离出的甜瓜毒注入犬胃中，发现犬剧烈呕吐，甚至呼吸困难而死。这些都提示使用本方时，要注意防范其毒性。本方常治宿食停滞胃脘上部，并有胸闷欲呕等症状。

（刘丹彤）

# 五脏风寒积聚病脉证并治第十一

肺中風者，口燥而喘，身運而重，冒而腫脹。（一）

肺中寒，吐濁涕。（二）

肺死藏，浮之虛，按之弱如葱葉，下無根者，死。（三）

肝中風者，頭目瞤，兩脇痛，行常傴，令人嗜甘。（四）

肝中寒者，兩臂不舉，舌本燥，喜太息，胸中痛，不得轉側，食則吐而汗出也。《脈經》《千金》云：時盜汗，欬，食已吐其汁。（五）

肝死藏，浮之弱，按之如索不來，或曲如蛇行者，死。（六）

肝着，其人常欲蹈其胸上，先未苦時，但欲飲熱，旋覆花湯主之。臣億等校諸本旋覆花湯方，皆同。（七）

旋覆花湯方

旋覆花三兩　葱十四莖　新絳少許

上三味，以水三升，煮取一升，頓服之。

心中風者，翕翕發熱，不能起，心中飢，食即嘔吐。（八）

心中寒者，其人苦病心如噉蒜狀，劇者心痛徹背，背痛徹心，譬如蠱注。其脉浮者，自吐乃愈。（九）

心傷者，其人勞倦，即頭面赤而下重，心中痛而自煩，發熱，當臍跳，其脉弦，此爲心藏傷所致也。（十）

心死藏，浮之實如麻豆，按之益躁疾者，死。（十一）

邪哭使魂魄不安者，血氣少也；血氣少者，屬於心，心氣虛者，其人則畏，合目欲眠，夢遠行而精神離散，魂魄妄行。陰氣衰者爲癲，陽氣衰者爲狂。（十二）

脾中風者，翕翕發熱，形如醉人，腹中煩重，皮目瞤瞤而短氣。（十三）

脾死藏，浮之大堅，按之如覆盃潔潔，狀如搖者，死。臣億等，詳五藏各有中風中寒，今脾只載中風，腎中風中寒俱不載者，以古文簡亂極多，去古既遠，無文可以補綴也。（十四）

趺陽脉浮而濇，浮則胃氣強，濇則小便數，浮濇相搏，大便則堅，其脾爲約，麻子仁丸主之。（十五）

麻子仁丸方

麻子仁二升　芍藥半斤　枳實一斤　大黃一斤　厚朴一尺　杏仁一升

上六味，末之，煉蜜和丸梧子大，飲服十丸，日三，以知爲度。

腎著之病，其人身體重，腰中冷，如坐水中，形如水狀，反不渴，小便自利，飲食如故，病屬下焦，身勞汗出，衣—作表裹冷濕，久久得之，腰以下冷痛，腹重如帶五千錢，甘薑苓术湯主之。（十六）

甘草乾薑茯苓白术湯方

甘草　白术各二兩　乾薑　茯苓各四兩

上四味，以水五升，煮取三升，分溫三服，腰中即溫。

腎死藏，浮之堅，按之亂如轉丸，益下入尺中者，死。（十七）

問曰：三焦竭部，上焦竭善噫，何謂也？師曰：上焦受中焦氣未和，不能消穀，故能噫耳。下焦竭，即遺溺失便，其氣不和，不能自禁制，不須治，久則愈。（十八）

師曰：熱在上焦者，因欬爲肺痿；熱在中焦者，則爲堅；熱在下焦者，則尿血，亦令淋秘不通。大腸有寒者，多鶩溏；有熱者，便腸垢。小腸有寒者，其人下重便血，有熱者，必痔。（十九）

問曰：病有積，有聚，有槃氣，何謂也？師曰：積者，藏病也，終不移；聚者，府病也，發作有時，展轉痛移，爲可治，槃氣者，脅下痛，按之則愈，復發爲槃氣。諸積大法，脉來細而附骨者，乃積也。寸口，積在胸中；微出寸口，積在喉中；關上，積在臍傍；上關上，積在心下；微下關，積在少腹；尺中，積在氣衝。脉出左，積在左；脉出右，積在右；脉兩出，積在中央。各以其部處之。（二十）

## 一、肝着病

### 【发病】

**1. 风寒之邪侵袭肝经**

风寒之邪侵袭肝经，使肝之条达疏泄功能失常。《备急千金要方》云："风寒客于肝经，不能散精，气血凝留，故着于胸上。"魏荔彤《金匮要略方论本义》亦有"肝着者，风寒湿合邪如痹病之义也"的论述。由此可见，风寒邪气留着于肝经，可导致阳气痹结，影响经脉气血的运行，引起气郁血滞。

**2. 情志不遂**

情志不遂，气血郁滞，留着于肝经者，属肝着。肝经气血运行郁滞，其所过的胸胁等处可出现痞闷、窒塞，甚或胀满、刺痛等症。

### 【辨病】

**1. 辨典型症状**

"其人常欲蹈其胸上"，为肝着之特殊见症。此处"蹈"字，注家有多种解释：①足踏。②"蹈"乃"搯"之误，"搯"为用手叩击。③动也，按揉、叩击、捶打、足蹈等可以起振荡作用者皆是。④按摩。上述释义虽然有差异，但都是为推动气血运行，临床见类似征象都可以作"蹈"看。

**2. 辨在气在血**

肝着病形成初期，病变尚轻，邪在气分，外症仅微觉胸中痞闷。此时可通过喝热水，暂时缓解症状。此乃风寒邪气得热暂开，阳气得温则行之故。但病情日久，气病及血，经脉瘀滞，气血不能畅行，只有通过"蹈其胸上"以推行气血，缓其不舒。所见虽异，但实为一病。

**【审证】**

**旋覆花汤证**

本方为肝着之主方，《妇人杂病脉证并治》篇还用此方治妇人半产漏下。方中用旋覆花、葱、新绛三味，药味虽少，但配伍精当。三药合用，则阳可通、结可散，气血得以畅行。旋覆花味咸性温，可散结下气，通肝络，《神农本草经》载其"主结气，胁下满，惊悸，除水，去五脏间寒热，补中下气"。《本草纲目》谓其能"通血脉"。葱味辛性温，辛散通阳，畅其郁滞。《本草经疏》称其能"通上下阳气，故外来怫郁诸证，悉皆主之"。《伤寒论》少阴病篇白通汤所用为"葱白"，此处则为"葱"，可见，《伤寒论》与《金匮要略》所用"葱"的部位是有区别的。据张寿颐言："若单用青葱茎，则以疏通肝络之郁室，与葱白专功发散不同。"因此，根据本证的病机，此处似用葱茎为宜。本方之新绛，《神农本草经》未载，医家认识不一。有医家认为其乃绯帛，即染成大红色的丝织品。各医家对所用的染料也有不同说法，如认为染料为茜草汁、猩猩血、红花汁等。陶弘景称绛为茜草，新绛则为新刈之茜草，故当今临床多用茜草。

# 二、脾约病

**【发病】**

**1. 病位在脾胃**

第15条以脉象论述脾约的证治。"趺阳脉浮而涩"，"浮"指胃热气盛，"涩"指脾阴不足。脾胃同居中焦，互为表里。脾主运化升清，胃主受纳传导，共同完成食物的消化吸收。脾主为胃行其津液，润泽肠道。若胃强脾弱，脾不能为胃输布津液，则成肠燥便秘之证。仲景将脾约列入《五脏风寒积聚病脉证并治》篇，与肺、肝、心、肾四脏之病并列，说明仲景虽认为本病为脾胃同病，但更强调脾病。

**2. 病机在"约"**

要正确解释"脾约"，必须明确"约"的含义。"约"的词性有动词、副词、形容词等，此处宜作动词解。《诗经·小雅·斯平》有"约之阁阁"，《考工记·匠人》有"凡任索约"，《仪礼·既夕礼》有"约绥约髻"，《说文解字》解释"约"为"缠束也"，《周礼·司约》云"约"为"言语之约束也"。《论语》中的"约我以礼"为束缚、约束之意。古代尚有约拦、约水的用法，此均为由缠束引申出的阻止、阻拦之义。

"脾约"之名，首见于仲景《伤寒杂病论》，本篇和《伤寒论》第247条记载相同。后世医家据"其脾为约"将其概括为"脾约"。"其脾为约"点明本病实为胃热气盛，耗伤脾阴，以致脾为胃转输津液的功能受到约束，出现的以小便频数、大便秘结为主的病证。

**【辨病】**

**辨大小便之异常**

大便坚、小便数是脾约的典型症状。从趺阳脉"浮涩相搏"看，胃热气盛，脾阴不足，不能输津于肠道，以致肠道失于濡润，大便干结。"涩则小便数"，因胃热气盛，迫使津液偏渗于膀胱，故小便数；胃热而伤津，故小便次数多而量少。

**【审证】**

**麻子仁丸证**

本证属于胃热气盛兼脾津不足，治宜泻热润燥，方用麻子仁丸。方中厚朴、大黄、枳实泻热通导，以抑胃强；麻子仁滋阴润肠，芍药养脾阴，杏仁润肠，以恢复肠道津液。此外，厚朴、杏仁二药相协，还能肃肺利气，有助燥结下行。合而用之，使胃热得泻，脾津渐复，脾约得解则津液四布，二便遂正常。该方以蜜为丸，意在缓下，使其虽泻胃热而不复伤脾津。

# 三、肾着病

**【发病】**

**1. 腰部受病**

"腰中冷"及"腰以下冷痛"，强调本病病位在腰部。"反不渴"指气化正常，津液上承未受影响。"饮食如故"及"小便自利"，说明肾着病未及脏腑，而在肾之外府，为腰部筋脉肌肉病。

**2. 寒湿为因**

第16条指出肾着的成因是"身劳汗出，衣里冷湿，久久得之"。因为"身劳汗出"，日久必伤阳气，经常"衣里冷湿"便会导致寒湿留着，说明本病的病因是寒湿。《素问·六元正纪大论》云："感于寒，则病人关节禁固，腰脽痛，寒湿推于气交而为疾也。""身劳汗出，衣里冷湿"，仅仅是仲景用来举例说明肾着病病因的一个方面，其他如井下作业、久居湿地等皆可致病，不必拘泥。

**【辨病】**

**1. 辨典型症状**

肾着病以腰以下重、冷、痛为主症。本病多起于身劳汗出之后，冷汗久渍腰部，以致寒湿痹着，阳气不行，故腰部沉重而冷痛。"如坐水中""形如水状""腹重如带五千钱"，都是形容腰部四周既冷且重之词。

**2. 辨病位**

肾着是寒湿之邪痹着于腰部所致，因腰为肾之外府，故名肾着。前已述及肾着病在腰部肌肉和筋脉，此与肾气不足所致虚劳腰痛有较多类似症状，如腰痛、畏寒喜暖等。临床上，可从小便利否加以区分，辨明病在肾脏还是在肾之外府。这对治疗方法的确立有重要意义。

**【审证】**

**甘姜苓术汤证**

肾着"非内伤虚损，乃外感寒湿"，而且病位"不在肾之中脏，而在肾之外府"，"其治不在温肾以散寒，而在燠土以胜水"，故治宜健脾除湿、温行阳气，甘姜苓术汤主之。方中干姜主温中散寒，茯苓、白术能健脾除湿，甘草与干姜相伍温行脾阳。诸药合而用之，寒湿得祛，阳气温行，"腰中即温"，肾着遂愈。

（王雪茜）

# 消渴小便不利淋病脉证并治第十三

厥陰之爲病，消渴，氣上衝心，心中疼熱，飢而不欲食，食即吐，下之不肯止。（一）

寸口脉浮而遲，浮即爲虛，遲即爲勞；虛則衛氣不足，勞則榮氣竭。

趺陽脉浮而數，浮即爲氣，數即消穀而大堅一作緊；氣盛則溲數，溲數即堅，堅數相搏，即爲消渴。（二）

男子消渴，小便反多，以飲一斗，小便一斗，腎氣丸主之。方見腳氣中。（三）

脉浮，小便不利，微熱消渴者，宜利小便發汗，五苓散主之。方見上。（四）

渴欲飲水，水入則吐者，名曰水逆，五苓散主之。方見上。（五）

渴欲飲水不止者，文蛤散主之。（六）

文蛤散方

文蛤五兩

上一味，杵爲散，以沸湯五合，和服方寸匕。

淋之爲病，小便如粟狀，小腹弦急，痛引臍中。（七）

趺陽脉數，胃中有熱，即消穀引食，大便必堅，小便即數。（八）

淋家不可發汗，發汗則必便血。（九）

小便不利者，有水氣，其人若渴，栝蔞瞿麥丸主之。（十）

栝蔞瞿麥丸方

栝蔞根二兩　茯苓　薯蕷各三兩　附子一枚（炮）　瞿麥一兩

上五味，末之，煉蜜丸梧子大，飲服三丸，日三服；不知，增至七八丸，以小便利，腹中溫爲知。

小便不利，蒲灰散主之，滑石白魚散、茯苓戎鹽湯並主之。（十一）

蒲灰散方

蒲灰七分　滑石三分

上二味，杵爲散，飲服方寸匕，日三服。

滑石白魚散方

滑石二分　亂髮二分（燒）　白魚二分

上三味，杵爲散，飲服半錢匕，日三服。

茯苓戎鹽湯方

茯苓半斤　白术二兩　戎鹽彈丸大一枚

上三味

渴欲飲水，口乾舌燥者，白虎加人參湯主之。方見中暍中。（十二）

脉浮，發熱，渴欲飲水，小便不利者，猪苓湯主之。（十三）

猪苓湯方

猪苓（去皮）　茯苓　阿膠　滑石　澤瀉各一兩

上五味，以水四升，先煮四味，取二升，去滓，内膠烊消，温服七合，日三服。

# 一、消渴病

消渴之名，首见于《黄帝内经》。本篇主论消渴病。本病以口渴多饮、消谷善饥、小便频数、久则形体消瘦为主要特征。本篇所论述的消渴病病机突出了肺燥、胃热、肾虚三个方面，为后世将消渴病分为上、中、下三消奠定了基础；所创制的方药，亦成为后世消渴病治疗的典范。

**【发病】**

**1. 肺燥胃热，津气两伤**

消渴病初起以肺燥胃热为主。第2条云"寸口脉浮而迟""趺阳脉浮而数"。寸口脉候上焦心肺，心主血属营，肺主气属卫。"浮即为虚"，脉浮而无力主阳虚气浮，即肺气虚，卫气不足；"迟即为劳"，脉迟乃因营血不足，血脉不充。因此，卫虚气浮不敛，营虚燥热内生，心移热于肺，心肺燥热阴虚，形成后世所谓上消证。趺阳脉候中焦脾胃之气。浮为胃气有余，气有余则为火；数为胃气盛，提示胃热气盛。第2、8条亦进一步指出胃热盛则消谷善饥；热盛伤津，肠道失润，则大便干结；中焦有热，津液转输不利，偏渗膀胱，则小便频数。"坚数相搏，即为消渴"则概括消渴病形成的机制，是为后世所说的中消证。肺燥胃热伤及津液，出现渴欲饮水、口干舌燥等症。热燥伤津耗气，故口干舌燥而渴；饮水虽能解一时之渴，但热不除，则始终津亏而欲饮。

**2. 肾气亏虚**

消渴病内伤日久，病及于肾。肾气亏虚，不能蒸腾津液以上润，故口渴；不能化气以摄水，致水尽下趋，故小便反多。此为后世所说的下消证。第3条明确指出下消的症状，即"以饮一斗，小便一斗"，下消属肾气亏虚，故治用肾气丸温补肾气，以恢复蒸津化气之功。

**【辨病】**

**1. 识主症，辨脏腑**

本篇通过辨识主症以求受累脏腑。以渴欲饮水、口干舌燥为主症者，为肺胃热盛，伤津耗气，津伤则口渴，气虚则不能化津，津亏则无以上承，故出现口干舌燥。以消谷多饮、小便数、大便坚为主症者，系由于胃热气盛，消谷善饥而渴欲饮水，水液偏渗膀胱则大便坚而小便数。以"以饮一斗，小便一斗"为主症者，乃由肾气衰微，不能蒸津化液而出现口渴多饮、小便反多等临床表现。因此，根据消渴病的主症特点与病机变化，可知受累脏腑主要在肺、胃、肾，但三者常常相互影响。如肺燥津液输布失常，则胃肾失于濡润；中焦胃热炽盛，亦可灼伤肺肾之津；肾虚气化失司，肺胃之阴亦不得滋助，故多饮、多食、多尿三症常兼见。

**2. 辨消渴病与消渴症**

《说文解字》云"消，尽也，从水肖声"，"渴，尽也，从水曷声"。"尽也"表明消渴是指严重的口渴，饮不解渴。本篇内容既包含消渴病，又涉及消渴症。消渴症因内热耗灼津液所致，随热解而口渴减轻，因而消渴症是热性病过程中的一种症状，是一时性的，且其小便因津液亏损而呈现短少的特点。而消渴病为内伤渐积而成，以口渴多饮、消谷善饥、小便频数、久则形体消瘦为主要特征。二者不可混为一谈。

**【审证】**

**1. 白虎加人参汤证**

本方证属肺胃热盛、津气两伤之消渴。方用白虎汤清阳明之燥热，以保存津液。方用石膏、知母清热养阴，粳米、甘草养胃和中。因汗多津伤，气津两损，故加入人参益气生津，而治烦渴。诸药合用，共奏辛寒清热、益气生津之功。喻昌治消渴病之在上焦者必取用之，东垣以其治膈消，洁古以其治能食而渴者。除治疗消渴外，仲景亦用本方治太阳中暍，见身热、汗出、足冷、脉微而渴等症。

**2. 肾气丸证**

肾气丸的组方特点是在地黄、山药、山茱萸等滋阴药的基础上加附子、桂枝温阳，旨在补阳为主，方法却是阴中求阳。本方具有温补肾气、蒸津化气之功。其主症为多尿，多饮，可伴腰膝酸软，舌淡苔薄白，脉沉弱。《金匮要略》用本方治疗肾气不足，不能化气利水而致的消渴、小便不利、水肿、痰饮、脚气等杂病。现代临床多用本方治疗糖尿病、糖尿病肾病、尿崩症、肾病综合征、高血压、前列腺肥大、脑出血后遗症、不育症等属肾气不足者。

**3. 文蛤散证**

本方由文蛤一味组成，主治阴虚燥热之消渴症。《素问·至真要大论》云："热淫于内，平之以咸寒，佐以苦甘。"《素问·气厥论》又云："心移热于肺，传为鬲消者，尤宜以咸味。"因此，仲景用咸寒之文蛤，除热润下，生津止渴。本方可用于阴虚燥热、渴欲饮水不止的病证。

# 二、小便不利

小便不利是以小便困难短少或尿出不畅为主症，而无尿痛的一种病证。小便不利又是多种疾病的症状之一，如水肿、癃闭、淋浊等；另外一些外感热病热盛伤津也会出现小便不利。故本病涉及范围广泛，病变多与肾和膀胱等相关。

**【发病】**

本篇所论小便不利的共性病机为湿阻气化不利。小便不利为人体水液代谢失常，病位虽主要在膀胱，但其病机与多脏密切相关。肺失宣肃，不能通调水道，下输膀胱；脾虚失运，水湿不行；肝失疏泄，水津不达；肾气亏虚，命门火衰，阳不化水；三焦决渎失职；膀胱气化不利等，均可致水液代谢失常，小便不利。故水湿阻滞，气化不利是小便不利病证形成的共性病机。

**【辨病】**

**1. 察小便详情，辨湿邪之兼夹**

如上所述，湿阻气化不利为小便不利的病机关键，但本篇证候有兼寒、兼热、夹瘀之别。例如，

第4、5条皆为水停下焦，并无邪热，故虽小便不利，尿液却不黄不热。第11条提出治小便不利的三方，其主治病证各有侧重。其中，蒲灰散证是湿热为主，故小便不利当伴溲黄、尿道灼热疼痛；滑石白鱼散证则瘀热较重，其小便不利当伴尿血、尿道刺痛；茯苓戎盐汤证属湿重热轻，其小便不利以尿道热痛不甚为特点。第10条之小便不利为肾阳虚不能化水所致，故虽小便无短赤、热痛表现，而多伴腰膝酸软、身体浮肿等症。

**2. 细审兼症，辨有无正虚**

本篇论小便不利诸条，大多叙证较为简略。第10条虽提示"有水气"，却并未明述肾阳虚见症，但从其方后所注药后反应"以小便利，腹中温为知"揭示了该条肾阳虚之征。至于第11条，更需以方测证，如茯苓戎盐汤证之脾虚，只能从方中用白术、茯苓推之。而第13条的水热互结伤阴，也是由猪苓汤方中的阿胶推测之。从临床实践看，正虚受损，必有外在之征象，仲景虽未明述，但从兼症中求之不言而喻。

**【审证】**

**1. 五苓散证**

本方用于治疗膀胱气化不利之蓄水证。病机为水蓄膀胱，气化不利，亦可兼有表证未除。治法当通阳化气利水，外散风寒。方中以淡渗的泽泻、茯苓、猪苓与辛温的桂枝相配，具有化气利水、导水下行之功；且桂枝兼能解表邪。

**2. 栝蒌瞿麦丸证**

本方用附子通阳暖肾，栝蒌根、薯蓣润燥生津，茯苓、瞿麦行水气。方中以辛热温阳化气之附子配伍甘苦寒润燥生津之栝蒌根，补涩之薯蓣与通利之瞿麦同用，具有寒润辛温并行不悖、补泻开阖咸得其宜之特点，达到清上之燥热、温下之虚寒、助气化利小便之功效。所以，《医宗金鉴》谓栝蒌瞿麦丸为肾气丸之变方。

本方证属肾阳不足，气化无权，不能蒸津行水而致的小便不利，此外，尚有脾失健运，不能运化津液，故水停于下而不上承，燥盛于上。临床根据其主要证候——口渴、饮水不止、腰以下水肿、腹中痛、小便不利而选用本方。现代临床多用本方治疗慢性肾病、肾盂肾炎、尿道综合征、糖尿病肾病、前列腺肥大、尿潴留、不孕症、复发性口腔溃疡等见上燥下寒所致小便不利者。

**3. 蒲灰散证**

本方由蒲灰与滑石组成。蒲灰乃蒲黄之灰粉，生用能凉血、化瘀、消肿，为血分药。滑石善于利湿清热，为利水药。两药合之，用于治疗下焦湿热蕴结，膀胱气化不利，津液不行，久蕴成瘀，或湿热灼伤脉络，出现血尿及溲时疼痛如刺的病证。

**4. 滑石白鱼散证**

本方由滑石、乱发、白鱼组成。滑石长于清利湿热，通利小便；乱发即头发（烧灰），为血分药，能止血、消瘀、利小便；白鱼即衣鱼，又名蠹鱼，乃衣帛、书纸中的蠹虫，具有消瘀、行血、利小便之功，现在少用。三药和之，能凉血化瘀、清热利湿，适用于湿热蕴蓄膀胱，灼伤血络，致湿热瘀血并存，而以瘀血较重为特点的小便不利证。症见小便不利、尿血、尿道刺痛、少腹拘急胀满等，即后世所称之血淋。

**5. 茯苓戎盐汤证**

本方由戎盐、茯苓、白术组成。戎盐乃青盐，咸寒润下渗湿，能助水，益精气；茯苓、白术健脾利湿。全方具有健脾利湿益肾之功效，用于治疗脾肾不足，下焦湿重热轻的小便不利。该方因此也被看作通中兼补之剂。沈明宗注云"夫湿热壅于膀胱则为淋，然伤腑未有不伤于脏者"，故用白术健脾，茯苓渗湿，不使湿热之邪下流入肾为病；以戎盐咸寒清热，引药入肾。本方可用于治疗脾肾虚弱、湿重热轻的劳淋或膏淋。症见小便不利，溲时艰涩微疼，尿道热痛不甚，尿后余沥不尽者。现代临证多用本方治疗泌尿系统疾病而见上述症状者。

**6. 猪苓汤证**

本方由猪苓、泽泻、茯苓、滑石、阿胶组成，以利水渗湿为主，清热养阴为辅。水湿去，邪热清，阴津复，诸症自除。本方利水不伤阴，滋阴不碍湿。猪苓汤可用于热淋、血淋、尿血等属水热互结兼阴虚者。主症为小便不利，口渴，身热，舌红，脉细数。现代临床多用于泌尿系感染、肾炎、膀胱炎、产后尿潴留等属水热互结兼阴虚者。由于本方多为渗利之药，若内热盛，汗出多而渴者忌用。

# 三、淋病

淋病是以小便淋沥涩痛或小腹拘急、痛引腰腹为主症的病证，始见于《黄帝内经》。《素问·六元正纪大论》云："脾受积湿之气，小便赤黄，甚为淋。"后世医家根据其证候和病理变化将其分为六淋，即气淋、血淋、热淋、石淋、膏淋、劳淋。本篇仅论述淋病的症状与治疗禁忌，涉及后世所说的血淋和石淋。淋病与小便不利的许多方治可互相通用，临证可辨证施用。

【发病】

**小便如粟状**

本篇所论淋病，以小便中有如粟状物为特点，即后世所论石淋。本病多因膀胱津液为热所灼，热壅灼炼，结成砂石，阻塞尿道，常见小便赤涩疼痛、小腹拘急、疼痛牵引脐腹部等。

【辨病】

**鉴别淋病与小便不利**

小便不利可作为单独的病证，也可是某些疾病的一个症状。淋病与小便不利二者都有小便量少和排尿困难等症状，但淋病尿频急而疼痛，可有小腹拘急，脐腹部疼痛，且每日排尿总量多正常；而小便不利以小便困难短少或尿出不畅为主症，并不一定伴有尿痛的症状。正如吴谦所说："小便不利及淋病，皆或有少腹弦急，痛引脐中之证，然小便不利者，水道涩少而不痛，淋则溲数，水道涩少而痛，有不同也。"可见，察小便痛与不痛可作为鉴别淋病与小便不利的关键。

【审证】

**淋病禁用汗法**

仲景在本篇指出淋病的治疗禁忌，如第9条"淋家不可发汗，发汗则必便血"。淋病发生的基本病机为肾虚而膀胱热盛，如兼外感而用辛温发汗，不仅不能退热，反而易劫阴液，另助邪热更甚，热盛迫血妄行，则致便血。《医宗金鉴》言："淋家，湿热蓄于膀胱之病也。若发其汗，湿从汗去，热则独留，水腑告匮，热迫阴血从小便出，即今之所谓血淋也。"所以，治疗淋病时应禁用汗、吐、下等伤阴的疗法，以清热通淋为主，同时兼顾阴液。

本篇论淋病仅两条，叙证简略，未出方治，当参考小便不利条文及后世对淋病的论述，以获得较为全面的认识。

（王雪茜）

# 黄疸病脉证并治第十五

寸口脉浮而緩，浮則爲風，緩則爲痹。痹非中風。四肢苦煩，脾色必黃，瘀熱以行。（一）

趺陽脉緊而數，數則爲熱，熱則消穀，緊則爲寒，食即爲滿。尺脉浮爲傷腎，趺陽脉緊爲傷脾。風寒相搏，食穀即眩，穀氣不消，胃中苦濁，濁氣下流，小便不通，陰被其寒，熱流膀胱，身體盡黃，名曰穀疸。

額上黑，微汗出，手足中熱，薄暮即發，膀胱急，小便自利，名曰女勞疸；腹如水狀不治。

心中懊憹而熱，不能食，時欲吐，名曰酒疸。（二）

陽明病，脉遲者，食難用飽，飽則發煩頭眩，小便必難，此欲作穀疸。雖下之，腹滿如故，所以然者，脉遲故也。（三）

夫病酒黃疸，必小便不利，其候心中熱，足下熱，是其證也。（四）

酒黃疸者，或無熱，靖言了了，腹滿欲吐，鼻燥；其脉浮者先吐之，沉弦者先下之。（五）

酒疸，心中熱，欲嘔者，吐之愈。（六）

酒疸下之，久久爲黑疸，目青面黑，心中如啖蒜虀狀，大便正黑，皮膚爪之不仁，其脉浮弱，雖黑微黃，故知之。（七）

師曰：病黃疸，發熱煩喘，胸滿口燥者，以病發時火劫其汗，兩熱所得。然黃家所得，從濕得之。一身盡發熱而黃，肚熱，熱在裏，當下之。（八）

脉沉，渴欲飲水，小便不利者，皆發黃。（九）

腹滿，舌痿黃，燥不得睡，屬黃家。舌痿疑作身痿。（十）

黃疸之病，當以十八日爲期，治之十日以上瘥，反極爲難治。（十一）

疸而渴者，其疸難治，疸而不渴者，其疸可治。發於陰部，其人必嘔；陽部，其人振寒而發熱也。（十二）

穀疸之爲病，寒熱不食，食即頭眩，心胸不安，久久發黃爲穀疸，茵陳蒿湯主之。（十三）

茵陳蒿湯方

茵陳蒿六兩　梔子十四枚　大黃二兩

上三味，以水一斗，先煮茵陳，減六升，內二味，煮取三升，去滓，分溫三服。小便當利，尿如皂角汁狀，色正赤，一宿腹減，黃從小便去也。

黃家日晡所發熱，而反惡寒，此爲女勞得之；膀胱急，少腹滿，身盡黃，額上黑，足下熱，因作黑疸，其腹脹如水狀，大便必黑，時溏，此女勞之病，非水也。腹滿者難治。硝石礬石散主之。（十四）

硝石礬石散方

硝石　礬石（燒）等分

上二味，爲散，以大麥粥汁和服方寸匕，日三服。病隨大小便去，小便正黃，大便正黑，是候也。

酒黃疸，心中懊憹或熱痛，梔子大黃湯主之。（十五）

梔子大黃湯方

梔子十四枚　大黃一兩　枳實五枚　豉一升

上四味，以水六升，煮取二升，分溫三服。

諸病黃家，但利其小便；假令脉浮，當以汗解之，宜桂枝加黃耆湯主之。方見水病中。（十六）

諸黃，豬膏髮煎主之。（十七）

豬膏髮煎方

豬膏半斤　亂髮如雞子大三枚

上二味，和膏中煎之，髮消藥成，分再服，病從小便出。

黃疸病，茵陳五苓散主之。一本云茵陳湯及五苓散並主之。（十八）

茵陳五苓散方

茵陳蒿末十分　五苓散五分　方見痰飲中

上二物和，先食飲方寸匕，日三服。

黃疸腹滿，小便不利而赤，自汗出，此爲表和裏實，當下之，宜大黃硝石湯。（十九）

大黃硝石湯方

大黃　黃蘗　硝石各四兩　梔子十五枚

上四味，以水六升，煮取二升，去滓，內硝，更煮取一升，頓服。

黃疸病，小便色不變，欲自利，腹滿而喘，不可除熱，熱除必噦。噦者，小半夏湯主之。方見痰飲中。（二十）

諸黃，腹痛而嘔者，宜柴胡湯。必小柴胡湯，方見嘔吐中。（二十一）

男子黃，小便自利，當與虛勞小建中湯。方見虛勞中。（二十二）

【附方】

瓜蒂湯：治諸黃。方見暍病中。

千金麻黃醇酒湯：治黃疸。

麻黄三两

上一味，以美清酒五升，煮取二升半，顿服尽。冬月用酒，春月用水煮之。

【发病】

从本篇条文可知，黄疸病的发病与湿热、寒湿、火劫、燥结、劳伤、瘀热等多种病理因素有关，因而有湿热发黄、寒湿发黄、火劫发黄、燥结发黄、女劳发黄及中虚发黄等不同类型。然而，黄疸病终究以湿为主因，脾胃湿热、瘀热内阻为黄疸病的病机关键。黄疸病所涉脏腑重在脾胃，兼及于肝肾。黄疸经久不愈或误治，又有黑疸之转归。

**1. 湿为主因**

本篇第8条云"然黄家所得，从湿得之"，强调湿邪是导致黄疸病的关键，为本篇"诸病黄家，但当利其小便"的治法做了铺叙。后世医家在此基础上提出了"无湿不成疸"的理论。

**2. 外感邪气**

本篇第1条云："寸口脉浮而缓，浮则为风，缓则为痹。痹非中风。四肢苦烦，脾色必黄。"本条从脉象上阐述了风邪入里化热，与湿相合，湿热郁闭于脾是黄疸病形成的重要病理过程。正如尤怡《金匮要略心典》所论："风得湿而变热，湿应脾而内行，是以四肢不疼而苦烦，脾脏瘀热而色黄。"丹波元简《金匮要略辑义》亦云："今浮为风，缓为痹，非外证之中风，乃风热蓄于脾土。"《黄帝内经》记载了黄疸病因外感而得的观点。如《素问·玉机真脏论》云"今风寒客于外……发瘅"；《素问·六元正纪大论》云"溽暑至，大雨时行，寒热互至。民病寒热，嗌干，黄瘅"。仲景做了进一步阐述，其外感发黄的观点除本篇所论外，还散见于《伤寒论》太阳、阳明、太阴等篇。外感诸邪与内湿相互影响，郁滞于脾，郁久化热，熏蒸于外，可见身黄、重滞等湿郁诸症。

**3. 瘀热内阻**

本篇指出"瘀热"是黄疸病发病的另一关键病机，强调了发黄与血分的关系。唐宗海在《金匮要略浅注补正》中言："一个'瘀'字，便见黄皆发于血分，凡气分之热，不得称瘀。小便黄赤短涩，而不发黄者多矣。脾为太阴湿土，主统血。热陷血分，脾湿遏郁，乃发为黄。"由此可见，若湿热郁阻于气分，影响中焦受纳运化或下焦气化蒸腾，出现脘腹胀满、小便不利或泄泻等症状，未必出现发黄；只有湿热日久入里，瘀阻于血分才可发生黄疸。除湿热，寒湿亦可伤及血分，致使血分瘀滞而为黄疸。

**4. 脏腑虚损**

黄疸的发病与脏腑虚损亦有密切关系，具体包括以下两方面。

（1）脾胃虚损：黄疸之因多为饮食不洁（节），或饮酒过度，酿生湿热，损伤脾胃，脾胃受损则水湿运化不利，湿浊内生，郁而化热，熏蒸于脾，日久波及血分而发黄疸。对此，沈明宗在《金匮要略编注》中云"此以趺阳脉辨疸病在于脾胃也"。

（2）肾脏虚衰：女劳疸的发病多与肾脏虚衰有关，如本篇第14条云"此为女劳得之"，以及第2条"尺脉浮为伤肾"。房劳伤肾，或黄疸失治、误治，日久不愈波及于肾，均可导致肾阴阳受损。肾脏虚衰之黄疸在表现出身黄的同时可有额上黑之肾色上露的特征性症状。

综上所述，黄疸病的发生以湿邪为主因，外之邪气可入里与湿相合，内之脾胃受损、肾脏虚衰，总以湿浊瘀滞血分为病机关键。

**【辨病】**

**1. 辨湿兼寒热**

"然黄家所得，从湿得之"，表明黄疸病的发生与湿邪密切相关。然湿邪的来源有外感、内生之别，亦可发生寒化或热化。若中气实则病多在阳明胃，湿易发生热化而表现为湿热黄疸；中气虚则病多在太阴脾，湿易发生寒化而表现为寒湿黄疸。

（1）湿热发黄：湿热发黄是本篇所论黄疸病的主要病机，其病属阳明，可由素体湿热内盛所致，亦可由误治化热化燥所得。如第8条云："病黄疸，发热烦喘，胸满口燥者，以病发时火劫其汗，两热所得。"此类黄疸症状多表现为一身尽发黄且黄色鲜明如橘子色，腹满或腹痛拒按，口渴欲饮，身热烦躁不得眠，大便干结或溏而不爽，小便短赤，舌红苔黄腻，脉滑数有力。此类黄疸近似于后世之阳黄。

此外，湿热黄疸又有湿重于热、热重于湿、湿热并重、热盛里实之别，仲景在治疗上亦分而治之。

（2）寒湿发黄：寒湿发黄的病机多为素体中焦虚寒，或湿热黄疸误治损伤脾胃，导致中焦虚寒，湿从寒化。其症状多表现为黄色晦暗如烟熏，不欲饮食，躁不得眠，脘腹胀满，神疲倦怠，口不渴或渴喜热饮，手足不温，大便溏薄，小便淡黄不利，舌淡苔白腻，脉沉迟无力。此类黄疸近似于后世之阴黄，在本篇中论述较少。

**2. 辨脏腑病位**

由于黄疸病的病变脏腑可涉及脾胃及肾，其发病机制各有特点，故当明辨之。

（1）病在脾胃：仲景认为黄疸的病位主要在脾胃。该理论可溯源至《黄帝内经》，如《灵枢·经脉》云"脾所生病者……黄疸"。后世医家继承仲景之说，如成无己在《伤寒明理论》中云"大抵黄家属太阴，太阴者脾之经也，脾者土，黄为土色，脾经为湿热蒸之，则色见于外，必发身黄"。黄疸病变脏腑在脾胃可从以下三个方面解释：一者，脾属土，在色为黄。二者，脾恶湿，湿邪内郁于脾，下注膀胱多致小便色黄；脾主四肢、肌肉，湿热内困于脾，则四肢苦烦不安；脾统血，湿瘀血分，行于体表则见身尽黄。三者，脾胃为后天之本，气血生化之源。若脾胃虚衰，化源不足，则肌肤失养，土色外露，可见肤色黄而不泽之萎黄。

（2）肾虚萎黄与久病及肾：肾为先天之本，十二经脉之根，肾中阴阳精气易发生损耗。房劳、疲劳过度亦可损伤肾脏，此为"过劳伤肾"，由此发黄者证属女劳疸之变。此外，"五脏之伤，穷必及肾"。若脾虚气弱不能充养肾脏，亦可造成肾虚，从而引发萎黄。若黄疸病日久不愈，加之失治、误治，则易累及于肾，此即"久病及肾"。

**3. 辨预后转归**

（1）预后判断：本篇关于黄疸病预后的判断主要依据两个方面：①治疗十日后病情的瘥与剧：本篇第11条云："黄疸之病，当以十八日为期，治之十日以上瘥，反剧为难治。"这说明仲景认为黄疸病向愈或增剧，可以18日为一个期限。若经过治疗，10日左右症状减轻，为正胜邪退，预后较好；反之若病情加重，邪盛正虚，则预后较差。这提示黄疸病病程短者多易于治疗，病程长者则多邪盛正虚，难以治愈。②以口渴与否判断病位深浅程度：第12条云："疸而渴者，其疸难治；疸而不渴者，其疸可治。"口渴表明湿热黄疸日久化燥，里热炽盛，病位较深，病邪较重，则难治；反之，不渴则多提示里热不盛，病位较浅，病邪较轻，则易治。

（2）误治失治：本篇第7条云："酒疸下之，久久为黑疸。"黄疸病有可下之征者，下之黄退，但下法若运用不当，则可导致正气受损，湿热乘虚内陷血分，湿热与瘀血交蒸，日久可变为黑疸，症见面青目黑、皮肤爪之不仁、肤色黑中带黄、大便正黑等湿热瘀血交蒸于内之象。

**4. 辨兼证与变证**

（1）辨兼证：黄疸病初起若伴有恶风汗出、发热、脉浮之症，多属表虚内热不重；若在发病过程中，兼见往来寒热、胸胁苦满、腹痛而呕，则多提示土壅木郁，少阳失和，属黄疸兼少阳证；若迁延日久，出现大便秘结、少腹急满等症状，则多属黄疸兼胃肠燥结血瘀之证。

（2）识变证：太阴虚寒黄疸病，虽有腹满等症状，仍应治以温运脾阳、散寒除湿之法。若误用苦寒之剂，易使中焦阳气大伤，胃失和降，出现哕逆等症状，即本篇第20条所论。因此，针对黄疸腹满，当谨慎辨其寒热、虚实，再行治疗，以免造成误治及发生变证。

**【审证】**

本篇载方剂共13个，除小半夏汤治疗黄疸误治变生哕逆外，根据方药配伍特点与功效侧重，可将对应方证分为清热利湿退黄相关方证、攻下除湿退黄相关方证、和解退黄相关方证、补虚退黄相关方证、发汗除湿退黄相关方证、消瘀润导退黄相关方证、涌吐除湿退黄相关方证共7类，现就每类代表方证的辨证特点、方药配伍特色、临床应用与现代研究加以简述。

**1. 清热利湿退黄相关方证**

清热利湿退黄相关方证主要适用于黄疸病中的湿热俱盛、湿重于热及热重湿轻几种类型。清热利湿退黄相关方药主要通过清热利湿以退黄，药用茵陈、栀子、大黄等，代表方如茵陈蒿汤、茵陈五苓散等。

（1）茵陈蒿汤证：本方主要治疗黄疸病湿热俱盛之证，以身黄如橘子色、腹满、小便不利为主要症状表现，治疗以清热利湿退黄为法。茵陈蒿为治疗湿热黄疸要药，茵陈蒿汤重用之以清热利湿退黄。大黄入血分，活血化瘀，泻热退黄，与茵陈蒿相配，清湿热的同时可除血中瘀热，故"一宿腹减"而瘀热去。栀子清热除烦，利湿退黄，与茵陈蒿相配，清热利湿而通利三焦水道效果尤佳；与大黄配伍，则泻火除烦、凉血解毒之功更增。三药合用，可起到极佳的退黄效果，故本方有"湿热黄疸第一要方"之美誉。但三药性皆苦寒，易损伤脾胃，故服用时当注意保护脾胃，中病即止。需要注意的是，按原方剂量特点及方后注，茵陈用量宜大，且需久煎，以便更好发挥退黄的作用。

作为治疗黄疸的经典方剂，茵陈蒿汤对急性黄疸型肝炎、淤胆型肝炎、肝硬化、胆囊炎、胆石症等疾病引起的黄疸均有显著疗效。

（2）茵陈五苓散证：本方主要治疗湿热黄疸湿重于热之证，其症状可见全身发黄、黄色不甚鲜明、小便不利、食少脘痞、身重便溏、苔淡黄腻等，治疗以利湿清热为法。茵陈五苓散由茵陈蒿末与五苓散相合而成，其用量比为2∶1。方中重用茵陈蒿清热利湿退黄为主，辅以五苓散通阳化气、利水除湿，以增强淡渗利湿之力，使湿邪从小便而去，且猪苓利水而不伤阴，白术健脾燥湿、利水消肿，与茯苓相配使脾健湿化，运化有权，可防止因渗利导致正气过度损伤，为治疗湿热黄疸的常用方剂。

在临床运用过程中，若瘀热在里不去，湿重难化，病程尚短但黄疸较为严重者，可在茵陈五苓散的基础上酌加活血化瘀、芳香化浊之品，以达佳效。若太阴寒湿发黄证程度轻者，可改变茵陈蒿与五苓散的配比，以重用五苓散通阳利水除湿为主，辅以茵陈蒿清热利湿退黄，变清热利湿退黄为散寒除湿退黄，即《伤寒论》第 259 条"身目发黄……以寒湿在里不解故也……于寒湿中求之"的具体运用。后世医家在茵陈五苓散的基础上又衍生出茵陈术附汤、茵陈理中汤以治疗太阴虚寒所致的阴黄。

现代临床常用本方加减治疗黄疸型肝炎、药物性肝损伤、肝硬化腹水、高脂血症以及急性痛风性关节炎属湿重于热者。

（3）栀子大黄汤证：本方证主要为黄疸病湿热蕴结中焦、气机不利之热重湿轻证。本方证病位偏上，其症状主要为心中烦热疼痛，身黄如橘子色，身热不得眠，口渴，不思饮食，小便不利，或大便秘结等，治疗应以清热除烦、利湿退黄为法。栀子大黄汤由栀子豉汤合大黄、枳实而成。方中栀子、淡豆豉清心除烦，解心中烦热灼痛；大黄与枳实相配，攻下泻热，使热邪从肠腑而出；大黄与栀子相配，可起到泻火除烦、凉血解毒之效，可导湿热之邪从二便而去。

以上三个方证皆为湿热黄疸常见方证，均以身目发黄、色泽鲜明、小便不利为主要症状，属后世医家认为的阳黄证。其中，茵陈蒿汤以茵陈蒿为君药，适用于三焦湿热俱盛的黄疸病；茵陈五苓散重用茵陈蒿，辅以五苓散通阳利小便，淡渗利湿力强，适用于湿重于热的黄疸病；栀子大黄汤以栀子为君药，除烦泻热之力尤胜，适用于热重于湿的黄疸病。

**2. 攻下除湿退黄相关方证**

攻下除湿退黄相关方证主要适用于黄疸病中的热盛里实及湿瘀兼夹两种类型。攻下除湿退黄相关方药主要通过攻下之法使湿、热、瘀从二便排出，药用大黄配硝石、栀子配黄柏、硝石配矾石等，代表方如大黄硝石汤、硝石矾石散。

（1）大黄硝石汤证：本方证主要为黄疸病热重于湿，兼有里热成实之证，其主要症状为身黄如橘子色、自汗、小便短赤、腹部胀满疼痛拒按、大便干结、舌红苔黄、脉滑数有力等。治当以苦寒攻下、通腑泻热为法。方以性寒而趋下的大黄配伍硝石，攻下瘀热里实；再用栀子配黄柏清泻里热，兼以燥湿。四药合用，使湿、热、瘀之邪从二便而去，湿热黄疸自除，是"表和里实，当下之"的代表方剂。本证临床主要见于黄疸重证，如亚急性重症肝炎、急性传染性肝炎见大便燥结者。

（2）硝石矾石散证：本方证为女劳疸转变为黑疸兼瘀血湿热为患。临床可不必拘泥于女劳疸，凡属于湿热瘀血互结引起的黄疸病，症见黄疸反复不退、身黄晦暗、面额部鳌黑、脘腹胀满、大便色黑、时而溏泻、舌质紫暗等均可选用本方治疗。方中硝石破坚散积，消瘀活血；矾石化湿利水。二药皆为石药，易伤胃气，故以大麦粥汁和服以顾护脾胃又能缓硝石、矾石之悍性。三药合用，能消积化瘀，利湿除满，病随大小便去，以达退黄不伤胃气之效。

本方主要以治标为主，如遇脾虚、肾虚者，宜酌情配伍扶正固本之剂。西医学中的病毒性淤胆型肝炎、肝硬化腹水、胆结石、钩虫病、囊虫病等疾病均可酌情选用本方治疗。

**3. 和解退黄相关方证**

和解退黄法主要用于黄疸兼少阳证。黄疸病虽病在脾胃，但脾胃有邪易累肝胆，故黄疸病兼少阳证者最多，此时当予和解退黄相关方药进行治疗，可选用小柴胡汤或大柴胡汤加减治疗。

（1）小柴胡汤证：本方主要用于黄疸病过程中兼见往来寒热、胸胁苦满、腹痛而呕等少阳枢机不利表现者，治以和解少阳、疏肝健胃之法。小柴胡汤中柴胡配黄芩以解郁清里透邪，使气郁得伸，火郁得发；半夏配黄芩以辛开苦降，消胀除满；人参、大枣、甘草、生姜补虚和中，扶正祛邪。诸药合用，可达辛开、苦降、甘调之效，使三焦通畅，内外宣通，气机调和则黄自去。

（2）大柴胡汤证：本方证主要见于黄疸病属少阳阳明合病者，其症状特点为里热渐盛，腹痛便秘。本方为小柴胡汤去人参、甘草，加大黄、枳实、芍药，增量生姜而成。方中柴胡配黄芩以和解少阳，大黄、枳实泻阳明热结，芍药破结止痛，生姜配半夏和胃止呕，配大枣调和营卫。诸药同用，内外相合，既和解少阳，又泻阳明热结以退黄。临床上，大柴胡汤可用于治疗病毒性肝炎、急性胆囊炎、胆石症、急性胰腺炎、肝硬化等属少阳阳明合病者。

### 4. 补虚退黄相关方证

补虚退黄相关方证主要见于虚劳萎黄证。本篇第22条中的"男子黄"指萎黄，属脾胃虚弱、肌肤失于濡养之虚黄。代表方证如小建中汤证。

小建中汤证：本方证主要见于脾胃虚弱，气血亏虚，肌肤失养所致的虚黄证或萎黄证。其症状表现为皮肤发黄而无光泽，小便自利，伴有气短懒言，身体倦怠，食少便溏，或可见手足烦热、咽干口燥，舌淡苔薄，治宜补脾益胃、调和阴阳之法。小建中汤乃桂枝汤倍芍药，重用饴糖而成。方中饴糖甘润入脾能补虚乏；倍用芍药，以滋阴养营，且芍药尤长于补脾阴，与饴糖相配酸甘化阴；再配大枣益气生津，补脾和胃；用桂枝、生姜辛温益阳；用甘草补益脾气。如此则脾气得复，中气自立，肌肤得养，萎黄可愈。

现代临床中溶血性黄疸、黄疸病恢复期属气血亏虚、中焦虚寒者均可以本方加减治疗。此外，本方还广泛用于多种消化系统虚弱性病证、产后虚证等证属气血虚弱、中焦虚寒、阴阳失调者。

### 5. 发汗除湿退黄相关方证

此类方证多见于黄疸病初起，风湿邪气郁于肌表，伴恶风汗出、发热、脉浮等症状者。祛邪须因势利导，通过发汗之法，可使湿热之邪从毛窍而出，起到退黄作用。此乃黄疸病之变治法，对后世论治黄疸病大有启发。此类方证的代表方有桂枝加黄芪汤、麻黄醇酒汤。

（1）桂枝加黄芪汤证：本方主要用于治疗黄疸兼表虚，症见恶风汗出、发热、脉浮者，属表虚而内热不重之证。方中重用桂枝汤解肌发汗，调和营卫，佐以少量黄芪以益气固表祛湿，使邪去而表不伤。本方为辛温之剂，若属表实而内有湿热者，可用《伤寒论》中的麻黄连轺赤小豆汤治疗。

（2）麻黄醇酒汤证：本方证主要见于外感风寒，湿热在表，郁蒸而发为黄疸病者，症见身黄、发热、无汗、脉浮等。本方为附方，名曰千金麻黄醇酒汤。方中用麻黄发汗解表，辅以清酒助之开宣行散。陈灵石在《金匮方歌括》中对本方做了精辟剖析："麻黄轻清走表，乃气分之药，主无汗表实证。黄疸病不离湿热之邪，用麻黄醇酒汤者，以黄在肌表营卫之间，非麻黄不能走肌表，非美酒不能通营卫，故用酒煮，以助麻黄发汗，汗出则营卫通而内蕴之邪悉从外解耳。"但本方在黄疸病的治疗中应用较少。

### 6. 消瘀润导退黄相关方证

此类方证多见于胃肠燥结血瘀所致的萎黄证，其主要症状为肌肤萎黄不华、小便不利、少腹微满、大便干结不畅等，可用消瘀补虚之法治疗，代表方为猪膏发煎。

猪膏发煎证：本方主要用于胃肠燥结血瘀之萎黄证，由猪膏和乱发组成。猪膏润燥通便；乱发入阴血，活血消瘀通便。二药合用，可达补虚润燥、化瘀通便之效，使气血通畅，气化功能恢复，小便自利，则黄疸自消。需要注意，原文虽言"诸黄"，但本方并不适用于一切黄疸病，如湿热黄疸即不宜用。结合本篇条文布局以及本草文献中猪膏解毒功效的记载，有学者提出本方适用于黄疸病篇前部未详及治法的各类少见黄疸，尤其如各种动植物、矿物药的肝毒性诱发的黄疸。临床研究表明，本方可用于肝硬化腹水、慢性盆腔炎、老年性便秘等属津亏肠燥、血瘀发黄者。

**7. 涌吐除湿退黄相关方证**

涌吐除湿退黄法主要根据因势利导的原则，意在使水湿痰浊之邪随呕吐而出。本篇第 5 条"酒黄疸者，或无热……其脉浮者先吐之"，以及第 6 条"酒疸，心中热，欲呕者，吐之愈"，皆为涌吐除湿退黄法的相关应用。

*瓜蒂汤证*：瓜蒂汤为本篇附方。瓜蒂亦名瓜丁，别名苦丁香，味苦性寒有毒。《神农本草经》认为瓜蒂"主治大水，身面四肢浮肿，下水，杀蛊毒"。《伤寒类要》云其"治急黄喘息"。用瓜蒂汤治黄疸病，取其涌吐除湿以退黄之功，但体虚亡血者不宜使用。

临床有报道通过鼻腔吸入复方瓜蒂散治疗淤胆型高胆红素血症有一定效果，复方瓜蒂散口服也可以用于治疗急性或慢性肝炎及病毒性肝炎。

（王雪茜）

寸口脉動而弱，動即爲驚，弱則爲悸。（一）

師曰：夫脉浮，目睛暈黃，衄未止。暈黃去，目睛慧了，知衄今止。（二）

又曰：從春至夏衄者太陽，從秋至冬衄者陽明。（三）

衄家不可汗，汗出必額上陷，脉緊急，直視不能眴，不得眠。（四）

病人面無色，無寒熱。脉沉弦者，衄；浮弱，手按之絕者，下血；煩欬者，必吐血。（五）

夫吐血，欬逆上氣，其脉數而有熱，不得臥者，死。（六）

夫酒客欬者，必致吐血，此因極飲過度所致也。（七）

寸口脉弦而大，弦則爲減，大則爲芤，減則爲寒，芤則爲虛，寒虛相擊，此名曰革，婦人則半産漏下，男子則亡血。（八）

亡血不可發其表，汗出即寒慄而振。（九）

病人胸滿，脣痿舌青，口燥，但欲漱水不欲嚥，無寒熱，脉微大來遲，腹不滿，其人言我滿，爲有瘀血。（十）

病者如熱狀，煩滿，口乾燥而渴，其脉反無熱，此爲陰伏，是瘀血也，當下之。（十一）

火邪者，桂枝去芍藥加蜀漆牡蠣龍骨救逆湯主之。（十二）

桂枝救逆湯方

桂枝三兩（去皮）　甘草二兩（炙）　生薑三兩　牡蠣五兩（熬）　龍骨四兩　大棗十二枚　蜀漆三兩（洗去腥）

上爲末，以水一斗二升，先煮蜀漆，減二升，內諸藥，煮取三升，去滓，溫服一升。

心下悸者，半夏麻黃丸主之。（十三）

半夏麻黃丸方

半夏　麻黃等分

上二味，末之，煉蜜和丸小豆大，飲服三丸，日三服。

吐血不止者，柏葉湯主之。（十四）

柏葉湯方

柏葉　乾薑各三兩　艾三把

上三味，以水五升，取馬通汁一升，合煮取一升，分溫再服。

下血，先便後血，此遠血也，黃土湯主之。（十五）

黃土湯方　<sub>亦主吐血衄血</sub>

甘草　乾地黃　白术　附子（炮）　阿膠　黃芩各三兩　竈中黃土半斤

上七味，以水八升，煮取三升，分溫二服。

下血，先血後便，此近血也，赤小豆當歸散主之。<sub>方見狐蜜中。</sub>（十六）

心氣不足，吐血、衄血，瀉心湯主之。（十七）

瀉心湯方　<sub>亦治霍亂</sub>

大黃二兩　黃連　黃芩各一兩

上三味，以水三升，煮取一升，頓服之。


# 一、惊悸病

惊与悸是两种病证。惊指惊恐，精神不定，卧起不安；悸是自觉心中跳动不安。二者常相互联系，突然受惊，必然导致心悸；心悸又易并见惊恐，故多惊悸并称。本篇论惊悸虽仅 3 条，但概括了惊悸的成因与治疗，具有一定的启发性。

【发病】

从有关惊悸的原文，可窥仲景对惊悸病的认识，再结合其他篇章涉及惊悸证治的条文，可将惊悸的发病特点总结为以下 4 个方面。

**1. 惊由外界刺激**

惊是突然遭受外界刺激而引起的惊恐，精神不定，卧起不安。《素问·脉解》中"闻木音则惕然而惊者"，提出了惊的概念及致惊的原因。本篇承袭《黄帝内经》，言卒受外界惊恐刺激，导致心神不定。尤怡亦言："动即为惊者，因惊而脉动，病从外得。"

**2. 阳虚痰扰致惊**

本篇第 12 条"火邪者，桂枝去芍药加蜀漆牡蛎龙骨救逆汤主之"，文字甚简，当与《伤寒论》第 112 条互参。本证属于心阳虚，心神不敛，复被痰扰的惊狂证。从火劫发汗损伤心阳和此方的功效可知惊证也可由阳虚痰扰导致。

**3. 气血虚弱生悸**

本篇第 1 条云"寸口脉动而弱……弱则为悸"，揭示心悸的成因与心血虚弱有关。赵良仁言："悸自内恐而生，属阴，阴耗则脉弱。"李彣则谓："悸因气虚，故脉弱而无力。"《血痹虚劳病脉证并治》篇第 13 条小建中汤证候中的"悸"，以及《伤寒论》第 102 条"伤寒二三日，心中悸而烦者，小建中汤主之"，均可佐证气血虚弱可引发心悸。

**4. 痰饮凌心致悸**

本篇第 13 条云"心下悸者，半夏麻黄丸主之"，与首条"弱则为悸"对举，说明气血虚弱、痰饮凌心均可引起心悸。在《痰饮咳嗽病脉证并治》篇仲景已明确指出痰饮是致悸的常见原因，该篇第 12 条有"水停心下，甚者则悸"。

**【辨病】**

**1. 辨脉虚实**

列于本篇首条的"寸口脉动而弱,动即为惊,弱则为悸",为从脉象辨识惊和悸之大纲。寸口脉如豆粒转动的为动脉,属惊证;若细软无力,重按始见的为弱脉,属悸证。由于卒受惊恐,心无所倚,神无所归,心气乱而不能自持,故脉动摇不宁。若气血亏虚,心脉失于充养,脉气无力鼓动,脉必细软无力。脉动、脉弱作为诊断惊、悸的典型脉象,临证时还须四诊合参。

**2. 询因察由**

黄竹斋《伤寒杂病论集注》中的"《资生篇》曰:有所触而动曰惊,无所触而动曰悸;惊之证发于外……悸之证在于内",明确区分了惊与悸的不同成因。然而,病者是否突然遭受外界刺激,疾病发作时有无外因影响,唯有详细询问才可得知,故问起病之缘由,是诊察惊、悸必不可少的环节。

**3. 详看兼症**

本篇第12、13条原文都非常简略,或只言起因或仅述主症,然而参看《伤寒论》与《金匮要略》有关原文不难发现,诊治惊、悸,必细察兼症。如桂枝去芍药加蜀漆牡蛎龙骨救逆汤所治惊证可兼见阳虚表现及卧起不安等症状,半夏麻黄丸证或可兼呕吐痰涎、眩晕、心中痞、短气等。

**4. 辨悸部位**

《金匮要略》涉及悸证的原文不止本篇,《血痹虚劳病脉证并治》《奔豚气病脉证治》《痰饮咳嗽病脉证并治》等篇均有悸的内容。仲景论悸之部位,有心中悸、心下悸、脐下悸之分。心中悸多由心血亏虚,心神失养所致;后两者多系水饮妄动所为。因此,诊治悸怔时,应详辨悸所发生的部位,有助辨证。

**【审证】**

**1. 桂枝去芍药加蜀漆牡蛎龙骨救逆汤证**

本方主治火劫发汗太过,损伤心阳,神气浮越,兼痰浊内扰引起的惊狂、卧起不安等症。方用桂枝汤去阴柔之芍药以复受损之心阳;加牡蛎、龙骨重镇安神,固摄潜敛;蜀漆涤痰逐邪。全方具有通阳涤痰、重镇安神之功效。凡属心阳不足,痰浊内扰,心神不宁而见惊狂、卧起不安等症者,均可用之。

**2. 半夏麻黄丸证**

本方主治水饮导致的心下悸。方中麻黄与半夏相配,既能宣发阳气,又可蠲饮降逆。为防麻黄之辛过于发散阳气,故以蜜丸小量,缓缓图之。临床应用半夏麻黄丸首当明确悸的部位在心下,即胃脘处;其次为水饮致悸,必有饮邪内停之征,即或兼咳吐涎沫,或喘或呕,舌淡,苔白腻或白滑等。

# 二、吐衄下血病

吐血、衄血、下血,皆为血脉之病,同属血证范围。关于血证,《黄帝内经》早有记载。《灵枢·百病始生》云:"卒然多食饮则肠满,起居不节,用力过度,则络脉伤,阳络伤则血外溢,血外溢则衄血。阴络伤则血内溢,血内溢则后血。"因其发病机制和病变部位不同,故证有寒热虚实之分,治有温凉补泻之异。

**【发病】**

仲景对出血病证成因的论述不似《黄帝内经》详尽，原文中仅一条明确指出吐血原因，余如吐血、下血、衄血等需通过以方测证或由果析因加以推论。其发病特点体现为以下 3 个方面。

**1. 热迫血行致吐血、衄血**

通过对第 17 条"心气不足"的考校与解释，"心气不足"当改作"心气不定"，即心烦不安；结合该证主治方泻心汤的功效，可以推知火热迫血妄行是吐血、衄血的成因之一。

**2. 湿热熏灼致吐血、便血**

第 7 条指出："夫酒客咳者，必致吐血，此因极饮过度所致也。"酒性热而质湿，过饮极易酿生湿热。若酒毒湿热熏灼肺胃，则可致吐血。此外，无论是否饮酒，只要湿热蕴结大肠，伤及肠络，亦可导致大便出血，如第 16 条所论"下血，先血后便，此近血也，赤小豆当归散主之"即属此列。

**3. 阳虚失摄致吐血、便血**

本篇多处论及脏腑虚寒引起的出血，如第 14 条"吐血不止者，柏叶汤主之"，第 15 条"下血，先便后血，此远血也，黄土汤主之"。这两条原文虽未明述其成因，但柏叶汤温中止血，黄土汤温脾摄血，由此推之，此吐血、便血均系脾胃虚寒、血失统摄之故。而第 8 条之"寸口脉弦而大，弦则为减，大则为芤，减则为寒，芤则为虚，寒虚相击，此名曰革，妇人则半产漏下，男子则亡血"，直接指出脏腑虚寒，阳虚不能固摄阴血，是导致出血的常见原因。

**【辨病】**

**1. 察便血部位**

第 15 条云："下血，先便后血，此远血也。"第 16 条云："下血，先血后便，此近血也。"两条原文对举，提示对于大便出血者，可通过观察大便与出血的先后关系，初步判断出血的部位。

**2. 辨吐衄预后**

脉症合参是推断疾病预后与转归的重要方法。热性吐血、衄血证的热势则与其预后有关。第 2 条"师曰：尺脉浮，目睛晕黄，衄未止；晕黄去，目睛慧了，知衄今止"，说明通过观察有无肝经郁热上扰之目睛晕黄与相火不潜的尺脉浮，可以判断衄血预后。第 6 条"夫吐血，咳逆上气，其脉数而有热，不得卧者，死"，则凭借是否有脉数、身热、不得卧等脉症，判断其热有无鸱张之势，以预测吐血是否已临危候阶段。

**【审证】**

**1. 柏叶汤证**

本方主治中焦虚寒所致吐血证。方中侧柏叶苦、涩，微寒，性清凉而降，能直折上逆之势，而收敛止血；干姜辛热，温中止血；辅以艾叶温经止血；马通汁微温，能引血下行，亦善止血。四药合用，共奏引血归经、温中止血之效。现代临床报告此方用于治疗胃出血、消化道溃疡、汗疱疹、慢性子宫内膜炎、功能性子宫出血、血小板减少性紫癜等疾病而属虚寒出血者。临床表现为吐血反复发作，且每次吐血量不多，血色暗红或淡红，并伴面色萎黄、形倦神疲、舌淡苔白、脉虚数无力。

**2. 黄土汤证**

本方主治中焦虚寒，脾失统摄，血从下渗之便血证。方中灶心黄土与白术、甘草相配，补脾土而涩肠止血;炮附子性温,与白术、甘草共用,温助脾阳;地黄、阿胶滋养阴血,且能止血;以苦寒之黄芩为反佐尤妙,可避免附子等药温燥太过。本方温补与滋阴共用,温而不燥,滋而不滞,实为温阳养血止血之良方。此方主治大便出血,也可治疗符合上述病机的呕血、衄血乃至妇科出血、男科血精等多种出血性疾病。还有医家将本方用于久泻、产后呕吐、口腔溃疡、缺血性中风恢复期等。本证临床表现为便血色暗,面色萎黄,四肢不温,脉沉细或弱或沉缓,舌淡白,或伴脘腹冷痛或隐痛,喜温喜按。

### 3. 赤小豆当归散证

本方主治大肠湿热,迫血下行所致的便血,亦用于狐蜮病酿脓期的治疗,具有清热利湿、行血排脓的作用,体现了水(湿)血共治的特点,故尤怡称之为"排脓血除湿之良剂也"。方中赤小豆渗湿和血解毒,当归活血祛瘀生新,浆水清凉解毒。临床常用此方治疗痔疮下血、肛周脓肿、口腔溃疡、白塞病、尖锐湿疣、渗液性皮肤病、妇女前阴溃疡、男子阴茎溃烂、尿路感染、眼底出血等证属湿热浸淫血分者。本证主要表现有大便下血,色鲜红,或夹脓液,大便不畅,或伴腹痛,苔黄腻,脉濡数。

### 4. 泻心汤证

本方主治火热充斥,迫血妄行的吐血、衄血、便血、尿血等多种出血证。方中黄连泻心火,黄芩泻上焦火,大黄泻火消瘀而具釜底抽薪之功。全方虽无凉血止血之药,却能发挥止血之用,因本方可"直泻三焦之热,热去而吐衄自止矣"(《医宗金鉴》)。本方应用广泛,诸如痞证、血证、疔疮走黄、丹毒疔肿等证属火热充斥、迫血妄行者,均可应用。

## 三、瘀血病

瘀血之名,始于仲景,有关瘀血的多种治法,首推《金匮要略》。瘀血是血行不畅,阻滞于经络脏腑之间,或血不循经,溢于脉外,蓄积于体内所引起的病证。仲景根据瘀血形成的原因、瘀阻部位、瘀滞程度及病程久暂之不同,处以不同的治法,实开瘀血辨证论治之先河,为后世瘀血学说的发展奠定了坚实基础。

### 【发病】

本篇第10、11条详论瘀血的脉症,并明确提出"瘀血"病名,从原文中可窥仲景对瘀血的认识,再结合其他篇章涉及瘀血的条文,可将其发病特点概括为以下2个方面。

### 1. 半产致瘀

本篇没有对瘀血病证的发生进行阐述,但在其他篇章中有明确的记载。如《妇人杂病脉证并治》篇第9条云"曾经半产,瘀血在少腹不去",清晰地揭示了流产是导致瘀血的原因之一。

### 2. 因虚致瘀

《金匮要略》其他篇章多处提到与"瘀血"类似的"干血"。如《血痹虚劳病脉证并治》篇第18条指出:"五劳虚极羸瘦……食伤、忧伤、饮伤、房室伤、饥伤、劳伤、经络营卫气伤,内有干血。"从此条可见,劳伤脏腑经络,营卫气血虚损,亦可致瘀。

**【辨病】**

**望诊辨瘀**

本篇第 10 条指出："病人胸满，唇痿舌青，口燥，但欲漱水不欲咽，无寒热，脉微大来迟，腹不满，其人言我满，为有瘀血。"其中"唇痿舌青"和"口燥，但欲漱水不欲咽"，被认为是辨别瘀血的两大指征。此外，在其他篇章中也有瘀血症状的论述。如《血痹虚劳病脉证并治》篇第 18 条"肌肤甲错，两目黯黑"，《黄疸病脉证并治》篇第 7 条"目青面黑""大便正黑，皮肤爪之不仁"，都是瘀血见症，应前后互参，融会贯通。在诸多瘀血证候中，"唇痿舌青"是特异性指征，表现为舌质紫暗或舌边尖有青紫色瘀斑。其客观性强，有明确的诊断价值，故为诊断瘀血病证的重要依据。

（王雪茜）

# 呕吐哕下利病脉证治第十七

夫嘔家有癰膿，不可治嘔，膿盡自愈。（一）

先嘔却渴者，此爲欲解。先渴却嘔者，爲水停心下，此屬飲家。

嘔家本渴，今反不渴者，以心下有支飲故也，此屬支飲。（二）

問曰：病人脉數，數爲熱，當消穀引食，而反吐者，何也？師曰：以發其汗，令陽微，膈氣虛，脉乃數。數爲客熱，不能消穀，胃中虛冷故也。

脉弦者，虛也。胃氣無餘，朝食暮吐，變爲胃反。寒在於上，醫反下之，今脉反弦，故名曰虛。（三）

寸口脉微而數，微則無氣，無氣則榮虛，榮虛則血不足，血不足則胸中冷。（四）

趺陽脉浮而濇，浮則爲虛，濇則傷脾，脾傷則不磨，朝食暮吐，暮食朝吐，宿穀不化，名曰胃反。脉緊而濇，其病難治。（五）

病人欲吐者，不可下之。（六）

噦而腹滿，視其前後，知何部不利，利之即愈。（七）

嘔而胸滿者，茱萸湯主之。（八）

茱萸湯方

吳茱萸一升　人參三兩　生薑六兩　大棗十二枚

上四味，以水五升，煮取三升，溫服七合，日三服。

乾嘔，吐涎沫，頭痛者，茱萸湯主之。方見上。（九）

嘔而腸鳴，心下痞者，半夏瀉心湯主之。（十）

半夏瀉心湯方

半夏半升（洗）　黃芩　乾薑　人參各三兩　黃連一兩　大棗十二枚　甘草三兩（炙）

上七味，以水一斗，煮取六升，去滓，再煮取三升，溫服一升，日三服。

乾嘔而利者，黃芩加半夏生薑湯主之。（十一）

黃芩加半夏生薑湯方

黃芩三兩　甘草二兩（炙）　芍藥二兩　半夏半升　生薑三兩　大棗十二枚

上六味，以水一斗，煮取三升，去滓，溫服一升，日再夜一服。

諸嘔吐，穀不得下者，小半夏湯主之。方見痰飲中。（十二）

嘔吐而病在膈上，後思水者，解，急與之。思水者，豬苓散主之。（十三）

猪苓散方

猪苓　茯苓　白术各等分

上三味，杵爲散，飲服方寸匕，日三服。

嘔而脉弱，小便復利，身有微熱，見厥者，難治，四逆湯主之。（十四）

四逆湯方

附子一枚（生用）　乾薑一兩半　甘草二兩（炙）

上三味，以水三升，煮取一升二合，去滓，分温再服。强人可大附子一枚，乾薑三兩。

嘔而發熱者，小柴胡湯主之。（十五）

小柴胡湯方

柴胡半斤　黄芩三兩　人參三兩　甘草三兩　半夏半斤　生薑三兩　大棗十二枚

上七味，以水一斗二升，煮取六升，去滓，再煎取三升，温服一升，日三服。

胃反嘔吐者，大半夏湯主之。《千金》云：治胃反不受食，食入即吐。《外臺》云：治嘔，心下痞鞕者。
（十六）

大半夏湯方

半夏二升（洗完用）　人參三兩　白蜜一升

上三味，以水一斗二升，和蜜揚之二百四十遍，煮藥取二升半，温服一升，餘分再服。

食已即吐者，大黄甘草湯主之。《外臺》方：又治吐水。（十七）

大黄甘草湯方

大黄四兩　甘草一兩

上二味，以水三升，煮取一升，分温再服。

胃反，吐而渴欲飲水者，茯苓澤瀉湯主之。（十八）

茯苓澤瀉湯方　　《外臺》云：治消渴脉絕，胃反吐食之，有小麥一升。

茯苓半斤　澤瀉四兩　甘草二兩　桂枝二兩　白术三兩　生薑四兩

上六味，以水一斗，煮取三升，内澤瀉，再煮取二升半，温服八合，日三服。

吐後，渴欲得水而貪飲者，文蛤湯主之。兼主微風，脉緊，頭痛。（十九）

文蛤湯方

文蛤五兩　麻黄　甘草　生薑各三兩　石膏五兩　杏仁五十枚　大棗十二枚

上七味，以水六升，煮取二升，温服一升，汗出即愈。

乾嘔，吐逆，吐涎沫，半夏乾薑散主之。（二十）

半夏乾薑散方

半夏　乾薑各等分

上二味，杵爲散，取方寸匕，漿水一升半，煎取七合，頓服之。

病人胸中似喘不喘，似嘔不嘔，似噦不噦，徹心中憒憒然無奈者，生薑半夏湯主之。
（二十一）

生薑半夏湯方

半夏半斤　生薑汁一升

上二味，以水三升，煮半夏，取二升，内生薑汁，煮取一升半，小冷，分四服，日三夜一服。止，停後服。

乾嘔、噦，若手足厥者，橘皮湯主之。（二十二）

橘皮湯方

橘皮四兩　生薑半斤

上二味，以水七升，煮取三升，溫服一升，下咽即愈。

噦逆者，橘皮竹茹湯主之。（二十三）

橘皮竹茹湯方

橘皮二升　竹茹二升　大棗三十枚　生薑半斤　甘草五兩　人參一兩

上六味，以水一斗，煮取三升，溫服一升，日三服。

夫六府氣絕於外者，手足寒，上氣，腳縮；五藏氣絕於內者，利不禁，下甚者，手足不仁。（二十四）

下利脉沉弦者，下重；脉大者，爲未止；脉微弱數者，爲欲自止，雖發熱不死。（二十五）

下利手足厥冷，無脉者，灸之不溫。若脉不還，反微喘者，死。少陰負趺陽者，爲順也。（二十六）

下利有微熱而渴，脉弱者，今自愈。（二十七）

下利脉數，有微熱，汗出，今自愈；設脉緊，爲未解。（二十八）

下利脉數而渴者，今自愈；設不差，必清膿血，以有熱故也。（二十九）

下利脉反弦，發熱身汗者，自愈。（三十）

下利氣者，當利其小便。（三十一）

下利，寸脉反浮數，尺中自濇者，必清膿血。（三十二）

下利清穀，不可攻其表，汗出必脹滿。（三十三）

下利脉沉而遲，其人面少赤，身有微熱，下利清穀者，必鬱冒，汗出而解。病人必微熱，所以然者，其面戴陽，下虛故也。（三十四）

下利後脉絕，手足厥冷，晬時脉還，手足溫者生，脉不還者死。（三十五）

下利腹脹滿，身體疼痛者，先溫其裏，乃攻其表。溫裏宜四逆湯，攻表宜桂枝湯。（三十六）

四逆湯方　　方見上

桂枝湯方

桂枝三兩（去皮）　芍藥三兩　甘草二兩（炙）　生薑三兩　大棗十二枚

上五味，㕮咀，以水七升，微火煮取三升，去滓，適寒溫服一升，服已須臾，啜稀粥一升，以助藥力，溫覆令一時許，遍身漐漐微似有汗者，益佳，不可令如水淋漓。若一服汗出病差，停後服。

下利三部脉皆平，按之心下堅者，急下之，宜大承氣湯。（三十七）

下利，脉遲而滑者，實也，利未欲止，急下之，宜大承氣湯。（三十八）

下利，脉反滑者，當有所去，下乃愈，宜大承氣湯。（三十九）

下利已差，至其年月日時復發者，以病不盡故也，當下之，宜大承氣湯。（四十）

大承氣湯方　見痙病中

下利譫語者，有燥屎也，小承氣湯主之。（四十一）

小承氣湯方

大黃四兩　厚朴二兩（炙）　枳實大者三枚（炙）

上三味，以水四升，煮取一升二合，去滓，分溫二服。得利則止。

下利便膿血者，桃花湯主之。（四十二）

桃花湯方

赤石脂一斤（一半剉，一半篩末）　乾薑一兩　粳米一升

上三味，以水七升，煮米令熟，去滓，溫七合，內赤石脂末方寸匕，日三服；若一服愈，餘勿服。

熱利下重者，白頭翁湯主之。（四十三）

白頭翁湯方

白頭翁二兩　黃連　黃蘗　秦皮各三兩

上四味，以水七升，煮取二升，去滓，溫服一升；不愈，更服。

下利後更煩，按之心下濡者，爲虛煩也，梔子豉湯主之。（四十四）

梔子豉湯方

梔子十四枚　香豉四合（綿裹）

上二味，以水四升，先煮梔子，得二升半，內豉，煮取一升半，去滓，分二服，溫進一服，得吐則止。

下利清穀，裏寒外熱，汗出而厥者，通脉四逆湯主之。（四十五）

通脉四逆湯方

附子大者一枚（生用）　乾薑三兩（强人可四兩）　甘草二兩（炙）

上三味，以水三升，煮取一升二合，去滓，分溫再服。

下利肺痛，紫參湯主之。（四十六）

紫參湯方

紫參半斤　甘草三兩

上二味，以水五升，先煮紫參，取二升，內甘草，煮取一升半，分溫三服。疑非仲景方。

氣利，訶梨勒散主之。（四十七）

訶梨勒散方

訶梨勒十枚（煨）

上一味，爲散，粥飲和，頓服。疑非仲景方。

### 【附方】

千金翼小承氣湯：治大便不通，噦數譫語。方見上。

外臺黃芩湯：治乾嘔下利。

黃芩　人參　乾薑各三兩　桂枝一兩　大棗十二枚　半夏半升

上六味，以水七升，煮取三升，溫分三服。

## 一、呕吐病

"呕吐"病名最早由仲景提出，并设本篇专门论述，篇中根据呕吐的表现，有"呕""吐""干呕""胃反"之名。本篇所论呕吐分为虚寒证、实热证、寒热错杂证和水饮内停证。

【发病】

**1. 胃气上逆为本**

呕吐的发生总不离胃，既有脾胃本身疾患所致，亦有他脏有病影响于胃而成，但总以胃失和降、气逆于上为基本病机。

（1）胃气虚寒致呕吐：第3、4、5条所论均与虚寒胃反相关。胃反可由误治而致，胃阳损伤甚则胃阳衰微，胃中虚冷，不能受纳腐熟水谷，即所谓"胃气无余，朝食暮吐，变为胃反"。"涩则伤脾，脾伤则不磨"，强调脾气不足或脾阴被伤，脾胃两虚亦可出现胃反，其病以"朝食暮吐，暮食朝吐，宿谷不化"为主症，又云"寒在于上，医反下之，今脉反弦，故名曰虚"。第8条呕吐病机为胃阳不足，寒饮内停，胸阳被郁。第9条为胃阳不足，肝经寒气犯胃，寒饮上逆。第20条为中阳不足，寒饮停胃。上述条文均属中阳不足所致的胃寒呕吐。

（2）胃有实热致呕吐：第11条是邪热内犯胃肠而呕利并见。第17条是胃肠实热积滞，腑气不通，热壅气逆，故食已即吐。两者均属肠中有热，上犯于胃之呕吐。第15条"呕而发热者"是热郁少阳，邪热迫胃，胃气上逆之呕吐。第19条是里有郁热，兼有表寒之呕吐，可视为呕吐后出现的一种变证。

（3）寒热错杂致呕吐：第10条"呕而肠鸣，心下痞者"，是寒热互结中焦，脾胃升降失常，脾失升清，胃失和降，故致呕吐肠鸣、心下痞诸症。

**2. 饮邪致呕为要**

本篇第2、8、9、12、13、18、20、21条，从多个角度对水饮致呕详加辨析，其辨证要点是口渴与否。条文提出先呕却渴、先渴却呕、呕后反不渴3种情况，分别为"欲解""水停心下，此属饮家""心下有支饮"。在证治方药上，第12条云："诸呕吐，谷不得下者，小半夏汤主之。"仲景以小半夏汤治"诸呕吐"，一是因本方为止呕良方；二是就杂病而言，寒饮停胃者较为多见。第13条"呕吐而病在膈上"，初愈"思水者"，仍应从饮邪治疗，以防止饮邪再停致病复发。第18条是饮阻气逆而渴呕并见。第20条为中阳不足，寒饮不化，胃寒气逆致呕。第21条为寒饮搏结于胸中，阻滞气机之升降。以上条文都充分体现了仲景论呕吐发病重视水饮的特点。

**【辨病】**

**1. 辨呕吐之因**

根据呕吐的特点和伴随症状可辨别寒热属性及邪气性质，以审因论治，治病求本。第 1 条"夫呕家有痈脓，不可治呕，脓尽自愈"，意在说明不可见呕止呕，应防止闭门留寇之弊。仲景论痰饮呕吐时，还关注了呕与渴的关系，或呕后不渴，或先渴却呕，或吐而渴欲饮水的呕渴交替，如第 2、18、19 条。这些条文均从呕渴出现的先后及呕后是否欲饮来审证求因、推测预后、辨证选方，临床有一定参考价值。

**2. 辨胃反**

本篇言"胃反"者，一指胃反病证，一指胃反症状。第 3、4、5、16 条论胃反病证，其呕吐的特点是"朝食暮吐，暮食朝吐，宿谷不化"。此种呕吐因于脾胃虚寒，不能腐熟运化水谷，反出于胃，病情较重。若脉转为紧涩，紧主寒，为阳虚，涩主津亏阴伤，其病伴形体消瘦，乏力，大便燥结，粪如羊屎，舌淡红，脉细弱，是病情进展，病势深重，故云"其病难治"。第 18 条所言"胃反"，指一种症状，即反复呕吐之意。本条以"吐而渴欲饮水"，呕渴交替为特征，是中阳不足，胃中停饮，饮阻气逆所致，病势多缓，预后较好。

**3. 辨呕吐用下法之宜忌**

第 6 条云："病人欲吐者，不可下之。"患者欲吐，是病邪在胃，病位偏上，当从胃治，不可逆其病势，故禁用下法。若无腑气不通、浊气上冲症状者，亦不可用攻下之法。当然，若呕吐是肠间实热邪气停滞所致，又不可拘泥此说。如第 17 条"食已即吐"，因肠中实热积滞，腑气不通，浊气犯胃而致，又以下法治之。

**【审证】**

**1. 小半夏汤证**

本方主治寒饮停胃所致呕吐，以呕吐清水痰涎为特征，多伴有不能纳谷、口不渴、心下痞之症。本证由胃中停饮，饮气上逆所致。方中半夏开结化饮、降逆和胃，生姜散寒和胃止呕，共奏温化水饮、降逆止呕之功。

**2. 生姜半夏汤证**

本方重用生姜且取汁，在于辛散寒饮郁结，以舒展胸中阳气，畅达气机，治疗寒饮搏结于胸证。胸中阳气受阻，阻滞气机之升降，则见"似喘不喘，似呕不呕，似哕不哕，彻心中愦愦然无奈"。

**3. 半夏干姜散证**

本方由半夏和干姜两味药组成，治疗中阳不足、寒饮内停之呕吐。干姜配半夏，以温中散寒化饮，和胃降逆止呕；浆水甘酸，调中安中，用之煮散。本方主治病证除呕吐涎沫外，还可见胃脘冷痛，喜温畏寒，干呕，口淡不渴，舌淡，苔滑，脉缓滑等。

**4. 茯苓泽泻汤证**

本方主治胃中停饮，呕渴并见的呕吐病证。反复呕吐，呕渴交替，其病机在于中阳不运，饮停气逆。其辨证要点为反复呕吐，吐出清水痰涎或夹杂食物，还可见胃脘痞满、头眩、心悸、口淡无味、舌质淡红、苔薄而润、脉缓而滑等。本方由苓桂术甘汤加泽泻、生姜组成，泽泻长于淡渗利饮，生姜长于温胃散饮、和胃止呕。诸药合用，使脾气健，饮邪去，胃气和，则呕渴自愈。

**5. 猪苓散证**

第13条论述饮邪内停致呕的调治方法。呕后饮去，病解思水，当"少少与饮之，令胃气和则愈"，因此时胃阳初复，当防新饮复生，故用猪苓散杜绝病根。方中茯苓、白术不仅能促使中阳恢复健运，亦可化湿利水，又加猪苓淡渗利水，三药合用，气化水行，新饮不生，可避免呕吐复发。三味为散亦取"散者散也"，以散水饮之意。

**6. 吴茱萸汤证**

本方主治中焦有寒、胃气上逆之呕吐，由吴茱萸、人参、生姜、大枣组成，能温中散寒、降逆止呕，用于胃虚寒凝的呕吐、胸满，以及肝寒犯胃、寒饮上逆的干呕、吐涎沫、头痛。

**7. 黄芩加半夏生姜汤证**

本方是黄芩汤加半夏、生姜组成。饮食所伤，湿热蕴结，肝胆不和，热犯胃肠，升降失调，胃气上逆，故干呕；邪热下迫，大肠传导失常则下利；因有邪热，故当伴腹痛、利下热臭垢积或发热等症。治用黄芩加半夏生姜汤，以黄芩汤清热止利为主，辅以半夏、生姜降逆止呕。

**8. 小柴胡汤证**

本方主治少阳郁热犯胃"呕而发热"，其发热为往来寒热，并伴口苦咽干、胸胁苦满、心烦喜呕等。欲止其呕，必解其少阳邪热，故予小柴胡汤和解少阳，和胃降逆。

**9. 大黄甘草汤证**

本条论述胃肠实热呕吐的证治。实热壅阻胃肠，腑气不通，在下则肠失传导而便秘；在上则胃气不降，火性急迫上冲，故食入于胃，旋即尽吐而出。大黄甘草汤泻热去实，使实热去，大便通，胃气和，则呕吐自止。方中大黄荡涤肠胃实热，推陈出新；甘草缓急和胃，安中益气，使攻下而不伤胃。呕吐之因在下，故用之通腑泻热。

**10. 半夏泻心汤证**

本方是治疗寒热互结于中焦，气机升降失调所致呕吐病证的常用方剂。全方寒温并用，辛开苦降，对后世医家影响较大。叶天士、吴塘、薛生白、王孟英等温病学家，都曾宗本方而化裁苦辛宣泄、苦降辛开、苦降辛通等法为治。临床以呕吐、心下痞满、肠鸣下利、大便不实等为本方主症。

**11. 大半夏汤证**

本方为治疗虚寒胃反的主方。胃反以朝食暮吐、暮食朝吐、宿谷不化为主症，还可见心下痞硬、倦怠乏力、少气、形体消瘦、大便燥结如羊屎等症状，兼见面色不华、舌淡苔白、脉细等。大半夏汤重用半夏和胃降逆，人参温中补虚，白蜜补虚润燥。

**12. 四逆汤证**

本方主治呕吐伴小便清长、四肢厥冷、身有微热之症。患者阳气衰微，阴盛格阳，阴寒上逆，并有虚阳外脱之势。本证虽见呕吐，但病机关键在阳气衰微，故不用降逆止呕，而以回阳救逆为治。

**13. 文蛤汤证**

本方用于"吐后，渴欲得水而贪饮者"。此乃热郁于内，邪热迫胃，故见呕吐；热灼津液，故吐后而口渴贪饮。文蛤汤由大青龙汤去桂枝加文蛤组成，文蛤生津止渴。全方功能清泻郁热、透表达邪。

## 二、哕病

哕在《黄帝内经》中已有记载,《金匮要略》将其作为一个独立病证。本篇论述腑气不通、胃寒、胃虚夹热 3 种类型,分别治以通利二便、理气散寒、补虚清热等法。

【发病】

**1. 哕分虚实寒热**

哕即呃逆,是胃气上逆动膈所致,表现为气逆上冲,多见喉间呃呃连声,声短而频,不能自制。哕之发病有虚实寒热之别,第 22 条和第 23 条一寒一热。前者为寒气袭胃,气逆动膈致哕,属实;后者为胃虚夹热,胃气上逆致呃,属虚实夹杂。

**2. 下部不利致哕**

第 7 条"哕而腹满,视其前后,知何部不利,利之即愈",哕与腹满并见,腹满为哕之因,此哕缘于下部之浊气上逆。

【辨病】

**1. 下部不利视其前后**

第 7 条针对下部不利致哕与腹满并见提出治法。腹满为因,病在下部。下部不利分两种情况。一者,膀胱之腑水道不利,即在前之小便不利;二者,肠腑谷道不利,即在后之大便不通。腑气不通,浊气上逆,逆而上冲,则发为哕逆。

**2. 别虚实寒热**

本病仅设两方,第 22 条属实,为胃寒气逆动膈致哕,病情轻浅,故云"下咽即愈";第 23 条以虚为主,为胃虚有热、气逆上冲致哕,伴有虚烦、口干、少气、脉虚数等,多见于久病体弱或大吐下后正虚者。橘皮汤与橘皮竹茹汤,一温一清。前方散寒降逆、通阳和胃,属温散降逆之法,用于胃被寒郁,气机冲逆之干呕、哕逆之证;后方清热补虚、和胃降逆,属清补降逆之法,用于胃虚有热、气逆作呃之证。

【审证】

**1. 橘皮汤**

本方主治胃寒气逆而干呕、哕者。若寒气滞于胸膈,胸阳不能伸展,寒气上逆则作呕;寒气闭阻于胃,中阳被郁,阳气不能达于四末,则手足厥冷。治以橘皮汤散寒降逆,通阳和胃。方中橘皮理气和胃,生姜散寒降逆止呕,二味合用,使寒去阳通,胃气和降,则干呕、哕与厥冷自愈。

**2. 橘皮竹茹汤**

原文叙证较简,以方测证,可知本方主治胃中虚热、气逆上冲所致的呃逆,可伴有虚烦不安、少气、口干、手足心热、脉虚数等症。治用橘皮竹茹汤补虚清热,和胃降逆。后世医家多有化裁,如宋代严用和之橘皮竹茹汤为本方去大枣,加赤茯苓、枇杷叶、麦冬、半夏而成,主治胃热多渴、呕哕不食者;吴塘《温病条辨》之新制橘皮竹茹汤也系本方去人参、甘草、大枣,生姜改用生姜汁,加柿蒂组成,主治胃热呃逆而胃气不虚者。

## 三、下利病

下利病包括后世泄泻和痢疾两种疾病，本篇下利可概括为虚寒、湿热、实热3类。

【发病】

**1. 脾肾虚寒**

本篇论述下利的原文有24条，其中属虚寒性质的有12条，对于此类下利，仲景多责之于脾肾。

**2. 湿热蕴结**

本篇涉及湿热下利的有第25、29、32、43、46条5条原文，其下利类似于后世的痢疾。魏荔彤注第25条时指出："此滞下之病，非飧泄之病也。"陈修园分析第43条证候的病机为："热利下重者，热邪下入于大肠。""热利"二字，概括了该条证属实热，有别于虚寒下利，其中还有湿邪作祟，这从白头翁汤方的主治病证中可以窥知。尤怡深谙仲景之意，认为"此湿热下注，及伤寒热邪入里作利者之法"。

**3. 实热积滞**

本篇第37、38、39、40、41条还论述了实热、宿食、燥屎等有形之实邪引起的下利。例如，徐彬注第37条指出"此言下利有实邪者"；沈明宗认为第38条证候"亦食滞之利也"；程林分析第39条证候时说"滑为有宿食"；吴谦解释第40条证候为"下利差后，至其或年，或月，或日而复发其利者，此宿食积病，攻之不尽故也"；第41条原文明言"下利谵语者，有燥屎也"，曹家达认为"此即世俗所谓热结旁流"。这类下利可能包括后世的泄泻与休息痢。

【辨病】

**1. 辨脓血**

本篇的下利病包括泄泻和痢疾，二者虽病位均在肠间，但发生发展规律不同，治疗也有异，故首当别之，大便中有无脓血是辨别之关键。症见大便次数增多、质地稀薄而无脓血者为泄泻，有脓血者为痢疾。本篇第36、37、38、39、41、44、45条所论均属泄泻，其主症仅言下利或伴腹痛等；而第25、29、32、42、43、46条之病证当为痢疾，因有脓血、里急后重等主症。

**2. 平脉观预后**

下利病证的基本病机总属大肠传导失职，若病情较重或日久不愈，易伤及正气，故邪正的消长决定着下利病证的预后良恶，而仲景在判断邪正消长变化和预后转归时，尤其重视脉象。例如，第25条指出湿热痢疾"脉大者，为未止；脉微弱数者，为欲自止"，提示实证下利，脉大者，邪气盛，病未止；脉微弱数者，邪气去，病向愈。第27条指出"下利有微热而渴，脉弱者，今自愈"，表明虚寒下利出现微热、口渴为阳气来复之兆，再见脉弱，是邪气亦衰，故病将愈。类似据脉察正邪消长判断预后的条文还有第26、28、29、30、35条。

【审证】

**1. 大承气汤和小承气汤**

两方均用于邪实内结于肠的下利病，属通因通用之法。

### 2. 白头翁汤

本方用于"热利下重者"，症见下利脓血、其色鲜艳、肛门灼热、腹痛、里急后重、舌红苔黄腻、脉数等，是由于湿热蕴结大肠，阻滞气机，热壅血郁，腐灼肠道脉络而致。

### 3. 四逆汤

在下利病中，本方用于虚寒下利兼表而里虚为急者。病为脾肾阳虚，阴寒内盛，复兼表证。因里之虚寒为急，故先救里后治表，用四逆汤温里回阳；待阳复利止，里阳充实，表证仍在者，再用桂枝汤解表散邪，调和营卫。

### 4. 通脉四逆汤

本方主治脾肾虚寒、阴盛格阳、真寒假热之下利危急重症。本方较四逆汤重用附子，倍用干姜，以急祛内寒，破阴回阳，通达内外。

### 5. 桃花汤

本方温中涩肠固脱，主治虚寒下利脓血之证，适宜于久利不止、脾胃虚寒、气血不固、滑脱不禁者。方中赤石脂涩肠固脱，干姜温中散寒，粳米养胃和中。

### 6. 诃梨勒散

本方主治久病中气虚寒、气虚肠滑不固之气利。该证以利下无度、滑脱不禁为特点。诃梨勒即诃子，煨用之专以涩肠固脱止利，并用粥饮和服，取其益肠胃而补中气，达到涩肠止利、收敛固脱之功。本方临床也可用于虚脱不禁之久咳、久泻，须确属纯虚无邪者方可用之。

### 7. 栀子豉汤

本方在下利病中为利后更烦而设，功能清透泻热、解郁除烦。方中栀子质禀轻浮，可清心除烦；豆豉清薄宣透，能解胸中郁热。仲景将二药合用，专治心胸中无形之郁热内扰引起的心烦、懊憹等。

（钟相根）

# 疮痈肠痈浸淫病脉证并治第十八

諸浮數脉，應當發熱，而反洒淅惡寒，若有痛處，當發其癰。（一）

師曰：諸癰腫，欲知有膿無膿，以手掩腫上，熱者爲有膿，不熱者爲無膿。（二）

腸癰之爲病，其身甲錯，腹皮急，按之濡，如腫狀，腹無積聚，身無熱，脉數，此爲腸內有癰膿，薏苡附子敗醬散主之。（三）

薏苡附子敗醬散方

薏苡仁十分　附子二分　敗醬五分

上三味，杵爲末，取方寸匕，以水二升，煎減半，頓服。小便當下。

腸癰者，少腹腫痞，按之即痛如淋，小便自調，時時發熱，自汗出，復惡寒。其脉遲緊者，膿未成，可下之，當有血。脉洪數者，膿已成，不可下也。大黃牡丹湯主之。（四）

大黃牡丹湯方

大黃四兩　牡丹一兩　桃仁五十個　瓜子半升　芒硝三合

上五味，以水六升，煮取一升，去滓，内芒硝，再煎沸，頓服之，有膿當下；如無膿，當下血。

問曰：寸口脉浮微而澀，然當亡血，若汗出。設不汗者云何？答曰：若身有瘡，被刀斧所傷，亡血故也。（五）

病金瘡，王不留行散主之。（六）

王不留行散方

王不留行十分（八月八日採）　蒴藋細葉十分（七月七日採）　桑東南根白皮十分（三月三日採）　甘草十八分　川椒三分（除目及閉口者，汗）　黃芩二分　乾薑二分　芍藥二分　厚朴二分

上九味，桑根皮以上三味燒灰存性，勿令灰過；各別杵篩，合治之爲散，服方寸匕。小瘡即粉之，大瘡但服之，產後亦可服。如風寒，桑東根勿取之。前三物皆陰乾百日。

排膿散方

枳實十六枚　芍藥六分　桔梗二分

上三味，杵爲散，取雞子黃一枚，以藥散與雞黃相等，揉和令相得，飲和服之，日一服。

排膿湯方

甘草二兩　桔梗三兩　生薑一兩　大棗十枚

上四味，以水三升，煮取一升，温服五合，日再服。

浸淫疮，從口流向四肢者，可治；從四肢流來入口者，不可治。（七）

浸淫疮，黄連粉主之。方未見。（八）

## 一、疮痈病

痈有内痈和外痈之分。内痈指发生于脏腑内部的痈肿，如肺痈、肠痈。本节讨论的是外痈，指发生在体表皮肉间的痈肿。其特点是局部光软无头，红肿疼痛（少数初起皮色不变），或伴有恶寒、发热、口渴等全身症状。

【发病】

文中论述疮痈的条文一共有 2 条，关于疮痈发病特点的认识可归纳为以下两个方面。

**1. 营卫郁阻，气血凝滞发为痈肿**

本篇第 1 条论述痈肿初期的脉症。浮数脉提示外感表热，应以发热为重，但恶寒突出，应考虑有无痈肿发生。痈肿局部热毒壅滞，营卫郁阻，气血凝滞，以致红肿热痛，是此期的关键病理环节。

**2. 热毒结聚，血肉腐败酿生痈脓**

第 2 条 "热者为有脓，不热者为无脓"，指出通过以手触按体表患处温度可判断痈肿成脓与否，还揭示了痈脓形成的病机。手按患处有明显热感，表明内在热毒已结聚，必致血肉腐败发生痈脓。正如《灵枢·痈疽》所言："大热不止，热胜则肉腐，肉腐则为脓。"

【辨病】

**1. 参脉症，辨内外科病**

本篇第 1 条体现了脉症合参这一特点。"诸浮数脉，应当发热，而反洒淅恶寒，若有痛处，当发其痈。" 条文论述了痈肿初起时的脉症。脉浮数，既可主表热，也可主痈肿，故临证见此脉当别之。表热证见脉浮数外，应伴发热，其身痛不局限于某处，即 "一身尽疼"，而症见洒淅恶寒，不能自持，说明不是一般的外感表热。"若有痛处" 即痈肿的主症，因其痛在局部，由热毒内壅、营卫郁滞所致。

**2. 按肌肤，察有脓无脓**

本篇首次提出按诊辨脓的方法。按诊辨脓是医者运用手和指端的感觉，对患者体表痈肿部位进行触摸按压的检查方法，属于切诊中的按诊。"有诸内，必形诸外。" 既然内有热毒积聚，血肉腐败，故在外可根据病变局部的热感来辨别脓的有无。第 2 条即指出通过触按痈肿表面皮肤感知热度，热感明显的，为热毒已聚，有脓；无热感的，是热毒未聚，无脓。从外科学看，这一时期的辨脓法尚处于初步形成阶段，但对后世外科学的手法辨脓具有积极的启发作用。

## 二、肠痈病

肠痈属内痈之一，临床表现以少腹肿胀、痞满疼痛为主症。本篇论述了肠痈的脉症及其辨治。

**【发病】**

**营卫壅阻，热毒结聚在肠**

肠痈的发生与热毒内结，营卫壅阻有关。本篇第4条所言"时时发热，自汗出，复恶寒"，显然非邪在肌表之征，而是热毒内蒸营阴、壅遏卫气所致。正如程林《金匮要略直解》注云："《内经》曰：有所结，气归之。内既有痈，则营卫稽留于内而不卫外，故令有发热汗出、恶寒也。"

**【辨病】**

**1."痈"分内外、别脏腑**

以发病部位命名疾病是常用的命名方法之一。痈肿病变，由于热毒结聚，正气与邪气抗争，故见发热。营血郁滞，经脉不通，故见疼痛。例如，《肺痿肺痈咳嗽上气病脉证治》篇第2条"数则为热"，第1条"咳即胸中隐隐痛"，本篇第1条"应当发热……痛有定处"，本篇第4条"少腹肿痞，按之即痛如淋……时时发热"。这些条文都指出痈肿的共有症状为发热和疼痛。依据发病部位不同，有肺痈、肠痈、痈肿等名。其中表现为胸中痛，咳吐臭痰脓血者，为痈发于肺，当诊为肺痈；症见少腹肿痞，按之疼痛者，是痈发于肠，故诊为肠痈；而局部肌肤红肿疼痛者，为痈发生在肌肤，应诊为痈肿。

**2. 按腹部辨肠痈、积聚**

肠痈与积聚均为气滞血瘀于腹内，都可见腹部胀痛。《五脏风寒积聚病脉证并治》篇第20条指出"积者，脏病也，终不移；聚者，腑病也，发作有时，展转痛移"，说明积聚是指体内包块。积为血瘀在脏，故结块有形，痛有定处；聚为气滞于腑，故胀痛位置游移不定。本篇第3条言肠痈脓已成者，因"腹皮急……如肿状"，与积聚类似，通过"按之濡"则知其为痈，而非积聚。由此提示依据腹部拘急处的软硬程度可鉴别肠痈脓已成与积聚：与聚相比，肠痈为痈脓内结于肠，气血郁滞于腹，痛处较为固定；与积相较，肠痈化脓，腹皮拘紧，按之濡软，无明显坚实感。

**3. 询小便别肠痈、淋病**

肠痈与淋病均可出现腹部拘急疼痛。《消渴小便不利淋病脉证并治》篇第7条"淋之为病，小便如粟状，小腹弦急，痛引脐中"，指出石淋因砂石停积膀胱，阻碍气机，故小便淋沥涩痛，并伴小腹挛急疼痛，牵引脐部。本篇第4条"肠痈者，少腹肿痞，按之即痛如淋，小便自调"，指出通过小便自调与否可鉴别肠痈与淋病。肠痈为少腹疼痛拒按，可放射至前阴，但小便正常，与淋病有别。

**4. 合脉症，察脓成与否**

本篇论肠痈仅2条，一为脓已成，一为脓未成。第3条以"腹皮急，按之濡，如肿状"及"身无热，脉数"判断"肠内有痈脓"。第4条论述见少腹肿痞疼痛、拒按及"时时发热，自汗出，复恶寒"之症，可结合脉象判断脓成与否，若"脉迟紧者，为脓未成"，而"脉洪数者，脓已成"。据此推知，可以有无发热与是否脉数合参来判断脓成与否，亦见于狐蜮病赤小豆当归散证。

**【审证】**

**1. 大黄牡丹汤证**

方用大黄、芒硝泻热通腑，逐瘀破结，泻下通腑之力强。牡丹皮、桃仁凉血化瘀。大黄与桃仁相配具有峻逐瘀血的作用，《妇人产后病脉证治》篇下瘀血汤即有此配伍。冬瓜仁排脓消痈，与桃仁相配能活血消痈，《肺痿肺痈咳嗽上气病脉证治》篇千金苇茎汤亦有该药对。诸药合用，共奏泻热通腑、化瘀排脓、消肿散结之功。大黄牡丹汤主治急性肠痈，临床表现为下腹部剧烈疼痛、压痛，可放射至前阴，并伴发热，微恶寒，小便自调，大便干结，舌红苔黄，脉滑数。

**2. 薏苡附子败酱散证**

方中薏苡仁甘淡，微寒，能清热排脓，善消内痈，故治疗肺痈之千金苇茎汤亦用之。败酱草辛苦，微寒，清热解毒，消瘀排脓，祛瘀止痛。二药同用，共奏清热解毒、排脓消痈之功。附子性味辛热，振奋阳气，辛热温阳以散结。《神农本草经》谓其主"温中，金疮，破癥坚积聚，血瘕"。从三药之剂量配比可知，本方仍以清热为主，故重用甘淡之薏苡仁，苦寒之败酱草次之，少佐辛热之附子，意在顾护阳气，又不至于助邪。全方如此组合，恰紧扣本病证虽热毒内蕴、气血郁滞，然而局部血肉已腐败化脓，气血内伤，正不胜邪的病机特点。该方临床适应证为腹皮拘紧，按之濡软，肌肤甲错，无发热，舌苔黄或白，脉数。

# 三、金疮

疮，古为"创"，指外伤。金疮是指被刀斧等器械损伤所产生的创伤性疾病及其后继发的化脓性疾病。

**【发病】**

**外伤致病，内扰气血**

本篇第5条见"脉浮微而涩"，浮微为气虚外浮，涩为阴血不足。金疮必致失血，造成阴血不足，血为气之母，气又易随血脱而虚。故金疮虽为外伤，然而必内扰气血。

**【辨病】**

**脉同病异，审证别因**

第5条指出"寸口脉浮微而涩"，既可见于失血，也可由于汗出，因阳气失于固护，可致阴津或血液失于内守。对此脉同而病异的现象，可运用问诊与望诊加以排除辨识，"设不汗出"，或身有创伤，则知是失血造成。

**【审证】**

**1. 王不留行散证**

本方活血止血，温清并用。温可通经脉，散瘀血；清可除血热，令血止。方中王不留行、蒴藋细叶、川椒、干姜、厚朴为温通经脉、活血行气之药；桑白皮、黄芩、芍药为清热止血之品；甘草调和诸药，解毒生肌。全方体现活血止血的特色，使止血不留瘀，气血疏通，肌肤得养，金疮自愈。

**2. 排脓散、排脓汤证**

排脓散由枳实芍药散加桔梗、鸡子黄组成。《妇人产后病脉证治》篇治疗产后腹痛的枳实芍药散方后注亦有"兼主痈脓"的记载。但彼方枳实、芍药各取等量，此方则重用枳实，意在行气破滞为主。鸡子黄补虚，使脓去而正不伤。有医家认为枳实、芍药偏治胃肠气分、血分病变，故排脓散以治肠痈、胃痈为主。

排脓汤是桔梗汤加生姜、大枣而成。《肺痿肺痈咳嗽上气病脉证治》篇用桔梗汤治肺痈"咽干不渴，时出浊唾腥臭，久久吐脓如米粥者"，故知排脓汤以治肺痈为主。不过桔梗汤中甘草量大于桔梗，而本方桔梗量大于甘草。

以上两方中皆有桔梗，邹澍认为："排脓何以取桔梗？盖皮毛者肺之合，桔梗入肺畅达皮毛，脓自当以出皮毛为顺。"此外，脓为有形之物，乃血肉腐败所化生，欲排之必赖气之推动，故此二方用桔梗开肺调气以排脓，可见桔梗为排脓要药。

## 四、浸淫疮

浸淫疮是一种皮肤病，病情顽固，起病时范围较小，先痒后痛，分泌黄水，随黄水浸淫皮肤而范围扩大。

### 【发病】

#### 湿热火毒为因

本篇论浸淫疮原文仅 2 条，内容简略，但从第 8 条用擅长泻火解毒、清热燥湿的黄连粉主治本病推测，浸淫疮的成因与湿热火毒有关。

### 【辨病】

#### 察发病特点，测预后顺逆

对于皮肤病，不但要仔细观察局部的表现，还要注意其发展蔓延的态势，以推测预后顺逆。第 7 条云"从口流向四肢者可治，从四肢流来入口者不可治"，是根据邪气之内外、浅深大致判断疾病的顺逆。如果浸淫疮从四肢渐传向口，向心而行，预示病邪由外入里，为逆，难治；若疮由口向四肢蔓延，离心而行，预示病邪由里向外，为顺，易治。

### 【审证】

#### 黄连粉证

本篇论治浸淫疮只记载黄连粉一方，惜未见药物组成。仅从黄连一味主药来看，能清心泻火、燥湿解毒，外敷患处与内服均可。

（王雪茜）

# 妇人妊娠病脉证并治第二十

师曰：婦人得平脉，陰脉小弱，其人渴，不能食，無寒熱，名妊娠，桂枝湯主之。方見下利中。於法六十日當有此證，設有醫治逆者，却一月加吐下者，則絕之。（一）

婦人宿有癥病，經斷未及三月，而得漏下不止，胎動在臍上者，爲癥痼害。妊娠六月動者，前三月經水利時，胎也。下血者，後斷三月衃也。所以血不止者，其癥不去故也，當下其癥，桂枝茯苓丸主之。（二）

桂枝茯苓丸方

桂枝　茯苓　牡丹（去心）　桃仁（去皮尖，熬）　芍藥各等分

上五味，末之，煉蜜和丸，如兔屎大，每日食前服一丸。不知，加至三丸。

婦人懷娠六七月，脉弦發熱，其胎愈脹，腹痛惡寒者，少腹如扇，所以然者，子藏開故也，當以附子湯温其藏方未見。（三）

師曰：婦人有漏下者，有半產後因續下血都不絕者，有妊娠下血者，假令妊娠腹中痛，爲胞阻，膠艾湯主之。（四）

芎歸膠艾湯方　一方加乾薑一兩。胡洽治婦人胞動，無乾薑。

芎藭　阿膠　甘草各二兩　艾葉　當歸各三兩　芍藥四兩　乾地黃

上七味，以水五升，清酒三升，合煮取三升，去滓，内膠，令消盡，温服一升，日三服。不差，更作。

婦人懷妊，腹中㽱痛，當歸芍藥散主之。（五）

當歸芍藥散方

當歸三兩　芍藥一斤　茯苓四兩　白术四兩　澤瀉半斤　芎藭半斤一作三兩

上六味，杵爲散，取方寸匕，酒和，日三服。

妊娠嘔吐不止，乾薑人參半夏丸主之。（六）

乾薑人參半夏丸方

乾薑　人參各一兩　半夏二兩

上三味，末之，以生薑汁糊爲丸，如梧子大，飲服十丸，日三服。

妊娠小便難，飲食如故，當歸貝母苦參丸主之。（七）

當歸貝母苦參丸方　男子加滑石半兩

當歸　貝母　苦參各四兩

上三味，末之，煉蜜丸如小豆大，飲服三丸，加至十丸。

妊娠有水氣，身重，小便不利，洒淅惡寒，起即頭眩，葵子茯苓散主之。（八）

**葵子茯苓散方**

葵子一斤　茯苓三兩

上二味，杵爲散，飲服方寸匕，日三服，小便利則愈。

婦人妊娠，宜常服當歸散主之。（九）

**當歸散方**

當歸　黃芩　芍藥　芎藭各一斤　白术半斤

上五味，杵爲散，酒飲服方寸匕，日再服。妊娠常服即易產，胎無苦疾，產後百病悉主之。

妊娠養胎，白术散主之。（十）

**白术散方**　見《外臺》

白术　芎藭　蜀椒三分去汗　牡蠣

上四味，杵爲散，酒服一錢匕，日三服，夜一服。但苦痛，加芍藥；心下毒痛，倍加芎藭；心煩吐痛，不能食飲，加細辛一兩，半夏大者二十枚。服之後，更以醋漿水服之。若嘔，以醋漿水服之；復不解者，小麥汁服之。已後渴者，大麥粥服之，病雖愈，服之勿置。

婦人傷胎，懷身腹滿，不得小便，從腰以下重，如有水氣狀，懷身七月，太陰當養不養，此心氣實，當刺瀉勞宮及關元。小便微利則愈。見《玉函》。（十一）

【发病】

**1. 血虚湿滞水泛**

胎在母腹，赖母体气血充养固摄，脾为气血生化之源，而肝藏血主疏泄。脾健运则气血充，肝血足则胎得养。若母体脾失健运，肝血不足，血虚湿滞水泛，或无以助养肾元，或酿湿蕴热，可致胞胎失养，影响胎儿发育，甚至导致胎动不安、流产、子肿等。

**2. 易伤胎动胎**

凡妊娠病，皆有伤胎动胎之弊，或致胎动不安、胎萎不长、早产难产等。如妊娠腹痛或因血虚湿滞，易致胎元失养，胎儿发育受损；或因胞宫阳虚寒凝，子脏开而不固，发生流产、早产等。妊娠下血，冲任脉虚，胎元失固，易致堕胎、滑胎。妊娠小便不利，乃湿滞水泛，亦影响胎元。

【辨病】

**1. 妊娠之诊断与鉴别诊断**

仲景强调妊娠首要是明确诊断，一方面要准确辨识妊娠的脉象与证候，如第1条"妇人得平脉，阴脉小弱，其人渴，不能食，无寒热，名妊娠"。另一方面要注意与其他导致停经的病证进行鉴别。妇人停经，亦有因癥瘕引起者，要与妊娠相鉴别。如第2条从停经与胎动出现的时间、胎动部位、停经前3个月经行情况等进行鉴别，以免出现误诊、漏诊。

**2. 察不同妊娠时期而施治**

本篇言及妊娠，措辞有别，第3条谓"怀娠"，第5条言"怀妊"，第4、6条云"妊娠"。《说文解字》云："娠，女妊身动也。"单言"娠"，指妊娠后有胎动者，即相当于中晚期妊娠。这几条意谓辨治妊娠病，需考虑妊娠早、中、晚不同时期。例如，第 5 条当归芍药散针对"怀妊"腹痛，意指早期妊娠出现腹痛；第 4 条胶艾汤针对妊娠"胞阻"，实指整个孕期出现的下血伴腹痛。无论早期腹痛，还是整个孕期出现的出血、腹痛，孕妇情绪皆易紧张，担心导致流产，故治疗时不仅要对症治标，如重用芍药以止痛，或用阿胶、艾叶止血，还应重视安胎，如用白术、阿胶、艾叶等，亦应考虑调畅情志。

**【审证】**

**1. 当归芍药散证**

本方体现了仲景对于妇科疾病重视血水同治的特点。方中当归、芍药、川芎，三药养血活血；茯苓、白术二药健脾，并与泽泻共利湿。重用芍药养血柔肝、缓急止痛；泽泻用量亦较重，意在渗利水湿。

使用本方应紧扣血虚水停两方面：一是肝血虚的表现，如面唇少华，头昏，目眩，爪甲不荣，肢体麻木，腹中拘急而痛，或绵绵作痛，或月经量少，色淡，甚至闭经等；二是脾虚水停的表现，如纳少体倦，白带清稀量多，面浮或下肢微肿，小便不利或泄泻等，同时，亦可见舌淡，苔白腻或薄腻，脉弦细。

汤本求真云：（本方）"苟有腹证，不论男女老少一切之病证，皆可用之，实一日不可缺少之要方"，说明本方应用广泛。应用参考指征：①注意辨别腹证：《腹证奇览》云"脐旁、脐上、脐下四周拘挛，按之痛而彻背"。②寻找水液潴留：面部四肢肿，振水音，心悸，眩冒。③察看循环障碍：月经失调、腹痛、偏头痛。

**2. 桂枝茯苓丸证**

本方也是体现仲景妇科疾病"血水同治"的代表方。癥病瘀积日久，必然阻遏气机，妨碍津液代谢，常继发湿滞水停，即"血不利则为水"，故治疗时要活血利水。方中桂枝、芍药通调血脉，牡丹皮、桃仁活血化瘀，茯苓渗利水湿。本方临床应用非常广泛，凡属瘀血阻滞、湿滞水停的病证都可使用。

**3. 桂枝汤证**

本方针对妇女妊娠早期，因受孕后，经血不泄，血聚胞宫以养胎，冲脉之气旺盛，冲为血海而隶于阳明，冲脉之气上逆犯胃，胃失和降以致恶心呕吐，甚至不能食者。桂枝汤调和阴阳，平冲降逆，呕逆除而胎安。

**4. 干姜人参半夏丸证**

孕妇素体脾胃虚寒，寒饮中阻，加之妊娠后气血蓄于胞宫养胎，冲脉之气犯胃，发为呕吐重证，方用干姜人参半夏丸。方中干姜配人参温中散寒，扶正补虚；半夏协生姜蠲饮降逆，和胃止呕。四药合用，共奏温中散寒、化饮止呕、和胃安胎之功。

选用此方依据有四：一者呕吐较频繁剧烈；二者呕吐物多为清水或涎沫；三者常伴口淡不渴，或渴喜热饮，纳少，头眩心悸，倦怠嗜卧；四者舌淡苔白滑，脉沉滑或细滑。本方主要用于脾胃虚寒，痰饮上逆之妊娠恶阻、腹痛、痞证、眩晕等。

### 5. 胶艾汤证

本方对冲任虚损，血虚兼寒的妇人下血最为适宜。方中阿胶补血止血，艾叶温经止血，二药均能安胎；干地黄、芍药、当归、川芎养血和血；甘草调和诸药；清酒助行药力。本方为养血止血、调补冲任之祖剂，还兼良好的安胎之效。

### 6. 白术散证

本方针对素体脾虚寒湿致胎动不安者。其用方要点为：胎动不安，脘腹疼痛，恶心呕吐，不思饮食，便溏，或伴带下量多，舌淡苔白润或滑，脉缓滑。方中白术健脾除湿，川芎疏调肝气，蜀椒温中散寒，牡蛎收敛固涩。诸药合而用之，共收温中除湿、健脾安胎之功。

### 7. 当归散证

本方针对素体血虚夹热致胎动不安者，以胎动下坠（一般不伴下血），或腹痛，并伴神疲面黄，烦躁，口干口苦，舌尖微红，苔薄黄，脉细滑偏数为特点。当归散可养血健脾，清热安胎。当归、芍药、川芎养血；白术健脾安胎；黄芩清热安胎。诸药合用，使血虚得补，邪热得除，收邪去胎安、血足胎养之功。

### 8. 当归贝母苦参丸证

本方养血开郁、清热除湿，为妊娠血虚热郁，肺通调失职，致小便难所设。方中当归养血润燥，贝母清热开郁下气以复肺之通调，苦参清热燥湿而能导湿热下行。诸药合用，使血得濡养，热郁得开，湿热得除，水道通调，则小便自能畅利。

### 9. 葵子茯苓散证

本方针对妊娠胎气影响膀胱气化，水气内停之实证所设。方用葵子滑利通窍，茯苓淡渗利水，两药合用利水通窍，渗湿通阳。葵子又名冬葵子，性滑利，有滑胎之弊，后世医家将其列为妊娠慎用药，如《本草纲目》云其"能利窍通乳，消肿滑胎"。因此，运用本方需注意几点：①应症见身肿，小便不通，或伴头晕目眩，舌胖苔滑或腻，脉滑有力等。②该证属于水气内停较重，且患者素体强健者。若素体虚弱或有滑胎史者不宜使用。③本方多于晚期妊娠（8个月至足月）水气泛滥时使用。④服药量不可太大。原方虽用葵子1斤，但每次服药量仅为方寸匕。⑤小便通利则应停服，不可久服。本方还可用于治疗先兆子痫、急性或慢性肾炎等。

（钟相根）

# 妇人产后病脉证治第二十一

問曰：新產婦人有三病，一者病痙，二者病鬱冒，三者大便難，何謂也？師曰：新產血虛，多汗出，喜中風，故令病痙；亡血復汗，寒多，故令鬱冒；亡津液，胃燥，故大便難。（一）

產婦鬱冒，其脉微弱，不能食，大便反堅，但頭汗出，所以然者，血虛而厥，厥而必冒。冒家欲解，必大汗出。以血虛下厥，孤陽上出，故頭汗出。所以產婦喜汗出者，亡陰血虛，陽氣獨盛，故當汗出，陰陽乃復。大便堅，嘔不能食，小柴胡湯主之。方見嘔吐中。（二）

病解能食，七八日更發熱者，此爲胃實，大承氣湯主之。方見痙病中。（三）

產後腹中疞痛，當歸生薑羊肉湯主之；并治腹中寒疝，虛勞不足。（四）

當歸生薑羊肉湯方　見寒疝中

產後腹痛，煩滿不得臥，枳實芍藥散主之。（五）

枳實芍藥散方

枳實（燒令黑，勿太過）　芍藥等分

上二味，杵爲散，服方寸匕，日三服，并主癰膿，以麥粥下之。

師曰：產婦腹痛，法當以枳實芍藥散，假令不愈者，此爲腹中有乾血着臍下，宜下瘀血湯主之；亦主經水不利。（六）

下瘀血湯方

大黃二兩　桃仁二十枚　䗪蟲二十枚（熬，去足）

上三味，末之，煉蜜和爲四丸，以酒一升，煎一丸，取八合頓服之。新血下如豚肝。

產後七八日，無太陽證，少腹堅痛，此惡露不盡。不大便，煩躁發熱，切脉微實，再倍發熱，日晡時煩躁者，不食，食則讝語，至夜即愈。宜大承氣湯主之。熱在裏，結在膀胱也。方見痙病中。（七）

產後風，續之數十日不解，頭微痛，惡寒，時時有熱，心下悶，乾嘔汗出，雖久，陽旦證續在耳，可與陽旦湯。即桂枝湯，方見下利中。（八）

產後中風，發熱，面正赤，喘而頭痛，竹葉湯主之。（九）

竹葉湯方

竹葉一把　葛根三兩　防風　桔梗　桂枝　人參　甘草各一兩　附子一枚（炮）　大棗十五枚　生薑五兩

上十味，以水一斗，煮取二升半，分温三服，温覆使汗出。颈项强，用大附子一枚，破之如豆大，煎药扬去沫；呕者加半夏半升洗。

婦人乳中虚，煩亂嘔逆，安中益氣，竹皮大丸主之。（十）

竹皮大丸方

生竹茹二分　石膏二分　桂枝一分　甘草七分　白薇一分

上五味，末之，棗肉和丸彈子大，以飲服一丸，日三夜二服。有熱者，倍白薇；煩喘者，加柏實一分。

產後下利虛極，白頭翁加甘草阿膠湯主之。（十一）

白頭翁加甘草阿膠湯方

白頭翁二兩　秦皮　黃連　蘗皮各三兩　甘草　阿膠各二兩

上六味，以水七升，煮取二升半，內膠令消盡，分溫三服。

## 【附方】

千金三物黃芩湯：治婦人在草蓐，自發露得風，四肢苦煩熱。頭痛者，與小柴胡湯。頭不痛，但煩者，此湯主之。

黃芩一兩　苦參二兩　干地黃四兩

上三味，以水八升，煮取二升，溫服一升，多吐下蟲。

千金內補當歸建中湯：治婦人產後虛羸不足，腹中刺痛不止，吸吸少氣，或苦少腹中急，摩痛，引腰背，不能食飲。產後一月，日得服四五劑爲善，令人強壯，宜。

當歸四兩　桂枝三兩　芍藥六兩　生薑三兩　甘草二兩　大棗十二枚

上六味，以水一斗，煮取三升，分溫三服，一日令盡。若大虛，加飴糖六兩，湯成內之於火上暖，令飴消。若去血過多，崩傷內衄不止，加地黃六兩，阿膠二兩，合八味，湯成內阿膠。若無當歸，以芎窮代之；若無生薑，以乾薑代之。

## 【发病】

### 1. 产后常虚

本篇第1条明确指出新产妇人有三病，虽病情各异，但亡血伤津则为其共同病机。正如尤怡《金匮要略心典》注曰："三者不同，其为亡血伤津则一，故皆为产后所有之病。"此外，产后还可见血虚里寒之腹痛、气阴两虚之"烦乱呕逆"等。

### 2. 产后多瘀

产后恶露排出不畅极易导致瘀血留滞，故妇人产后除亡血伤津外，还多见瘀血停滞。如产后腹痛，篇中就分别列举"腹中有干血着脐下"的下瘀血汤证与产后瘀阻兼里实的大承气汤证。

### 3. 产后易感

由于产后气血亏虚，卫表不固，腠理疏松，故易感外邪。第1条指出"新产血虚，多汗出，喜中风……亡血复汗，寒多，故令郁冒"。这说明产后病痉、郁冒的发生均与血虚津伤、复感外邪有关。

【辨病】

**1. 首辨产后三病**

"新产妇人有三病，一者病痉，二者病郁冒，三者大便难。"产后多亡血伤津，复感风邪，筋脉失养拘急发为痉病；产后气血亏虚，寒邪侵袭致郁冒；血虚津亏肠燥则大便难。此三者为新产后三病。仲景将其列于篇首，意在指导人们准确辨识三病。

**2. 次辨腹痛之虚实寒热**

本篇所述腹痛，有虚实寒热之异。如血虚里寒所致腹痛，多腹中拘急冷痛，或绵绵作痛，喜温喜按，畏寒怕冷；气血郁滞所致腹痛，多为胀痛，且痛连脘腹，烦满不安；瘀血内结所致腹痛，多为少腹刺痛，拒按，按之有硬块；瘀阻腹痛与阳明里热相兼之证，既有少腹痛拒按、痛处固定等瘀阻之征，又有发热烦躁、日晡为甚、食则谵语、不大便等热结胃肠之象。

【审证】

**1. 小柴胡汤证**

诸药共伍，少阳经腑同治，解郁利枢，适宜于产后郁冒兼见呕不能饮食、大便秘结证，属血虚津伤、胃失和降者。

**2. 阳旦汤（桂枝汤）证**

本方适宜于产后体虚，风邪外袭，致营卫不和的中风证，临床可用于符合上述病机的产后发热等。

**3. 大承气汤证**

本方在《金匮要略》中共出现 11 次，主治热盛动风之痉病、阳明腑实之腹满、宿食积滞于下的实证、实热下利、产后实热瘀结之腹痛及郁冒解后转为胃实发热等不同病证。总之，本方适宜于里实而胀积俱重导致的腹满痛、大便秘结、脉沉实、苔黄厚之症。

**4. 当归生姜羊肉汤证**

全方药仅 3 味。当归养血补虚；生姜温中散寒；羊肉为血肉有情之品，补虚温中以止痛。本方不仅可治产后血虚里寒的腹痛，也可主治血虚而寒的寒疝和虚劳腹痛。此方还是血虚有寒之人的食疗佳方。本方所治产后血虚里寒腹痛证的主症为腹中绵绵作痛，以少腹部为主，喜温喜按，畏寒怕冷，舌淡苔薄润，脉弦细或沉细等。

**5. 枳实芍药散证**

本方虽简，却气血兼治，枳实行气散结治气，芍药和血止痛治血，故对产后气滞血凝、恶露不尽者有良效。

**6. 下瘀血汤证**

方中大黄荡逐瘀血，桃仁活血化瘀，䗪虫逐瘀破结。三味相合，破血之力颇猛。以上三药为仲景祛瘀常用药组。大黄、桃仁组合尤其常见，除本方，大黄䗪虫丸、鳖甲煎丸、抵当汤都含有上述药组或药对。本方用蜜为丸，是缓其性而不使骤发；酒煎引药入血分，意在运行药势，以达病所；顿服之，使其一鼓荡平，祛邪务尽。本方适宜于产后血瘀内结的腹痛。

**7. 竹叶汤证**

本方针对产后中风兼阳虚而设。方中竹叶甘淡轻清为君，辅以葛根、桂枝、防风、桔梗疏风解表祛外邪；人参、附子温阳益气；甘草、生姜、大枣调和营卫。本方可用于阳虚之体外受风邪，兼虚阳上浮所致的产后诸病。

**8. 竹皮大丸证**

本方重用甘草益气安中，配桂枝辛甘化气。竹茹、石膏清胃热，白薇退虚热，三药虽为寒凉之品，却并无伤胃之嫌。因方中既有辛温之桂枝，又有味甘之草、枣。诸药配伍，奏清热止呕、安中益气之功。本方适宜于产后气阴两虚的心烦呕逆之症。

**9. 白头翁加甘草阿胶汤证**

白头翁汤为治热利下重之主方，对于产后阴血不足之人所患热利，则需兼以扶正，故仲景在原方基础上加阿胶补益阴血，甘草益气和中，组成清热利湿、养血和中之剂，适宜于产后热利伤阴证。

（钟相根）

# 妇人杂病脉证并治第二十二

　　婦人中風，七八日續來寒熱，發作有時，經水適斷，此爲熱入血室，其血必結，故使如瘧狀，發作有時，小柴胡湯主之。方見嘔吐中。（一）

　　婦人傷寒發熱，經水適來，晝日明了，暮則讝語，如見鬼狀者，此爲熱入血室，治之無犯胃氣及上二焦，必自愈。（二）

　　婦人中風，發熱惡寒，經水適來，得七八日，熱除脉遲，身涼和，胸脇滿，如結胸狀，讝語者，此爲熱入血室也。當刺期門，隨其實而取之。（三）

　　陽明病，下血讝語者，此爲熱入血室，但頭汗出，當刺期門，隨其實而瀉之。濈然汗出者愈。（四）

　　婦人咽中如有炙臠，半夏厚朴湯主之。（五）

　　半夏厚朴湯方　《千金》作胸滿，心下堅，咽中帖帖，如有炙肉，吐之不出，吞之不下。

　　半夏一升　厚朴三兩　茯苓四兩　生薑五兩　乾蘇葉二兩

　　上五味，以水七升，煮取四升，分溫四服，日三夜一服。

　　婦人藏躁，喜悲傷欲哭，象如神靈所作，數欠伸，甘麥大棗湯主之。（六）

　　甘麥大棗湯方

　　甘草三兩　小麥一升　大棗十枚

　　上三味，以水六升，煮取三升，溫分三服。亦補脾氣。

　　婦人吐涎沫，醫反下之，心下即痞，當先治其吐涎沫，小青龍湯主之。涎沫止，乃治痞，瀉心湯主之。（七）

　　小青龍湯方　見痰飲中

　　瀉心湯方　見驚悸中

　　婦人之病，因虛、積冷、結氣，爲諸經水斷絕，至有歷年，血寒積結，胞門寒傷，經絡凝堅。

　　在上嘔吐涎唾，久成肺癰，形體損分。在中盤結，繞臍寒疝；或兩脇疼痛，與藏相連；或結熱中，痛在關元，脉數無瘡，肌若魚鱗，時着男子，非止女身。在下未多，經候不勻，令陰掣痛，少腹惡寒；或引腰脊，下根氣街，氣衝急痛，膝脛疼煩。奄忽眩冒，狀如厥癲；或有憂慘，悲傷多嗔，此皆帶下，非有鬼神。

　　久則羸瘦，脉虛多寒。三十六病，千變萬端；審脉陰陽，虛實緊弦；行其鍼藥，治危得

安；其雖同病，脉各異源；子當辨記，勿謂不然。（八）

問曰：婦人年五十所，病下利數十日不止，暮即發熱，少腹裏急，腹滿，手掌煩熱，唇口乾燥，何也？師曰：此病屬帶下。何以故？曾經半產，瘀血在少腹不去。何以知之？其證唇口乾燥，故知之，當以溫經湯主之。（九）

溫經湯方

吳茱萸三兩　當歸二兩　芎藭二兩　芍藥二兩　人參二兩　桂枝二兩　阿膠二兩　生薑二兩　牡丹皮二兩（去心）　甘草二兩　半夏半升　麥門冬一升（去心）

上十二味，以水一斗，煮取三升，分溫三服。亦主婦人少腹寒，久不受胎；兼取崩中去血，或月水來過多，及至期不來。

帶下經水不利，少腹滿痛，經一月再見者，土瓜根散主之。（十）

土瓜根散方　陰㿗腫亦主之

土瓜根　芍藥　桂枝　䗪蟲各三分

上四味，杵爲散，酒服方寸匕，日三服。

寸口脉弦而大，弦則爲減，大則爲芤，減則爲寒，芤則爲虛，寒虛相搏，此名曰革，婦人則半產漏下，旋覆花湯主之。（十一）

旋覆花湯方　見五藏風寒積聚篇

婦人陷經，漏下黑不解，膠薑湯主之。臣億等校諸本无膠薑湯方，想是前妊娠中膠艾湯。（十二）

婦人少腹滿如敦狀，小便微難而不渴，生後者，此爲水與血并結在血室也，大黃甘遂湯主之。（十三）

大黃甘遂湯方

大黃四兩　甘遂二兩　阿膠二兩

上三味，以水三升，煮取一升，頓服之，其血當下。

婦人經水不利下，抵當湯主之。亦治男子膀胱滿急有瘀血者。（十四）

抵當湯方

水蛭三十個（熬）　䗪蟲三十枚（熬，去翅足）　桃仁二十個（去皮尖）　大黃三兩（酒浸）

上四味，爲末，以水五升，煮取三升，去滓，溫服一升。

婦人經水閉不利，藏堅癖不止，中有乾血，下白物，礬石丸主之。（十五）

礬石丸方

礬石三分（燒）　杏仁一分

上二味，末之，煉蜜和丸，棗核大，內藏中，劇者再內之。

婦人六十二種風，及腹中血氣刺痛，紅藍花酒主之。（十六）

紅藍花酒方　疑非仲景方

紅藍花一兩

上一味，以酒一大升，煎減半，頓服一半，未止，再服。

婦人腹中諸疾痛，當歸芍藥散主之。（十七）

當歸芍藥散方　見前妊娠中

問曰：婦人病飲食如故，煩熱不得臥，而反倚息者，何也？師曰：此名轉胞不得溺也，以胞系了戾，故致此病，但利小便則愈，宜腎氣丸主之。（十九）

腎氣丸方

乾地黃八兩　薯蕷四兩　山茱萸四兩　澤瀉三兩　茯苓三兩　牡丹皮三兩　桂枝一兩　附子一兩（炮）

上八味，末之，煉蜜和丸梧子大，酒下十五丸，加至二十五丸，日再服。

蛇床子散方，溫陰中坐藥。（二十）

蛇床子仁

上一味，末之，以白粉少許，和令相得，如棗大，綿裹內之，自然溫。

少陰脉滑而數者，陰中即生瘡，陰中蝕瘡爛者，狼牙湯洗之。（二十一）

狼牙湯方

狼牙三兩

上一味，以水四升，煮取半升，以綿纏筯如繭，浸湯瀝陰中，日四遍。

胃氣下泄，陰吹而正喧，此穀氣之實也，膏髮煎導之。（二十二）

膏髮煎方　見黃疸中

小兒疳蟲蝕齒方　疑非仲景方（二十三）

雄黃　葶藶

上二味，末之，取臘日豬脂鎔，以槐枝綿裹頭四五枚，點藥烙之。

# 一、热入血室

热入血室是指妇女月经期间感受外邪，邪气乘虚入于血室，或因阳明热盛时，邪热与血互相搏结于血室而出现的病证。热入血室常见发热恶寒或往来寒热，胸胁下满痛，或谵语，昼明暮作，如见鬼状等症状；由阳明热盛所致者可见前阴下血。

【发病】

**1. 多与经血有关**

本篇第1至3条言"经水适断""经水适来"，表明其病证多见于妇人行经之际或经断之后，外邪乘行经血室空虚之时内陷，致邪热与经血互结。本证亦可见于非经期之时，如第4条由阳明里热炽盛所致的热入血室，即是《金匮要略浅注》所言的"阳明之热从气而之血，袭入胞宫"，迫血下行，导致前阴下血。该病证发病虽与经期无关，但却出现了非经期的异常下血，因此，正常与异常的前阴下血是判断血室空虚、热入血室的主要依据之一。

**2. 病位在血室**

对于"血室"的含义，后世医家有不同看法，诸家之言各有所据。然根据本篇关于热入血室的4条原文所论，"血室"狭义指子宫，广义包括子宫、肝及冲脉、任脉。它们或有经络相连，或在功能上密切相关，故宜合参诸家观点。

**【辨病】**

**1. 察经期与异常阴道下血**

虽然热入血室发病原因各有不同，但从《金匮要略》原文看，其发病多值月经来潮或月经将净之际，如第 1 条"经水适断"，第 2、3 条"经水适来"；或见异常前阴下血，如第 4 条"下血谵语"。由此提示，诊断热入血室，须询问其发病前后经期及异常阴道下血的情况。

**2. 辨发热**

由于热入血室与感受外邪有关，故本篇有 3 条原文都提及发热表现。例如，第 1 条"妇人中风，七八日续来寒热，发作有时"，第 2 条"妇人伤寒发热"，第 3 条"妇人中风，发热恶寒"。故热入血室的发热，既可表现为发热恶寒，也可见寒热如疟，发作有时。

**3. 观神志**

热入血室为外邪乘虚陷于血室，邪热与血相搏结以致血结不行。血热上扰心神，可出现神志症状，如本篇第 2、3、4 条均言及"谵语"，但热入血室之谵语与阳明腑实的谵语有所不同，前者如第 2 条所言，为"昼日明了，暮则谵语"，后者为"食则谵语，至夜即愈"。

**【审证】**

**小柴胡汤证**

本方是仲景治疗热入血室的主方，临床一般适用于病情较轻者。临床时，可加用清热凉血之品，如生地黄、牡丹皮、栀子等；若邪热与血相搏结较深重者，常加清热行瘀药，如赤芍、丹参、桃仁等。叶天士在《温热论》中论及热入血室之治法时指出，可在小柴胡汤基础上去甘药加桃仁、归尾、延胡索等活血之品，以及香附、枳壳、陈皮等调气之属，可供参考。

# 二、脏躁

脏躁一名始见于本篇，第 6 条言"喜悲伤欲哭，象如神灵所作，数欠伸"，治用甘麦大枣汤。

**【发病】**

**1. 情志不遂是致病的重要因素**

原文虽未明言其成因，但正如徐彬指出"此条即后所谓'或有忧惨，悲伤多嗔'也"。后世注家根据该病的主症，皆认为其发病与情志相关，或七情过激，或脏气失调，或病缠日久致情志不舒，肝郁化火，伤阴耗液。此外，思虑过度，阴血暗耗而心脾两虚，也可导致本病。

**2. 病变脏腑主要责之于心、脾**

对本病的病位，后世注家认识各有不同。以方测证，本病病位在心脾，心脾精气不足，不能滋养五脏之阴精，以致虚热躁扰不宁，发为脏躁。

**【辨病】**

**察情志异常特征**

第 6 条言其主症为"喜悲伤欲哭，象如神灵所作"。验之临床，该病可有精神失常，动作、语言不能自主的状况，且稍不如意，极易伤感，时常无故悲伤欲哭，频作欠伸，神疲乏力，心烦失眠，情绪易于波动等。

【审证】

**甘麦大枣汤证**

本方为治疗脏躁的主方。《灵枢·五味》云："心病者，宜食麦。"小麦入心经，养心气，安心神；甘草、大枣甘润补养心脾之虚。全方简练，其性平和，药味皆甘，旨在调治脏腑，使情志安定。唐宗海云："三药平和，养胃生津化血，津水血液下达子脏，则脏不燥，而悲伤太息诸症自失矣。"本方适宜于脏阴不足，以心脾为甚之脏躁患者。其主要见症有心神不宁，情绪低落或不稳定，无故悲伤欲哭，或喜怒无常，神疲乏力，心烦失眠，舌淡红，苔薄白，脉弦细。临床运用本方时常酌情与百合地黄汤、酸枣仁汤、小柴胡汤、半夏厚朴汤、六味地黄汤、温胆汤等方联合运用。

# 三、梅核气

本篇所论"咽中如有炙脔"一症，后世称作"梅核气"。《医宗金鉴》谓："咽中如有炙脔，谓咽中有痰涎，如同炙肉，咯之不出，咽之不下者，即今之梅核气病也。"

【发病】

**1. 情志郁结**

本篇第 5 条虽未明言梅核气病因，但在本篇第 8 条仲景已概括妇人杂病的常见病因包括"虚、积冷、结气"，故吴谦《医宗金鉴》注曰"此病得于七情郁气，凝涎而生"。可知本病多由情志不畅，肝失条达，气机郁结，致津行不畅，聚而生痰，痰凝气滞，上阻咽喉之间所致。

**2. 痰阻气滞**

肝主疏泄，性喜条达，恶抑郁。若情志抑郁则伤肝。又脾主运化，为生痰之源；肺主宣降，为贮痰之器。若肝脾失调，脾失健运，痰湿内生，肝郁气滞，气和痰互结，影响肺之宣发、胃之和降，相结之痰气并随肺胃之气上逆，结于肺之门户咽喉，凝结不散，则发为梅核气。

【辨病】

**梅核气与情志异常**

本病主要表现为咽喉部如有物阻，但于吞咽无碍，因与情志关系密切，故病者常伴肝气郁结的表现，如心情抑郁、失眠、胸胁胀满、喜叹息等。因此，诊病时需要关注自觉症状。

【审证】

**半夏厚朴汤证**

本方主治梅核气痰气互结而无热象者。方中半夏辛温，降逆下气，化痰开结；厚朴苦温，行气开郁，通利痰滞。二药苦辛相配，增强降气化痰开结之功。茯苓渗湿健脾，脾运湿去，则痰无由生；生姜辛散化痰，和胃降逆；苏叶味辛质轻芳香，既上达咽喉，又顺气宽胸，宣散郁结。本方主要适应证候有自觉咽中不适，如有物阻，咯之不出，咽之不下，但饮食吞咽无碍，可伴有精神抑郁或胸闷叹息，胸胁胀满，舌质淡，苔腻或白滑，脉弦滑。本方亦有良好的降逆止呕、降气平喘作用，可用于痰气交阻的喘急咳嗽、呕吐、呃逆等病证。

## 四、月经病

本篇第 8 条云 "因虚、积冷、结气，为诸经水断绝。至有历年，血寒积结，胞门寒伤，经络凝坚"，概括了虚、冷、结气是导致闭经的重要因素。"在下未多，经候不匀"，指出虚、冷、结气在下焦，则妇女多见经带的异常，如月经不调等。

【发病】

### 1. 冲任虚损

第 9 条言 "妇人年五十所"，即《黄帝内经》所谓女子七七，此时 "任脉虚，太冲脉衰少，天癸竭，地道不通"，肾气已衰，月经应停，而反出现前阴下血数十日不止，此为冲任虚寒、不能摄血而成崩漏之疾。

### 2. 水血相结

《水气病脉证并治》篇第 19 条云："经为血，血不利则为水，名曰血分。" 本篇第 13 条论述水饮与瘀血俱结于血室的证治。

【辨病】

### 1. 问经行情况

第 10 条 "经一月再见"，第 9 条 "病下利数十日不止"，第 12 条 "漏下黑不解"，都存在经行时间上的异常，或一月数行，或经行不止，或如第 8 条 "经候不匀"，甚至 "经水断绝" 及第 15 条 "经水闭不利"。

### 2. 观经水颜色

从第 12 条提及 "漏下黑"，可知诊治月经病时，应注意诊察妇人经水颜色，以辨别病情之虚实寒热。

### 3. 诊少腹

对于月经病，必察其少腹有无异常。例如，第 8 条 "经候不匀，令阴掣痛，少腹恶寒"，第 9 条 "少腹里急，腹满"，第 10 条 "少腹满痛"，第 13 条 "少腹满如敦状"，都反映了月经病常伴见的少腹异常表现。

【审证】

### 1. 温经汤证

本方证为冲任虚寒兼有瘀血。主要证候有前阴下血，血色暗或淡，质清稀，或月经夹血块，淋沥不畅，或月经不调，周期紊乱，小腹里急，腹满，或小腹冷痛，或午后发热，手心烦热，唇口干燥，或白带量多，或久不受孕，舌质淡暗或夹瘀斑，苔白，脉沉涩或沉紧。辨证时要抓住虚、寒、瘀三要点。温经汤方中吴茱萸、生姜、桂枝温经散寒，温通血脉；阿胶、当归、芍药、川芎、牡丹皮活血祛瘀，养血调经；麦冬养阴润燥而清虚热；人参、甘草、半夏补中益气，降逆和胃。方中温清补消并用，但以温经化瘀为主，且大量温补药与少量寒凉药相配，能使全方温而不燥，刚柔相济，以成温通、温养之剂。

### 2. 胶姜汤证

胶姜汤证为妇科慢性失血虚证。本方只有方名未列药物，组成不详。后世医家有认为本方是阿胶与干姜者，也有以胶艾汤加干姜为治者，还有将阿胶、生姜合用者。阿胶为血肉有情之品，性平、味甘、质黏，有养血止血、滋阴润燥之功，多用于月经不调、胎产诸疾。干姜温经散寒，并温助脾阳。

### 3. 旋覆花汤证

旋覆花汤证为半产漏下之肝络失和、气郁血瘀证。本方以旋覆花开结气，通肝络；新绛活血行瘀；青葱宣阳通络。诸药共奏疏肝散结、活血通络之效。可参见《五脏风寒积聚病脉证并治》篇。

### 4. 土瓜根散证

土瓜根散证为经水不利属瘀血阻滞证。方中土瓜根即王瓜根，性苦寒，清热行瘀；䗪虫破血通瘀；芍药和营止痛；桂枝温通血脉；加酒以行药势，瘀祛则经水自调。土瓜根目前临床很少用，常以丹参、桃仁、瓜蒌等代之。

### 5. 抵当汤证

抵当汤证为经水不利较重，属瘀血内结实证。方中水蛭、虻虫攻逐瘀血；桃仁活血润燥，配大黄祛瘀利血下行。抵当汤适宜于蓄血重症，见经闭不行，少腹硬满，结痛拒按，或腹不满病人言其满，或者发狂善忘，大便色黑易解，小便自利，舌青紫或有瘀点，脉沉涩者。

### 6. 大黄甘遂汤证

本方主治水血并结在血室者。方中大黄祛瘀下血，甘遂攻下逐水，可荡涤水蓄血结，有水血兼攻之效，但易伤正，且虑其产后本虚，故以阿胶养血扶正，标本兼顾。方后注言"顿服之，其血当下"，可见本方药性较为峻猛，中病即止，不宜多服。

## 五、带下病

【发病】

**以湿为本**

从本篇所论来看，带下有寒湿带下与湿热带下的不同。犹后世《傅青主女科》言："夫带下俱是湿症。"

【辨病】

**1. 辨寒热**

第15条"妇人经水闭不利，脏坚癖不止，中有干血，下白物，矾石丸主之"，当属湿热带下，可见带下色黄质稠，有腥臭味。第20条"温阴中坐药"，为寒湿带下，可见带下清稀伴少腹寒冷。湿热、寒湿带下在色泽、质地等方面不同，故当别之。

**2. 辨夹瘀**

带下除与湿邪关系密切外，还可继发于瘀阻之后，故当详辨湿与瘀的主次轻重。如第15条所述病证不仅见白带增多，还可见经闭或经行不畅、胞宫内坚结干血不散等表现，便是瘀阻兼湿热下注。

【审证】

**1. 矾石丸证**

本方证为湿热带下证。方中矾石性寒燥湿清热，祛腐解毒杀虫，酸涩收敛以止带；杏仁润导，利气破滞；配白蜜滋润以制矾石燥涩之性，且润滑使药物易于纳入。矾石丸为外用方，纳入阴中，除湿热而止带下。

### 2. 蛇床子散证

本方证为阴寒湿浊之邪凝着于下焦的寒湿带下。方中蛇床子性温味苦，有暖宫除湿、杀虫止痒的功效，和白粉（米粉）缓解其对局部的刺激作用。蛇床子散现多作洗剂外用，亦有内服者。

## 六、前阴诸疾

【发病】

### 1. 湿热下注

第21条云"少阴脉滑而数者，阴中即生疮"，可知阴疮系由下焦湿热，蕴结不散，腐蚀阴中而成。

### 2. 胃肠燥结

第22条云"胃气下泄，阴吹而正喧，此谷气之实也"，可知胃肠燥结，腑气不畅，浊气从前阴下泄，可导致阴吹。

【辨病】

### 1. 重视脉诊

第21条的"少阴脉滑而数"不仅揭示阴疮的成因，也提示诊脉在辨识阴疮时的重要作用。在第8条，仲景亦指出脉诊在辨识妇科病中的重要性，其谓"三十六病，千变万端；审脉阴阳，虚实紧弦……其虽同病，脉各异源"。因少阴脉候肾，肾主前后二阴，故少阴脉在诊断前阴疾病中具有重要作用。

### 2. 详细问诊

无论阴疮或阴吹，都发生于妇人隐秘之处，只有通过详细问询，才能不遗漏重要信息。

【审证】

### 1. 狼牙汤证

少阴脉滑数主下焦湿热。湿热下注，则前阴发生疮疡，糜烂痒痛，并有浊带淋沥。用狼牙汤外洗，有除湿杀虫、止痒止痛的作用。方中狼牙草究系何物，尚无定论。《医宗金鉴》《金匮要略浅注》均以狼毒代之。狼毒味辛、性平，《神农本草经》谓其主治恶疮鼠瘘疽蚀，但狼毒有大毒，当慎用。亦有谓狼牙草即仙鹤草者。仙鹤草味苦涩、性平，可收敛止血、杀虫止痒。治阴中生疮糜烂者，用狼牙汤外洗阴道局部。

### 2. 猪膏发煎证

以方测证，本证除阴吹而正喧外，当有大便燥结、小便不利等症。谷气实，胃肠燥结，腑气不畅，浊气不能从肠道下行，遂从前阴外泄，发为阴吹。除此之外，其病机还兼有血瘀，故治用猪膏发煎润肠化瘀通便。方中猪膏滋阴润燥，润肠通便；乱发活血化瘀通淋。二药合用，使大便得通，浊气下泄，复归肠道，则阴吹可止。

# 七、其他病证

**【发病】**

**1. 腹痛**

（1）风血相搏为病：第 16 条"妇人六十二种风"，泛指风寒之邪等外感致病因素乘妇人经期或产后侵入，与腹中血气相搏，导致血凝气滞，引起妇女腹痛。

（2）病变多涉及肝脾：由第 17、18 条可知，肝脾失调，气郁血滞湿停或脾胃虚寒，气血不足，经脉失于温养，均可致妇女腹中疼痛。

**2. 转胞**

此处的"胞"同"脬"，即膀胱。转胞以小便不通、小腹急胀而痛为主症。因与膀胱扭转不顺有关，故名转胞。其原因责之于肾气不足，膀胱气化不利。

**【辨病】**

**辨腹痛性质**

第 16 条指出血瘀的杂病腹痛为刺痛。第 17 条肝脾不和、血滞湿阻所致的妇人腹中诸疾痛，当为腹中拘急，绵绵作痛。第 18 条脾胃虚寒引起的腹痛则表现为腹中绵绵作痛，喜温喜按。

**【审证】**

**1. 红蓝花酒证**

方中的红蓝花即红花，辛甘而温，能活血化瘀，通络止痛；酒能行血气，温通血脉。第 16 条虽有"六十二种风"之谓，但方中并无治风之药，实则寓有"治风先治血，血行风自灭"之理。本方适宜于少腹刺痛、冷痛，腰部酸痛等，其痛得热则减，月经量少或色暗，或有瘀血块，脉沉紧，或弦紧或沉迟，舌质暗淡或有瘀斑、瘀点。

**2. 当归芍药散证**

本方主治妇人血水不利之腹中诸痛，其病机与《妇人妊娠病脉证并治》篇当归芍药散证相同。

**3. 小建中汤证**

本方主治由于中焦虚寒，不能温煦经脉所致腹中绵绵作痛，临床常伴面色无华、虚烦心悸、神疲食少、大便溏薄、舌质淡红、脉细涩等症，故用小建中汤温补脾胃，益气血生化之源。

**4. 肾气丸证**

本方主治肾气不举，膀胱气化不行所致妇人转胞，主症为小便不通，脐下急迫。病在下焦，中焦无病，故饮食如常；小便不通，浊气上逆，故烦热不得卧而倚息。肾气丸振奋肾阳，蒸化水气，使气化水行，小便通利，故可用治转胞。

（钟相根）

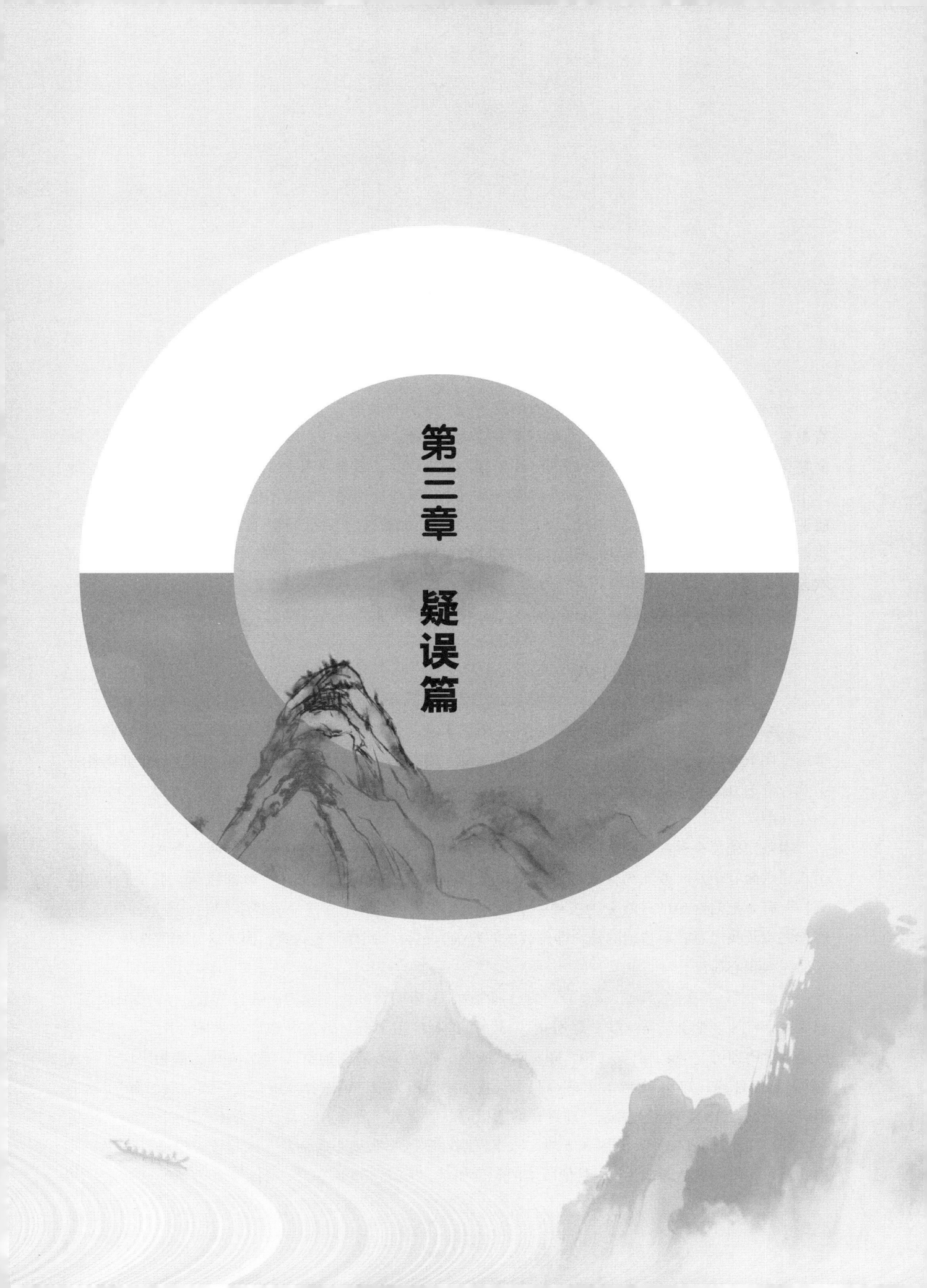

第三章  疑误篇

《医宗金鉴·订正仲景全书金匮要略注》专设"正误存疑篇"，其言："《金匮要略》人罕言之，虽有赵良、徐彬等注释，但其文义古奥，系千载残编错简，颇多疑义，阙文亦复不少，承讹袭谬，随文蔓衍，宜后人视为迂远，束诸高阁。今于其失次者序之，残缺者补之，博采群书，详加注释，俾二书并行于世，庶后之业医者，不为俗说所误，知仲景能治伤寒，未尝不能治杂证也。"又称："《金匮要略》一书，其世远而就阙误也，与《伤寒论》等。如槩饪之邪之'槩'字，与缓中补虚用大黄䗪虫圆主之之类，俱不可以为法。爰加斟酌其改移删补诸式，与夫存疑之二十八条，悉仿《伤寒论》叙次云。"

今仿《医宗金鉴》，摭取《金匮要略》之存疑有误者十余条，析疑辨误，论其得失。

# 一、阳病十八阴病十八

《脏腑经络先后病脉证》篇言："问曰：阳病十八，何谓也？师曰：头痛，项、腰、脊、臂、脚掣痛。阴病十八，何谓也？师曰：咳、上气、喘、哕、咽、肠鸣、胀满、心痛、拘急。五脏病各有十八，合为九十病。人又有六微，微有十八病，合为一百八病。五劳、七伤、六极，妇人三十六病，不在其中。"

本条记载了一种古老的疾病分类方法，即将疾病分为阴阳，其中阳病十八、阴病十八、五脏病有十八、六微有十八。或问为什么是十八，十八病如何形成？在此先要表明："解释的真，不等于事实的真！"有人把对经典的理解分为三种：本意、他意、我意。套用到《金匮要略》上，则为仲景之意、前人之意及我之意。要清楚的是，即使我的解释前人已言，同样代表我意，因为这是我的选择，唯古人已先得我心而已。

内阴外阳，"头痛，项、腰、脊、臂、脚掣痛"，诸痛皆在外，故为阳病，其数为6，据此计算，知 $6 \times 3 = 18$，现今只需寻找3之所指。"3"可选择"卫、营、营卫"或者"太阳、阳明、少阳"，所选不矛盾即可。"咳、上气、喘、哕、咽、肠鸣、胀满、心痛、拘急"，病皆在内，故为阴病，病数为9，据此计算，知 $9 \times 2 = 18$，现今只需寻找2之所指。"2"可选择"虚、实"或"气、血"。鉴于阳病、阴病之18应有相关关系，即选择的所指应前后一贯。或有追问者云，为什么阳病是"3"阴病是"2"，而不都是"3"？原因在于对"咳上气喘哕咽肠鸣胀满心痛拘急"的句读，也就是说现今采用的断句，将阴病数断成为9。其他版本的句读如是："咳上气，喘，哕，咽，肠鸣胀满，心痛拘急。"

如此阴病十八的推断过程就与阳病十八的过程一致，"3"可选择"卫、营、营卫"或者"太阴、少阴、厥阴"。如此句读亦非不可取，如"咳上气"本是一种病，并不是咳嗽和上气。

前面是三阳，后面是三阴，都能够凑成十八，且能自圆其说。但我们要清楚，古人知道如此划分的原因，但现在我们已经无从得知，古人给我们留下了"一份没有说明清单的遗产"。我们现在只能这样推测，给出这样一个相对合理的解释。古人将病分为阳病十八、阴病十八是一个事实，而为什么这样划分是我们的解释，如何把它凑成十八，是我们采用的分析手段。你可以认为是，也可以认为不是。如同你可以认为冰激凌好吃，也可以认为冰激凌不好吃，但是都不能否认冰激凌是由奶做成的。以奶为主要原料做成冰激凌和你喜欢不喜欢吃冰激凌，那是两回事。无论你同意或不同意这种解释，古人确实说出了阳病十八、阴病十八。

"六微"非为六淫，因仲景不言六淫，而只言风、寒、湿、雾、伤食五邪。"六淫"之名首见于宋代陈无择的《三因极一病证方论》。该书《卷二·外所因论》云："夫六淫者，寒暑燥湿风热是也。"又说："六淫，天之常气，冒之则先自经络流入，内合于脏腑，为外所因。"六淫之"淫"，有太过和浸淫之意。故"六淫"可解为六气太过，或令人致病的六气。"六淫"之名可能源自《左传·昭公元年》医和所说"天有六气……淫生六疾"与《素问·至真要大论》说"风淫于内""热淫于内""湿淫于内""火淫于内""燥淫于内""寒淫于内"。至于仲景为何言五邪而不言六淫，可能与杂病以五行为基础分类、构建有关。

五邪为风、寒、湿、雾、食，又称大邪、小邪、浊邪、清邪、䅽饪之邪。五邪的致病规律，是基于风、寒、湿、雾、食自身的特点而推出。如"风中于前""寒中于暮"蕴含着风与午前、寒与日暮关系密切；雾漂浮于上，多伤人体头面、上部，侵入脏腑多损伤肺；湿邪多流于地，伤人体多在于下部，侵入脏腑多损伤脾肾；食伤脾胃易解，因"饮食自倍，肠胃乃伤"早已耳熟能详。经和络分示表和里，这与叶天士提到的"久病入络"之络不同，二者存在着不可通约性。

## 二、狐蜮与狐惑

自宋以降，世传《金匮要略》诸版本中的《百合狐蜮阴阳毒病脉证治》中狐蜮病皆写作"狐惑"。狐惑多直解为狐疑惑乱，其意有二：一指病证复杂令人疑惑，如《埤雅》记载"狐性多疑，此症令病者疑，医者惑，故名狐惑也"；二指患者出现"默默欲眠，目不得闭，卧起不安"等精神恍惚的症状，如《金匮要略心典》所说"盖虽虫病，而能使人惑乱而狐疑，故名曰狐惑"，此意亦从《灵枢·大惑论》"精神乱而不抟……故曰惑也"。唐容川于《金匮要略浅注补正》中提出："狐惑二字对举，狐字着实，惑字托空，文法先不合矣。虫蚀咽喉，何惑之？盖是蜮字之误耳。蜮字篆文似惑，传写滋误。"后世虽从书体变化的角度否定了"蜮字篆文似惑"的观点，但仍无法解决"虫蚀咽喉，何惑之"的疑问。狐惑病原文中的"蚀于"是基于什么说出的？"狐惑之为病……其面目乍赤、乍黑、乍白"又如何解释？这些疑问在"狐惑"之"惑"的视角下很难给出合理的解答。

从叙述内容与体例来看，存世医书中有相关记载与《金匮要略》狐惑病较为相似者，当属《诸病源候论·䘌湿䘌候》，即"䘌湿之病，多因久利，脾胃虚弱，肠胃之间虫动，侵蚀五脏，使人心烦懊闷。其上蚀者，则口鼻齿龈生疮；其下蚀者，则肛门伤烂，皆难治。或因久痢，或因脏热，嗜眠，或好食甘美之食，并令虫动，致生此病也"。其中"心烦懊闷""嗜眠"与"默默欲眠，目不得闭，卧起不安"相对，"多因久利，脾胃虚弱"与"不欲饮食，恶闻食臭"相对，"其上蚀者，则口鼻齿龈生疮；其下蚀者，则肛门伤烂"与"蚀于上部则声喝""蚀于下部则咽干""蚀于肛者"相对。所不同者，两者一属《金匮要略》的狐惑病，一属《诸病源候论》的疳病。古代疾病诊断主要依据症状，有如此多的临床表现类似或相同，则有理由怀疑两者为同一疾病，因而假设"狐惑病与疳病为同一种疾病的不同表述"。为进一步说明此假设的合理性，还需对以上条文所未备的内容进行说明。

**1. 狐惑之"蚀"与疳病之"虫"**

《金匮要略》言"不欲饮食"，而《诸病源候论·疳湿疮候》言"好食甘美之食"，这是看似矛盾的两种表述。"不欲饮食"为狐惑病的表现。"好食甘美之食"实际是指疳病的成因，但在疳病的进展阶段，同样会产生不欲饮食的情形，如《圣济总录·疳》提到"虫蚀于上，则手足烦疼，心中懊恼，嘿嘿不欲饮食"，而疳湿疮中"脾胃虚弱"或已暗含不欲饮食之意。《诸病源候论·疳候》记载"人有嗜甘味多，而动肠胃间诸虫，致令侵食腑脏……但虫因甘而动，故名之为疳也"，表明疳病得之于好食甘美，直接原因为虫之侵食，此暗含古人的隐喻推理，即古人观察头面口鼻部之疮疡颇类似虫洞，进而认为疾病是虫蚀所致。古人将疳病之疮疡的产生与肠道寄生虫进行了关联，形成了"动肠胃间诸虫，致令侵食腑脏"的猜测性描述。实际上，人体内的寄生虫不会侵蚀体表产生疮疡，此猜测源于疮疡溃烂后与虫洞的形状相似，进而疮疡溃破的空洞被认为是虫侵蚀所生，从生活经验中也可以知道甘美之物多易生虫，所以古代医家将疳病病因最终归结为"食甘过多"。这就是疳病隐喻认知的过程。《金匮要略》虽未明言狐惑病与虫有关，但"蚀"字本义为虫吞蚀的动作，即默认了狐惑病之疮疡是虫蚀的结果。可以认为，在疳病与狐惑病的认识中，古人皆借用了虫类隐喻。

**2. "乍赤、乍黑、乍白"与五疳的同源性**

《金匮要略》狐惑病有"其面目乍赤、乍黑、乍白"的描述，依据"乍"的含义不同，一般存在两种解释。若将"乍"释为一会儿、忽然，此表述就理解为狐惑病患者的面目忽赤、忽黑、忽白。若将"乍"释为或，此表述就理解为狐惑病患者的面目有或赤或黑或白的表现。前一种解释很难符合疾病的发展故略而不谈，因后文的"目赤如鸠眼……目四眦黑"好像是此句的具体表现，故更倾向于后一种解释，但原文缺少以白色为特征的疾病症状，所以这种解释也欠缺合理性。

在"狐惑病与疳病为同一种疾病的不同表述"的假设下对此问题进行探索，可以发现"五疳"病的颜色描述与狐惑病相同。如《诸病源候论·疳候》云："五疳，一是白疳，令人皮肤枯燥，面失颜色。二是赤疳，内食人五脏，令人头发焦枯……五是黑疳，食人五脏，多下黑血，数日即死。凡五疳，白者轻，赤者次，蜒疳又次之，疳𧏾又次之，黑者最重。皆从肠里上食，咽喉齿龈并生疮，下至谷道伤烂。"五疳皆以疮疡为共同表现，其中白疳以"面失颜色"为特征，黑疳以"多下黑血"为特点，而对赤疳的描述中，并未发现以赤色为特征的疾病表现，但可以推测其命名与某种体征有关。在疳病的表现中，赤色症状、体征的相关描述，如"唇颊边有赤白色""则令脑热目痒，或赤烂生疮""齿龈腮颊疼痛，或赤或黑""其状遍身壮热，颊赤面黄"皆可作为参考。

除颜色相对应外，"其面目乍赤、乍白、乍黑"还对颜色的部位进行了限定，如果疳病与狐惑病是一种疾病，在记载较为丰富的疳病中可以找到相关内容与之对应。其中，在白疳的描述中已言面无颜色，即面白；关于黑疳，《诸病源候论》言其"血色黑"，且《圣济总录·疳》明言黑疳"多下瘀血"，体内有瘀血的患者多存在面目发黑的表现，所以推测黑疳会存在面目发黑的可能；至于赤疳，可以将前文所列赤色症状、体征作为面目赤色的参考。总的来说，无论从颜色还是颜色出现的部位，狐惑与白疳、赤疳、黑疳有很强的对应关系，可以认为，其面目"乍赤、乍黑、乍白"与白疳、黑疳、赤疳具有同源性，很可能是依据某些相同语料的不同表达。

**3. "狐惑"应作"狐蜮"**

古人对同一种疾病往往有多种不同的命名方式。如《活人事证方后集·卷之十七·耳鼻门》"鼻中息肉，俗谓之鼻痔"，其中鼻息肉以气血停滞的病机而得名，鼻痔因其有类痔疮之形而得名。同样，狐惑病与疳病的命名或许也存在类似的联系，如果将狐惑解释为狐疑惑乱，预设了"默默欲眠，目不得闭，卧起不安"为典型症状，按照前文"狐惑与疳病应为同一种疾病"的假设，这就与疳病以全身多发性疮疡为特征表现产生了矛盾。

为了保持疳病与狐惑病主症之间的圆融，则将"狐惑"写作"狐蜮"更为合适。相较于"狐惑病"，"狐蜮病"更有助于解释疾病认识的是："蜮"字可以代指啃食植物的虫子。《吕氏春秋·任地》有"大草不生，又无螟蜮"的记载。"蜮"为"蜮"的异体字，此处可知蜮是与螟虫一样为以草为生的虫类。如《说文解字·虫部》言，螟"为虫食谷叶者"，可以知道其不仅食草，也可以任何相类似的植物为生，进而推测蜮也是如此。而在《五十二病方》中有疾病被称为螟病者，"冥（螟）者，虫，所啮穿者□（注："□"表示文字缺失，下同），其所发毋恒处，或在鼻，或在口旁，或齿龈，或在手指□□，使人鼻抉（缺）指断"。螟病的表现以口、鼻、齿、手指的组织损伤为主要表现，基本可以认为，因人体组织受损与被螟虫蚀食的植物残缺较为相似，所以古人会有意无意地认为此类疾病为螟虫所致。而狐惑病原文以"蚀"形容人体组织损伤则与螟病"啮穿"一词有同种含义。按照此种类比，狐惑病则可以称之为"蜮病"，蜮指食谷物的害虫。虽然狐惑病的疮疡与被虫蚀相似，但古人看不到虫是如何蚀食人体的。"狐"在阴狐疝气中有不可见之意，而《五十二病方》"螟病"之螟也取此种意向，按照《尔雅义疏》所言"寻之不见，故言冥冥难知"，由此推测"狐"字很可能用于表示其虫不可见的特点。根据以上推论，狐惑病实际应当写作"狐蜮病"，有不可见之虫致病的含义。

此外，还有疾病被认为由不可见之虫所致，如"蛀牙"。蛀牙，西医学称之为龋齿，是一种在细菌感染等多因素作用下，导致牙体硬组织进行性破坏的疾病。但在只能以肉眼观察作为具身认知方式的古代，因牙齿有洞，与自然界虫所啃噬之洞较为相似，故认为其是由虫啃噬所致，故称之为"蛀牙"或"虫牙"。这一概念的形成就是隐喻认知的结果。疮疡类疾病后期往往形成空洞类表现，这类表现也被古人认为由虫侵蚀所致，但不若"虫牙"这一概念形象直接。如《金匮要略》狐蜮病，以口、前后二阴溃疡为主要表现，原文描述中"蚀于上部……蚀于下部……蚀于肛者……"之"蚀"是与"虫牙"相类似的隐喻性描述。从后世古代医书的分类中，我们可以发现，狐蜮病与疳病基本沿袭了《诸病源候论》分而论之的体例，并发现两者的同源关系——疳病即是狐蜮病。综上所述，"狐惑"应作"狐蜮"，基本可以认为其与疳病为同一种疾病，并且在认识上遵循了"疮疡溃烂为虫所蚀"的基本隐喻。

## 三、阴阳毒与虫

前已言及，古人常将身体组织受损或疮疡解释为虫所蚀。如《五十二病方》中的螟病，古人认为是螟虫所蚀。射工毒是肉眼可见的射工咬蚀所致。说其肉眼可见，是因《证类本草》中明确载有射工的形态描述，亦可从中溪水毒"似射工而无物"一句反推得出。溪水毒病，明言"无物"，却仍以虫来解释这种现象，可能基于"水能生虫"的经验推断。疳病生疮与之相同，上节已述，是基于"甘能生虫"的生活经验。可以认为，将疮疡或身体组织损伤归因于虫蚀是古人惯用的思维方式，《金匮要略》记载的阴阳毒中也有所体现。

古籍文献对阴阳毒的解读大致有两种。其一可称之为溪水阴阳毒，首见于《肘后备急方·治卒中溪毒方第六十四》，指人涉水中后身体产生似中射工毒的变化。本病症状上与中射工毒相似，先有伤寒症状，后生疮疡，但溪水毒之疮多发于下部且有阴阳之分，如"当深视下部。若有疮，正赤如截肉者为阳毒，最急。若疮如蠹鱼齿者为阴毒，犹小缓"。另外，葛洪在开篇言"水毒中人……似射工而无物"已明确提出射工毒与溪水毒的不同，因下疮不是肉眼可见的射工所致，故言"似射工而无物"，但为了说明疮疡发生的原因，仍引入了虫的隐喻概念对疾病进行建构，即"三日则复生虫食下疮"。但后世如《备急千金要方》将射工毒置于溪水毒篇中，就可以看出两者已经产生了明显的混淆。其二可称之为伤寒阴阳毒，如《备急千金要方·伤寒方上》所载阳毒为"治伤寒一二日便成阳毒，或服药吐下之后变成阳毒，身重腰背痛，烦闷不安，狂言，或走或见鬼，或吐血下痢，其脉浮大数，面赤斑斑如锦文，咽喉痛，唾脓血，五日可治，至七日不可治……治伤寒初起一二日便结成阴毒，或服药六七日以上至十日变成阴毒，身重背强，腹中绞痛，咽喉不利，毒气攻心，心下坚强，短气不得息，呕逆唇青面黑，四肢厥冷，其脉沉细紧数，仲景云此阴毒之候，身如被打，五六日可治，至七日不可治也"。《金匮要略》言："阳毒之为病，面赤斑斑如锦文，咽喉痛，唾脓血。五日可治，七日不可治，升麻鳖甲汤主之。阴毒之为病，面目青，身痛如被杖，咽喉痛。五日可治，七日不可治，升麻鳖甲汤去雄黄、蜀椒主之。"《备急千金要方》成书时间虽在《金匮要略》之后，但《备急千金要方》是荟萃诸书而成，其所引内容不一定形成于《金匮要略》之后。

对比鉴别是认识不同事物的有效方式。《金匮要略》在一长串条文中提炼出阴阳毒的两个鉴别要点，一为面部颜色的青赤，二为咽喉痛是否唾脓血。其中，咽喉痛之唾脓血与否很可能反映了古人对有无虫蚀发生的推断，进而影响治疗药物的加减。例如，在《五十二病方》中"虫蚀"一病，因缺文较多很难明确其具体内容，但是依据"□□在于（喉），若在它所，其病所在曰□□□□□□□□□"可以推测，此处将虫蚀病的部位定位于喉，若病在其他部位则称之为其他病，因此可以说在古人的认识中，咽喉与虫存在着某种较强的关联。在现有材料基础上无法更为明确地认识阴阳毒及其方剂时，基于虫隐喻，会得出关于阴阳毒更为融贯的解释。原文中为什么会强调有无脓血？在对体表皮肤进行观察时，如果有脓血溃烂后，则疮疡常会形成溃疡面，溃疡面有类于虫蚀之洞，有些位于咽喉深部的疮疡无法直接用肉眼观察，所以有无脓血是判断是否发生溃烂进而判断有无虫蚀的好方法。在仲景治疗阴阳毒的用方中，有脓血会用蜀椒、雄黄，无脓血就去掉，这两味药显然并不是祛脓药，也并不基于温热寒凉的法则使用，更可能是基于有无虫蚀进行的加减。雄黄、蜀椒最明显的作用就是祛虫。当阳毒出现咽喉痛、吐脓血，可以推断咽喉部发生了溃烂，而这种溃烂在古人认识中与虫相关，故而加入雄黄、蜀椒以祛虫，这就是升麻鳖甲汤治阳毒用雄黄、蜀椒的原因；而阴毒只有咽喉疼痛的表现，即使存在疮疡也未发生溃破，因而用升麻鳖甲汤去杀虫之雄黄、蜀椒。按照此种解释，《金匮要略》阴阳毒在理法方药上得以融贯，这是现有其他解释所不具备的。在此视角下，我们对阴阳毒进行重新解读，发现有无脓血实际为推断有无虫蚀，升麻鳖甲汤中雄黄、蜀椒的加减也与此有关，而狐蟚病、痔病、溪水毒、蜮虫病都在某种程度上反映了"虫蚀"是古人认识疮疡病的常用隐喻。

## 四、弦则为减

"脉弦而大，弦则为减，大则为芤，减则为寒，芤则为虚，虚寒相搏，此名曰革"。这段文字《金匮要略》中凡三见，包括《血痹虚劳病脉证并治》《惊悸吐衄下血胸满瘀血病脉证治》和《妇人杂病脉证并治》。这段文字所论是革脉的脉象及主病。革脉为弦、芤脉相合之象。弦脉挺直而长，如按琴弦，有弦劲之感；芤脉浮大而软，按之中空如捻葱管。然对文中"弦则为减"的"减"字，历来存有争议。

**1. "弦则为减"诠释回顾**

"弦则为减"之"减"，众说纷纭，可归纳为以下三类。

其一，"减"为减少、不足之义。历代注家多持此观点，认为其指阳气不足。金代成无己谓："弦则为减，减则为寒，寒者谓阳气少也。"明代卢之颐也认为"减者，阳气减也，故为寒"。

其二，从取脉的轻重来理解"弦则为减"。"减"是指取脉时轻取。清代王邦傅在《脉诀乳海》中提出："但据仲景之言观之，脉弦则为减，大则为芤，是轻手取之，则觉其弦大，及乎重手则减而为芤，与剖竹相似，非两边有，中间无乎"。他认为"弦则为减，大则为芤"应理解为浮取为弦脉，按之则脉力及脉道紧张度减轻，而表现为芤脉。

其三，"减"为描述弦脉的脉象特点。沈金鳌谓："若弦脉似有力而大，却非硬直，亦非单弦，盖单弦则浮而见紧，兼大则中取不紧，有渐微之象，是减也。"吴谦提出："弦则为劲，减其中，取之劲，外急象也，大则为实，小其中，取之实，中空象也，此以弦减、芤虚二脉形容革脉也。"李今庸《读古医书随笔》中认为，此处的"减"是"紧"的借字，所谓脉弦为减者，就是弦则为紧之义，寒邪伤人，多见紧脉，诸紧为寒。

**2. "减"字当为"缄"**

"弦则为减"与"大则为芤"，"减则为寒"与"芤则为虚"，皆为对仗关系，"减"与"芤"都应该是形容脉象特点的词。"芤"是指脉象按之中空如葱管，而"减"字则应该是形容弦脉特点的词语。弦脉的脉象，古今医家多有描述。《伤寒论·辨脉法》中说："弦者，状如弓弦，按之不移也。"将"减"解释为"阳气不足"，虽与"减"之本义相关，但此义并非对弦脉特点的具体描述；认为"减"指轻手取脉，无法解释"减则为寒"，也与"芤"字不能对应。李今庸将"减"读为"紧"，与弦脉的脉象特点相合，很有启发意义，但文献中并未见此二字相通的用例。因此，我们认为，"弦则为减"之"减"字或为"缄"之借字。

《说文解字·水部》曰："减，损也。从水，咸声。"《说文解字·糸部》曰："缄，束篋也。从糸，咸声。"缄"与"减"字声旁相同,古音可通。而且在早期的古书中"减"和"缄"多写作"咸"。段玉裁《说文解字注》谓:"古书多假咸为减"。《礼记·丧大记》中"大夫士以咸",郑玄注曰"咸,读为缄"。

"缄"之本义为捆箱子的绳索,引申为捆束,又引申为封藏、收敛。《庄子·齐物论》曰:"其厌也如缄,以言其老洫也。"《王先谦集解》曰:"缄,秘固。""缄"在此可形容弦脉的脉象特征,其收敛秘固之义,正与弦脉"状如弓弦,按之不移"的特点相符合。

《广雅》曰:"缄,索也。""缄"展现的是一条静态的绳索,一条捆扎十分坚牢的绳索,正对应仲景对弦脉的描述"弦者,状如弓弦,按之不移也";而紧脉是动态的,像一条绷紧的不断转动的绳索,故曰"脉紧如转索无常"。可见,紧脉的紧张度更高。静态固定的绳索与动态的左右弹指的绳索相比,其弹性更差,搏动范围更窄,力度也显然比绷紧的不断转动的绳子小。由此可见,弦脉与紧脉相比位置更固定、脉管更硬、弹性更差,而力度与搏动范围更小。

经过上述考证,笔者认为,此处"减"通"缄",取绳索之象,为封藏密固之意,表现革脉具有弦脉之位置固定、脉管紧张度较高的特点。如此,可将原文"弦则为减,大则为芤,减则为寒,芤则为虚"翻译为"弦脉如同绳索紧束般搏指,大脉如同葱管一样中空虚软,寒性收引则脉来紧束如绳,亡血失精则脉来浮大中空"。仲景通过两种简单脉象的特征来说明复合脉象革脉"如按鼓皮"的脉形特点和"有寒有虚"的病机特点。

# 五、半夏补气

《血痹虚劳病脉证并治》篇黄芪建中汤方后加减法中有"气短胸满者加生姜;腹满者去枣,加茯苓一两半;及疗肺虚损不足,补气加半夏三两",如何理解"疗肺虚损不足,补气加半夏三两"?对于黄芪建中汤方后注的理解,大多从治水的角度进行解读。生姜可以解表止呕,由于水气内停,导致气短胸满,加用生姜以温化水饮。腹满亦是由于水邪内停所致,故而去大枣之壅滞,加茯苓淡渗利湿。由于水邪内停,阻滞气机运行,故而加用半夏以去水。如曹颖甫在《金匮发微》中所言:"补气所以加半夏者,肺为主气之脏,水湿在膈上,则气虚而喘促,故纳半夏以去水,水湿下降,则肺气自调,其理甚明。"曹氏之意为半夏通过去水达到调肺气之效。而从"肺虚损不足,补气加半夏三两"字面意思来看,有半夏补气之意,但考历代诸家本草方书未有言半夏有补气之功用者。所以,陈修园在《金匮要略浅注》时发出"补气加半夏,更为匪夷所思,今之医师,请各陈其所见"的感慨。

因未能直接解释半夏补气,后世医家又对半夏补气的机制进行了新的解释。如《金匮要略广注》云"疗肺虚补气,加半夏运枢机以行补剂也",其认为半夏补气非直接补气,而是通过半夏的行气作用使脾胃健运,更好地发挥黄芪建中汤的补气作用;高学山在《高注金匮要略》中对此做了进一步的论述"非以半夏功能补气之谓也,盖肺虚不足,下气必乘虚而上逆,不加降逆之半夏,则药气与所冲之客气,互争胸分。而胀、喘、促之候见矣",即半夏可以通过降气的作用来防止服用黄芪建中汤后出现咳喘、气促的症状。诸家对于半夏补气均从病机层面进行解释,或将补气解释为去水则气自调,或将补气解释为助黄芪建中汤补气,或将补气解释为降气。

然仔细审视方后注,不难发现"及疗肺虚损不足,补气加半夏三两"与前之"气短胸满者加生姜；腹满者去枣，加茯苓一两半"描述方式明显不同，前面两个加减法的描述形式为"某证加减某药"，而半夏此句前面多有"及疗"二字，前面是某个症状的描述，而"肺虚损不足"更像是对病机的描述。除黄芪建中汤外，《金匮要略》中还有多处加减法，如防己黄芪汤的加减法就有"喘者，加麻黄半两；胃中不和者，加芍药三分；气上冲者，加桂枝三分；下有陈寒者，加细辛三分"。这些加减法，从内容上来看都是针对具体症状加减用药，其描述形式为"某症，加减某药"，所以"及疗肺虚损不足，补气加半夏三两"的表述形式与一般加减法的表述形式并不相同。因其出现在加减法的语境下，所以理解时很容易按照加减法的方式将其解读为"肺虚损不足者，补气加半夏三两"，根据前面某症用某药的方式，半夏就被理解为治疗肺气虚损的特异性药物。

我们可以从训诂学的角度对此进行重新考证。"及疗"之"及"应当解释为"与"或"和"的意思，如诸葛亮《前出师表》就有"若有作奸犯科及为忠善者"。那么既然"及"字作为连接词，其前后均应有一段文字，后承"疗肺虚损不足"，那么前也应该有所接。既然是出现在黄芪建中汤方下，那么更可能接在"黄芪建中汤主之"之后，原条文则变为"虚劳里急，诸不足，黄芪建中汤主之。及疗肺虚损不足，补气……"这样则将其解释为黄芪建中汤不仅可以治疗"虚劳里急，诸不足"，还可以治疗肺气虚损不足。其实这种"补足语"的论述方式，在《金匮要略》的其他条文中也经常出现，如《妇人产后病脉证治》篇"产后腹中疞痛，当归生姜羊肉汤主之，并治腹中寒疝，虚劳不足"。此条文在"当归生姜羊肉汤主之"之后，又补充了"并治腹中寒疝，虚劳不足"，此处的"并"也是"和""与"的意思。《呕吐哕下利病脉证治》篇有"吐后渴欲得水而贪饮者，文蛤汤主之，兼主微风脉紧头痛"，"兼主"一词是也可以治疗的意思。所以"及疗""并治""兼主"在条文中作前文方剂治疗补充之连词，取可以同时治疗之意。但我们又可以发现，经过重新调整后的条文，前半部分虽然与当归生姜羊肉汤、文蛤汤在形式上相同，但"加半夏三两"的描述，是前两个条文所不具备的。《妇人妊娠病脉证并治》篇之当归贝母苦参丸方后有"男子加滑石半两"，当归贝母苦参丸治疗妊娠小便难，饮食如故，若要治疗男子小便难，饮食如故则在原方中加入滑石半两，即当归贝母苦参丸加滑石可以治疗男子小便难，饮食如故。同理"及疗肺虚损不足，补气加半夏三两"，可以理解为如果治疗肺气的虚损不足，还需在黄芪建中汤中加入半夏三两，即黄芪建中汤加半夏可以治疗肺气虚损不足证。所以可以认为，加入半夏并不是针对气虚的对症用药，而是想说明黄芪建中汤加半夏，整个方剂可以治疗肺气虚损。

《外台秘要》中与黄芪建中汤相关的条文有如下两个。

《集验》疗虚劳里急诸不足。黄芪建中汤方。黄芪（三两）　桂心（三两）　甘草（三两炙）　芍药（二两）　生姜（四两）　大枣（十二枚擘）　饴糖（一斤）。上七味切，以水一斗二升，煮取六升，去滓，纳饴糖，令消。适寒温，服一升，间日可作。呕者，倍生姜；腹满者，去枣加茯苓四两。忌生葱海藻菘菜。（古今录验同，此本仲景方，恐是甘草二两、芍药六两、生姜三两也。通按当以此为准，与金匮方同）

《删繁》又建中汤，疗肺虚损不足，补气方。黄芪、芍药（各三两）　甘草（炙二两）　桂心（三两）　生姜（六两）　半夏（五两洗）　大枣（十二枚擘）　饴糖（十两）。上八味切，以水八升，煮取三升，分为三服。忌羊肉饧海藻菘菜生葱。

《集验方》所载黄芪建中汤与《金匮要略》黄芪建中汤方证相同，仅甘草、生姜、芍药剂量不同，王焘于方后注中说其应当改为《金匮要略》中的剂量。另外可以发现，在方后用药加减法中，并无"及疗肺虚损不足，补气加半夏三两"十四个字，而是"忌生葱海藻菘菜"。而《删繁》建中汤一方，主治为"疗肺虚损不足，补气方"，方药组成为黄芪建中汤加半夏，即黄芪建中汤加半夏治疗肺虚损不足之明证。所以，"及疗肺虚损不足，补气加半夏三两"确实是言黄芪建中汤加半夏治疗肺虚损不足，具有补气之功，而非半夏有补气的作用。

## 六、缓中补虚

问曰：《血痹虚劳病脉证并治》篇言"缓中补虚，大黄䗪虫丸主之"，何谓"缓中补虚"？大黄䗪虫丸如何体现"缓中补虚"？现今临床当如何选用？

历代医家对"缓中补虚"的含义有着不同的解读，可以概括为：①缓中补虚与大黄䗪虫丸的关系。一种观点认为大黄䗪虫丸不能起到缓中补虚的作用，缓中补虚的作用是通过祛除瘀血而实现的，如《金匮要略直解》云"与大黄䗪虫丸以下干血，干血去，则邪除正旺矣，是谓缓中补虚，非大黄䗪虫丸能缓中补虚也"。另一种观点则认为缓中补虚为大黄䗪虫丸的体现，缓中补虚主要体现在峻下药中配伍大量滋阴药及以丸药缓图两个方面。此外，还有医家认为"缓中补虚"应位于小建中汤条文中。②"缓中"的含义。"缓中"的含义基本都是从药物功效来讲的。一种认为"缓中"是药物中含有生地黄、甘草等甘缓之品；另一种则认为"缓中"为缓以丸药以达到补虚的目的。

诸家聚讼纷纷，并未得出一个较为合理的解释，下面将以原文为基础，对"缓中补虚"一词的含义进行论证。结合《伤寒论》《金匮要略》中的相关语言，从叙述方式、构词和语义三个方面对"缓中补虚"进行分析，可以得出更为合理的解释。

在叙述方式上，《伤寒论》《金匮要略》有方有证的条文中，其叙述形式大多为先方后证，其形式可以表述为"证 A，则方 B 主之"。在这种叙述形式中还有在方证之间有插入语者，其形式则为"证 A，治法 C，则方 B 主之"，如《肺痿肺痈咳嗽上气病脉证治》篇"大逆上气，咽喉不利，止逆下气者，麦门冬汤主之"，《妇人妊娠病脉证并治》篇"所以血不止者，其癥不去故也，当下其癥，桂枝茯苓丸主之"，《妇人产后病脉证治》"妇人乳中虚，烦乱呕逆，安中益气，竹皮大丸主之"等。可以发现，此种叙述方式与大黄䗪虫丸条的叙述方式相同，满足这种形式，就可以根据 C 这种形式的普遍表达规律，去解释推测未知 C 的含义，即根据列举的三条中的 C 是依据什么而说，就可以推测 C 的所指，而这里我们要探讨的 C 就是"缓中补虚"。麦门冬汤中"止逆下气"的说出是依据前面"大逆上气"的症状，桂枝茯苓丸"当下其癥"则依据"其癥不去"，竹皮大丸"安中益气"则依据"乳中虚，烦乱呕逆"，所以 C 更可能是根据症状提出的一种治法。如果大黄䗪虫丸也以这种形式表述，则"缓中补虚"亦是针对症状的治法。而要想理解"缓中补虚"一词的含义，首先要搞明白其是针对什么情况说出的，即要明确其语言环境是什么。大黄䗪虫丸条文中一共描述了虚极羸瘦、腹满不能饮食、肌肤甲错、两目黯黑四个症状，从缓急程度来看，前两者则更为急迫，已经出现了脾胃之气虚弱的情况。所以可以猜测脾胃之气虚弱应该为"缓中补虚"一词被说出的背景。

从构词和语义看，理解"缓中补虚"的主要难点集中在"缓中"一词，即"缓中"是用于说明方剂配伍中药物用法或功效的缓用，还是指其他。结合"脾胃之气虚弱"的语境，对《伤寒论》《金匮要略》的"中"字进行考证，发现"中"字含有中焦脾胃之意，如《腹满寒疝宿食病脉证治》"中寒，其人下利，以里虚也，欲嚏不能，此人肚中寒"，《血痹虚劳病脉证并治》"虚劳里急，悸，衄，腹中痛，梦失精，四肢酸疼，手足烦热，咽干口燥，小建中汤主之"，《妇人产后病脉证治》"妇人乳中虚，烦乱呕逆，安中益气，竹皮大丸主之"，《伤寒论》第159条"医以理中与之，利益甚。理中者，理中焦，此利在下焦，赤石脂禹余粮汤主之"。所以，无论是中寒还是建中、安中、理中，结合原文的表述，"中"确实为中焦脾胃之意。另外，从构词形式对这些词语进行分析可以发现，建中、安中、理中的构词形式皆为"动词＋名词"，与"缓中"在构词形式上有高度的相似性。如果说建中、安中、理中是对不同中焦脾胃调理方式的表达，那么"缓中"也应当符合此种形式。

　　基于以上论述，"缓中"应当解释为"宽中"。首先，在古代汉语中"缓"确有"宽"的意思。如两汉时期《古诗十九首·行行重行行》中"相去日已远，衣带日已缓"一句，此句中的"缓"就作"宽"解。那么"缓中"即宽中之意。这样一来则与症状"腹满不能饮食"相对应，宽中以进食除满，而补虚则与虚极羸瘦相对应。然而，我们却不能说其是对方药组成配伍的一种解释，如果不能理解大黄䗪虫丸这一条，那么可以麦门冬汤一条来说明。如果止逆下气是为了解释麦门冬汤的方药组成特点，那就不太合理，因为止逆下气仅是治咳嗽方剂的共有特点，而非麦门冬汤的方剂配伍特点。所以将缓中补虚解释为配伍大量滋阴药及以丸药缓图则是不合理的，"缓中补虚"所表明的应是大黄䗪虫丸证的治疗思路。我们可以进一步挖掘"缓中补虚"的内涵。如果在治疗上需要宽中，那么证明患者的中焦脾胃壅堵，壅堵的主要表现即"腹满不能饮食"，"腹满不能饮食"是为"中满"。《素问·标本病传论》中有"先热而后生病者治其本，先热而后生中满者治其标……先病而后生中满者治其标，先中满而后烦心者治其本"的论述。此段论述体现了"中满"宜优先治疗的原则。因此，"缓中补虚"给我们的提示是虚劳病，如果出现"中满"的症状，宜先治"中满"，具体在方药上，应当在活血化瘀的同时加用健运脾胃的药物，以使脾胃健运，干血得去，新血得生。

## 七、奔豚与惊怖

　　问曰：如何理解《金匮要略》条文"病有奔豚，有吐脓，有惊怖，有火邪，此四部病，皆从惊发得之"？其对现今哪些疾病的治疗有所启示？

　　本条言奔豚、吐脓、惊怖、火邪此四种疾病的发生与七情中的"惊"有较为密切的关系。其中惊怖为惊恐之意。如《资治通鉴·汉纪》云"明旦，阖门不开，官属逾墙而入，见宠尸，惊怖"，可以解释为因受惊而产生恐怖之感。所以，条文中言受惊为惊怖病发生的原因，但在现存医籍中并未发现有专门论述"惊怖病"的相关内容。吐脓一病，文中言也是由受惊所致，将受惊作为吐脓的病因，其相关关系在现有文献中也较为少见，需进一步研究。火邪在《伤寒杂病论》中有两处论述，一为《伤寒论》第114条"太阳病，以火熏之，不得汗，其人必躁。到经不解，必清血，名为火邪"，另一处则见于《惊悸吐衄下血胸满瘀血病脉证治》"火邪者，桂枝去芍药加蜀漆牡蛎龙骨救逆汤主之"。依据《伤寒论》第114条，火邪的具体表现主要以躁动、便血为主，而第112条"伤寒脉浮，医者以火迫劫之，亡阳。必惊狂，卧起不安者，桂枝去芍药加蜀漆牡蛎龙骨救逆汤主之"，又更像是对"火邪者"的具体阐释，那么火邪则就指因应用火疗而造成惊狂、卧起不安的病证。无论是哪种解释，火邪都具有情志异常的表现。

《小品方》载有此条，但"皆从惊发得之"后尚有文字："火邪者，桂枝加龙骨牡蛎汤主之。若新亡财，为县官所捕迫，从惊恐者，治用鸱头铅丹，复余物未定，所言奔豚者，病人气息逆喘迫上，如豚奔走之状，奔豚汤主之。"这些文字其实论述了火邪、惊怖、奔豚的治法。"火邪者"与"从惊恐者""所言奔豚者"的书写方式不同，若将"皆从惊发得之"从"惊发"处断开，则变为"皆从惊发，得之火邪者，桂枝加龙骨牡蛎汤主之"，则前后书写方式更为一贯。与《伤寒杂病论》不同的是，此处治火邪用桂枝加龙骨牡蛎汤，或许可以推测《奔豚气病脉证治》篇中"奔豚病，从少腹起，上冲咽喉，发作欲死，复还止，皆从惊恐得之"一条恐有脱简，《小品方》所载（《外台秘要·卷第十二·奔豚气方四首》引录）应该更为完整。

奔豚病是指气从少腹起，上冲咽喉直至心胸，发作欲死，复还止的一类疾病。如果根据这样的定义，可以知道奔豚气是一种反复发作的疾病，发作时有濒死感，其症状应该与腹部、心、胸、咽喉相关。《小品方》记载："奔豚者，病人气息逆喘迫上，如豚奔走之状，奔豚汤主之。"所谓奔豚，是指奔跑的猪。所以奔豚气命名的依据是发作时呼吸急迫喘促，可推测奔豚气的主症就是发作性的急迫喘促。现今多将奔豚病的病位定为肝肾与冲任，并多遵陈修园所言，认为李根白皮在此方中可降肝气之上冲，实不知奔豚气更多是因肺气上迫所致，李根白皮应起到降肺气的作用。除此症状外，《金匮要略》中还有腹痛、往来寒热、脐下悸、气从少腹上至心等症状的描述。其中，气从少腹上至心，因加桂枝二两，更可能是言心悸动不止，加桂枝以止心悸。除此之外，结合《小品方》与《外台秘要》关于奔豚气的描述还有精神类的表现，如狂痴欲走、喜怒无常、人所恐、心下烦乱、不欲闻人声等，消化系统的表现，如食饮辄呕、温温欲呕、少腹急痛、心下痛满、腹胀满，以及一些其他症状，如乍热赤色、耳聋、目视无精光、郁冒等。

惊恐障碍是以反复出现强烈的惊恐发作，伴濒死感或失控感为特征的一种焦虑性精神障碍。惊恐发作的典型表现是，患者在日常活动中，突然感到心悸，好像心脏要从口腔里跳出来，伴胸闷、胸痛、胸前有压迫感，或呼吸困难，喉头堵塞，好像透不过气来，即将窒息；同时，出现强烈的恐惧感，好像将死去，或即将失去理智。这种紧张心情使患者难以忍受，因而惊叫、呼救。有的患者出现过度换气、头晕、非真实感、多汗、面部潮红或苍白、步态不稳、震颤、手脚麻木、胃肠道不适等自主神经过度兴奋的症状，以及运动性不安。此种发作历时很短，一般为5～20分钟，很少超过1小时。所以，从发作性与发作欲死的描述来看，奔豚病与西医学所谓的惊恐障碍非常相似，并且在表现上也比较吻合，如短气、气息逆喘迫上与过度换气相似，上冲时若群豚相逐憧憧即形容心悸强烈。惊恐障碍属于神经紊乱性疾病，多选用抗抑郁药治疗，此类药物依赖性较强，所以可参考中医典籍中有关奔豚病的记载，选用相关方药进行对症治疗。

## 八、五脏中风中寒

《五脏风寒积聚病脉证并治》篇论述五脏中风、中寒，其中仅肺、肝、心三脏中风、中寒皆有描述，脾脏则只见脾中风，关于肾中风、中寒的论述皆无。林亿在其后作注云"以古文简乱极多，去古既远，无它可以补缀也"，就是说并没有见到相关书籍可以对此进行补正，所以对于五脏风寒的内容更难以理解。

　　肝、心、脾、肺、肾五脏在此处并无争议，应该就是指脏腑。其难以理解之处就是五脏中风、中寒的这种描述到底是在说什么。首先，我们可以对仲景《金匮要略》和《伤寒论》里中风和中寒的不同意义加以总结，然后再从已知推导未知。中风之意有三：一指太阳病中出现发热、汗出、恶风、脉缓的症状，如《伤寒论》第 2 条"太阳病，发热，汗出，恶风，脉缓者，名为中风"；二是一种分类符号，如《伤寒论》第 190 条"阳明病，若能食，名中风；不能食，名中寒"，很显然这是一种指派，此将能食划分到中风，不能食划分为中寒；三是特指中风病，如《中风历节病脉证并治》篇"夫风之为病，当半身不遂，或但臂不遂者，此为痹。脉微而数，中风使然"。中寒之意有二：一指一种分类符号，与中风相对，前文已有论述；二指中焦脾胃虚寒，如《腹满寒疝宿食病脉证治》篇"中寒，其人下利，以里虚也，欲嚏不能，此人肚中寒"。

　　需要特别指明的是，作为分类符号的中风与中寒，其重点在风与寒二字上，即除可以作中风、中寒外，又可以作中风与伤寒。如《伤寒论》第 38 条与第 39 条，"太阳中风，脉浮紧，发热恶寒，身疼痛，不汗出而烦躁者，大青龙汤主之。若脉微弱，汗出恶风者，不可服之。服之则厥逆，筋惕肉瞤，此为逆也""伤寒，脉浮缓，身不疼，但重，乍有轻时，无少阴证者，大青龙汤发之"。第 38 条名为太阳中风，但是所描述的症状则是脉浮紧、发热恶寒、身疼痛、无汗，与《伤寒论》将中风定义为发热、汗出、恶风、脉缓的症状完全相反，而第 39 条的伤寒也未出现前面所定义的体痛、脉紧症状。在未有文献证明其是错误的情况下，我们仅能推测这样描述的含义是什么。从其症状来看，有一个明显的对比：脉浮紧与脉浮缓，身疼痛与身不痛但重，烦躁与无烦躁，对比之下前者明显比后者在表现上更为盛实。用"风""寒"对不同的症状进行划分最根本的是基于古人对风与寒特点的观察与把握。如五脏中风、中寒是将风性主动、寒性主静，风为阳、寒为阴的特征提取为抽象的概念，并将此特征作为不同症状划分的纲领。与此相反的是，将发热、汗出、脉缓命名为中风，和恶寒、体痛、无汗命名为伤寒，则是基于症状与风邪或者寒邪在另一方面的相似。如将人体发热、汗出命名为中风，则是基于风的疏泄性质；将恶寒与无汗指派于伤寒，则是基于天地间寒气收引的特性。进一步看，太阳中风、中风病都是以一组症状与自然界风的某一特性相关联而建构的，所以从广义上来说，中风、中寒既是疾病的命名，也是一种分类符号。

　　本篇中的五脏风寒具体是基于人类对风与寒的哪些具身感知而建构的呢？先看肺中风与肺中寒两条："肺中风者，口燥而喘，身运而重，冒而肿胀。""肺中寒，吐浊涕。"肺中风的肿胀与肺中寒的浊涕应该是一个对子。此肿胀更应该解作水肿，为肺通调水道功能失常，水液代谢障碍而成，如《肺痿肺痈咳嗽上气病脉证治》篇"上气喘而躁者，属肺胀，欲作风水，发汗则愈"。所以，如果是身体水肿，由水气的异常积聚所致，与吐出的浊涕相对，那就是清。如果说"寒气生浊"，所以将浊涕划分到"寒类"之下，那么清为何在"风类"之下呢？因为风本来就是由气体流动产生的，是无色透明的，所以清可以取此义，就如经常形容廉洁的人为"两袖清风"。

　　肝中风与肝中寒两条也比较明确："肝中风者，头目瞤，两胁痛，行带伛，令人嗜甘。""肝中寒者，两臂不举，舌本燥，喜太息，胸中痛，不得转侧，食则吐而汗出也。"头目瞤与两臂不举是一个相对的概念。瞤有颤动的意思，颤动的症状经常与自然界的风联系起来，因风能使万物摆动，与人体颤动相似，所以将其归于风。而寒的特点就是"蛰虫将伏"，万物一片寂静，所以有"寒性主静"，进而将两臂不举的症状归于"寒类"。

可以发现，中风证与中寒证是依据其症状表现与风或寒的某一特点相似来划分的，因风与寒本身有不同的特点，所以划分可以有不同的依据。

# 九、三焦竭部

《五脏风寒积聚病脉证并治》篇言："问曰：三焦竭部，上焦竭善噫，何谓也？师曰：上焦受中焦气未和，不能消谷，故能噫耳。下焦竭，即遗溺失便，其气不和，不能自禁制，不须治，久则愈。"

本条之难解，全在一个"竭"字。竭，何意也？现代汉语中最常用的就是"衰竭"或"枯竭"，然《礼记·礼运》有言"五行之动，迭相竭也"。"竭"，可释为轮流、递相，即连接、一个紧挨着另一个的意思；或者作背负解，前面顶着一个，后面背着一个，或者是前面抱着一个，后面背着一个。据此，应该将"竭"字释为相互影响，而不宜将"竭"字解为衰竭。又《平脉法》有类似条文称："三焦不归其部。上焦不归者，噫而酢吞；中焦不归者，不能消谷引食；下焦不归者，则遗溲。"虽然与此条不完全一致，但可以两相参照。《平脉法》中，"竭"被替换为"不归"，不归就是擅自离岗、不坚守职责。至此可见，三焦竭部之"竭"有三解，其一是顶戴，解为互相影响；其二为不归，意为不能回到原来的部位；三是解释为衰竭或枯竭。

原文说"三焦竭部，上焦竭善噫"，是因为"上焦受中焦气未和"。翻译成现代语言即为：受中焦不和的影响，使得上焦之气不归其部，从而时时呃逆。此即中焦影响上焦。依据《平脉法》，本条文似有脱文，据校勘学之"理校"法亦可知，本条文名为"三焦竭部"，不可能只有"上焦竭""下焦竭"而独无"中焦竭"。不妨做个大胆的推测，条文原本应为：

问曰：三焦竭部，何谓也？师曰：上焦竭善噫，上焦受中焦气，中焦未和，不能消谷，故能噫耳。下焦竭，即遗溺失便，其气不和，不能自禁制，不须治，久则愈。

之所以有如上调整，理由如下。其一，本条乃讨论"三焦竭部"，而非讨论"三焦竭部，上焦竭善噫"，故宜将"上焦竭善噫"移至师曰之后。其二，补"中焦"二字，中焦气未和之表现为不能消谷。当然亦可不补中焦二字，作承前省解。这样的调整有无道理或依据，请看成无己《注解伤寒论平脉法》所引，"《金匮要略》曰：'上焦竭，善噫，上焦受中焦气，中焦未和，不能消谷，故令噫耳。下焦竭，即遗尿失便。'以上焦在膈上，物未化之分也。不归者，不至也，上焦之气，不至其部，则物未能分化，故噫而酢吞。"以成无己治学之严谨，当不会肆意删减，其引文可证今版《金匮要略》之失。

以上的解释仍是沿着三焦相互影响的道路前行，即上焦接受中焦的气，中焦气未和，进而影响到上焦。如果抛开相互影响的观点，从上、中、下三焦各自独立的立场作解，则为上焦之气不归上焦，中焦之气不归中焦，下焦之气不归下焦。不禁要问，是什么使得三焦之气不归其部呢？还应回到《平脉法》相关的条文中来理解。此当责之"荣卫之气"，即"卫气不行""荣气不逮"，以致"荣卫不能相将，三焦无所仰"，从而使得"三焦不归其部"。

上焦竭引发之噫气，文中以为中焦所致。《素问·宣明五气》中"心为噫，肺为咳，肝为语，脾为吞，肾为欠、为嚏"，是言五脏之气各有所病。有人认为噫和心脏有关，所以见到经常呃逆的人，以治胃方法疗效不佳时，当考虑心脏之疾。但古人言心不一定是心脏，如胸痹心痛。临床上之心脏病患者，可表现为脘腹疼痛。如被西医诊断为心脏病或冠心病的人，临床很可能以消化道的症状就诊。故以治疗胃病诸法效果不显时，需要考虑心的问题。

"下焦竭，即遗溺失便，其气不和，不能自禁制，不须治，久则愈。"从字面意思看本病不需治疗，可渐渐痊愈。如果从相互影响的角度来看，此处强调的则是中焦对下焦的影响，下焦之气被扰，则表现出遗溺失便。只需治疗中焦，不需要治疗下焦，即可痊愈。

总而言之，三焦竭部的含义为上、中、下三焦病理情况下相互影响，中焦病久，必及下焦，下焦不制，则失便遗尿。至于"不须治"是言不须治上、下二焦，因病不在上、下而在中，治中则上、下自愈，乃治病求本也。

## 十、脾色必黄与胆汁外溢

问曰：现今解释黄疸病的发生都会说"肝胆郁热，胆汁外溢"，为什么仲景则说"脾色必黄，瘀热以行"？

《黄疸病脉证并治》篇第1条："寸口脉浮而缓，浮则为风，缓则为痹。痹非中风。四肢苦烦，脾色必黄，瘀热以行。"本条是论述黄疸病的发病机制。寸口脉浮指寸、关、尺三部脉皆浮。因风为阳邪，易从热化，故浮脉主风热邪气；缓脉主湿，湿性重着、黏滞，则脉道不利而为缓。这里的"痹"当为湿邪闭阻之意，"痹非中风"为插笔，强调"脉浮缓"非太阳中风表证。湿为阴邪，易伤太阴脾土，脾主四肢肌肉，湿热互结郁闭于脾，脾失转输，肢体失却濡养，则烦热不舒，病苦不堪，故曰"四肢苦烦"。黄属土，为脾脏之本色，湿热郁滞于脾，转输不利，则湿热泛溢于周身而发黄，故曰"脾色必黄，瘀热以行"。此说是将"瘀热"的"瘀"字作"郁"解，如徐忠可认为，"此言黄疸之病，概由热郁而外蒸也"，即热邪郁滞在脾，在气分。

也有医家认为"瘀热"应当作热邪郁滞在血分解，即"瘀"为瘀血。因脾主统血，湿热郁滞于脾，久则陷于血分，如《张氏医通》云"以诸黄虽多湿热，然经脉久病，不无瘀血阻滞也"。唐宗海《金匮要略浅注补正》载："瘀热以行，一瘀字，便见黄皆发于血分，凡气分之热不得称瘀。小便黄赤短涩而不发黄者多矣。脾为太阴湿土，主统血，热陷血分，脾湿遏郁，乃发为黄。"关幼波认为："实践亦证明，如果湿热稽留在气分，并不一定出现黄疸，只有湿热瘀阻入于血脉才能产生黄疸。"其在治疗上认为："阳黄的治疗仍以清热利湿为常法，重视疏肝利水之惯例，以治中焦为要害，突出活血、解毒、化痰。即治黄必活血，血行黄易却；治黄需解毒，毒解黄易除；治黄要化痰，痰化黄易散。"

以上这两种说法无论是湿热在气分还是血分，均不能否认仲景更重视脾胃在黄疸病发生和发展中的作用。如宋代朱肱《活人书·疸病证治》云："病人寒湿在里不散，热蓄于脾胃，腠理不开，瘀热与宿谷相搏，郁蒸不消化，故发黄。"刘渡舟在《肝病证治概要》将其总结为："肝病黄疸初伤在气，久必入血，病在气分较少，在血分者尤多。""肝胆郁热，胆汁外溢"这一理论出现于明代。张景岳在《景岳全书·杂证谟》中首提"胆黄"这一病名，认为"胆伤则胆气败，而胆液泄，故为此证"，明确提出了胆汁外溢、不循常道为黄疸发病的机制。喻嘉言《寓意草》云："胆之热汁满而溢出于外，以渐渗于经络，则身目俱黄，为酒疸之病。"叶天士进一步发挥了张氏的理论。其在《临证指南医案·疸》言："阳黄之作，湿从火化，瘀热在里，胆热液泄，与胃之浊气共并，上不得越，下不得泄，熏蒸遏郁，浸于肺则身目俱黄，热流膀胱，溺色为之变赤，黄如橘子色，阳主明，治在胃。阴黄之作，湿从寒化，脾阳不能化热，胆液为湿所阻，渍于脾，浸淫肌肉，溢于皮肤，色如熏黄，阴主晦，治在脾。"此说论述精辟，将黄疸与胆的关系、治在脾胃结合起来，切中病机和治疗的关键。

西医学认为黄疸是高胆红素血症的临床表现，即血中胆红素浓度增高使巩膜、皮肤、黏膜及其他组织和体液发生黄染的现象。这些观点亦对中医理论产生了影响，使得中西医汇通派的医家们不再论述"脾"在黄疸发病中的重要作用。正如陆渊雷所云："古人未明病理实验，直以胆汁色素为所瘀之热，故曰瘀热以行，然行字暗含循环之义，瘀字又暗含郁滞之义，胆汁郁滞，入于血循环以发生黄疸，谓之瘀热以行，乃恰合事实。"

## 十一、蜀漆还是蜀黍

问曰：《惊悸吐衄下血胸满瘀血病脉证治》篇中"桂枝去芍药加蜀漆牡蛎龙骨救逆汤"中用的是"蜀漆"还是"蜀黍"？

本篇第12条所言"火邪者，桂枝去芍药加蜀漆牡蛎龙骨救逆汤主之"，当与《伤寒论》第112条"伤寒脉浮，医以火迫劫之，亡阳，必惊狂，卧起不安者，桂枝去芍药加蜀漆牡蛎龙骨救逆汤主之"互参。这两条论述了火劫致惊的证治。对于"蜀漆"的认识，历代医家众说纷纭，莫衷一是。《神农本草经》谓："蜀漆，味辛，平。主疟，及咳逆寒热，腹中癥坚，痞结，积聚，邪气，蛊毒，鬼注。生川谷。"《名医别录》曰："蜀漆，微温，有毒。主治胸中邪结气，吐出之。生江林山及蜀汉中，恒山苗也。五月采叶，阴干。瓜蒌为之使，恶贯众。"这里的"恒山"即是常山，蜀漆为常山的嫩枝叶。《疟病脉证并治》篇中有蜀漆散一方，主治牝疟，是以"蜀漆（烧去腥），云母（烧二日夜），龙骨等分。上三味，杵为散，未发前以浆水服半钱。温疟加蜀漆半分，临发时服一钱匕。"此方显然是取蜀漆"主疟"之功。

然桂枝去芍药加蜀漆牡蛎龙骨救逆汤主治火劫致惊，非疟也。赵以德《金匮方论衍义》认为："火邪错逆，加蜀漆之辛以散之。"尤怡《伤寒贯珠集》言："蜀漆，即常山苗，味辛，能去胸中邪结气，此证火气内迫心胞，故须之以逐邪而安正耳。"徐忠可《金匮要略论注》曰："惊则必有瘀结，故加常山苗蜀漆破血，疗胸中结邪。"以上三家皆本《神农本草经》《名医别录》之说，而现代的《金匮要略》教材则多从蜀漆"涤痰逐邪"作解。吉益东洞在《药征续编》中言："据此诸方（桂枝去芍药加蜀漆龙骨牡蛎救逆汤、牡蛎汤、牡蛎泽泻散、蜀漆散），则蜀漆之为功，古来未尝谓治动矣。然疟疾，及惊狂火逆诸证，必有胸腹脐下动剧者，故见其有动者而用之，则诸证无不治者。然则蜀漆者，治胸腹及脐下动剧者明矣。"

然而亦有部分医家不认可"蜀漆"为常山苗之说。如柯韵伯在《伤寒来苏集》中提出疑误，云"蜀漆不见本草，未详何物，诸云常山苗则谬"。亦有医家认为不宜用常山苗，"常山涌吐之力颇壮，特易耗散上焦清阳，非痰饮顽癖之实证，不敢轻易用。本证惊狂诸证，并非痰饮所为，乃亡阳神脱之征兆，所以用蜀漆甚不恰当"。此外，还有部分医家认为"蜀漆"乃"蜀黍"之误。薛福《瘦吟医赘》认为，"蜀漆乃蜀黍之误……黍为心谷，用以救惊狂起卧不安者，取其温中而涩肠胃，协龙、牡成宁神镇脱之功也"。古代"漆"字没有"水"旁，写作"桼"，与"黍"颇相似，易讹误。蜀黍，今之高粱。《本草纲目》记载："种始自蜀，故谓之蜀黍……米气味甘，涩，温，无毒。主治温中，涩肠胃，止霍乱。"然据笔者考证，高粱在我国栽培的起源尚无确切定论，现存的考古挖掘虽多次出土疑似高粱的谷物，但无一确切证据可以证明，更有学者提出高粱是由印度传来。然细考《伤寒论》与《金匮要略》，发现蜀漆后面均注有"烧去腥"三字，这更符合蜀漆的特性，因蜀漆可引起恶心、呕吐，"烧去腥"和入汤剂先煎亦可大大降低其副作用。若"蜀漆"是"蜀黍"之误，那么显然是不需要"烧去腥"的，故"蜀漆"乃"蜀黍"之误一说尚待斟酌。

## 十二、妇人脏躁

"脏躁"一词出自《妇人杂病脉证并治》篇，依据原文"喜悲伤欲哭，象如神灵所作"常将其解释为妇人精神异常类疾病，但这样的解释仅限于临床表现而忽略了"脏躁"一词的本意，并未告诉人们"脏躁"这个概念是如何产生的。"脏躁"，邓珍本作"脏躁"，明洪武抄本、《脉经》及其他注本均为"脏燥"。"脏躁"一词从构成上来看，属于部位与性质相结合的概念命名方法。历代有关脏躁的解释与争论都围绕"脏为何脏"及"躁之所指"展开。

脏燥于中医文献中约有三义。一为子宫干涩，如《诸病源候论》产难候中所言"产难者，或先因漏胎，去血脏燥，或子脏宿挟疹病，或触禁忌，或始觉腹痛，产时未到，便即惊动，秽露早下，致子道干涩，产妇力疲，皆令难也"。二为肠道干涩，如《三因极一病证方论》麻仁丸下评中所言"产后不得利，利者百无一生。去血过多，脏燥，大便秘涩，涩则固当滑之，大黄似难轻用，唯葱涎调腊茶为丸，复以葱茶下之必通"。三为脏腑津液干竭，如《诸病源候论》霍乱烦渴候中所言"大利则津液竭，津液竭则脏燥，脏燥则渴。烦渴不止则引饮，引饮则利亦不止也"。以上与脏燥相关的内容都有一个特点，即解释了其形成的原因。脏燥之子宫干涩是由于血下过多导致，脏燥之肠道干涩也是由于产后去血过多，脏燥之脏腑津液不足则是因霍乱下利过多所致。以上这些脏燥皆可以抽象为"某脏津液（或血）不足"的形式，而此种形式的描述恰恰是《金匮要略》脏躁解释者所未提及的。

以上列举的文献均为"脏燥"，非邓珍本《金匮要略》的"脏躁"。"脏躁"的写法在其他文献中也有记载，如《诸病源候论》中"小儿血气盛者，则腑脏生热，热则脏躁。故令热渴不止也"，又有《圣济总录·消渴门》中记载"治消渴及心脏躁热，饮水无度，桑白皮汤方"。虽然这两篇中的"脏躁"都写作"躁"，其实所蕴含的意思均是津液不足。对于"燥""躁"混用这样一种现象，或许可以从古文字学的角度来考虑，"燥"与"躁"两者属于双声叠韵，在古代本来就可以相互借用。

从以上列举的古代文献可知，无论是"脏燥"抑或"脏躁"，其本意都为某脏腑津液不足。因此，《妇人杂病脉证并治》篇中的脏躁可以解释为"子宫的缺血或津液不足"，但古人依据什么来判断子宫内的津液情况呢？结合此条文可设想以下两种观察情景。一种是原来按时流血的子脏（子宫），血流量减少甚或不出血；另一种是经期正在出血的子脏。古人将子脏看作可以盛阴血的容器，血液流出的量越来越少直至不再流出，由此可推测"容器"里没有液体，所以可以称之为燥。另一种观察情景中，每月血液流出"容器"后，子脏内的血肯定比原来要少，所以也可以称之为燥。现在通常将这两种情形称之为围绝经期综合征和经期综合征，临床表现为情绪低落、疲惫乏力（与"数欠伸"同义）。

将这两种综合征看作"脏燥",不难发现临床表现是符合的,在逻辑上是自洽的,语境下是融贯的。所以,可以认为,妇人脏躁是古人基于直接观察而形成的概念隐喻,其本意应当是指妇人行经时或绝经时子脏内阴血不足所致的一种状态,故将其称之为脏躁病。这也说明"脏躁(燥)"中的"躁"既不是"一种病机",也不是"一组症状",而是"一种状态"。

如此理解脏躁或许有利于认识甘麦大枣汤的方意。如果脏躁是基于妇人行经或绝经而说出的,那么古人应用此方一定含有充盈子宫之血的含义。如果认为是脏躁导致了"喜悲伤欲哭,象如神灵所作,数欠伸",那么就可以说甘麦大枣汤的作用更偏向于补血,应用甘麦大枣汤的目的是健脾补血安神。

当然这样的命名也不是脏躁所独有,如《金匮要略》肺痿一病。肺痿以咳唾涎沫为特征。古人并未真的看到肺脏枯萎,而是将肺脏看作一棵树或一株植物,通过咳吐涎沫的表现,进而知道肺内的津液不足,所以就推断肺叶枯萎。这与脏躁病的命名有一致性,都属于隐喻认知。

脏躁概念的形成具有明显的隐喻特征,并且属于经典的容器隐喻。在妇人特有疾病的语境下,有关子脏的描述均具有明显的隐喻特征,且都基于"子脏是一种容器"。"腹痛恶寒者,少腹如扇,所以然者,子脏开故也"将腹部的恶寒恶风归因于"子脏开"。这里并不是子脏真的被"打开",而是仲景将子脏视作一个有盖的容器,只有瓶盖打开,风寒才能进入。再如"妇人经水闭不利,脏坚癖不止,中有干血"。在正常情况下,古人并不能真的摸到子脏,也就是说"子脏坚硬"并不是直接触摸到子宫,而是通过触摸腹部感知到的。因为妇人经水不利,又有腹部硬满的表现,结合现实中血液凝固成块则干硬,所以进一步推测是子宫中盛满干血块,这样的推理显然是隐喻的。

综上,可以这样说,有关子脏的论述都是基于"子脏是有盖且充满液体(阴血)的容器"这一基本隐喻来展开的。子脏感寒,认为是盖子打开;腹部硬满,经水不利,就认为"中有干血";经水流出或经水减少甚至没有,就会认为其中阴血不足,称之为脏躁。古人又多将"经血"称之为"经水",这是典型的将血比作水的隐喻概念。在隐喻层面,经水中的"水"与脏躁(燥)中的"躁(燥)"可以互为对子,相互印证,更加支持了上文对"妇人脏躁"概念隐喻的论证过程。

第四章　专题篇

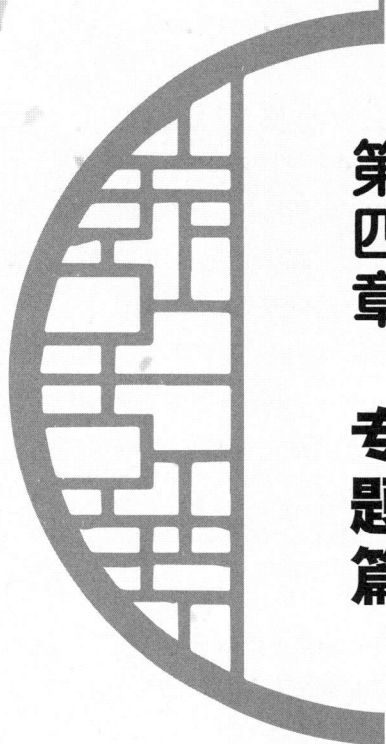

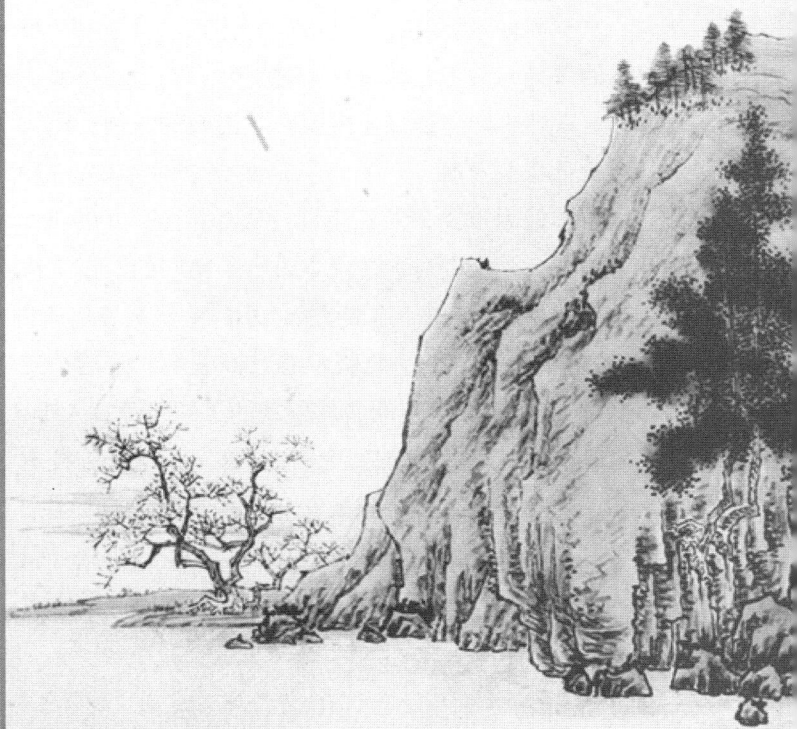

## 一、《金匮要略》原文原意研究的方法、意义与实践

《金匮要略》由东汉张仲景所作，距今已有 1800 年的历史。历代注家往往按照当时、当代之语言习惯对经文进行阐释，或结合当时、当代的学术背景、临床特色有所发挥，虽能融会新知、创立新说，但也导致了仲景原文原意的流变，至今歧义频现，差讹甚多。

笔者认为，只有把字词放到仲景当时当地的语言环境中，逐字训意，再结合《伤寒论》《金匮要略》其他条文认真考证，才能真正澄清仲景之原文原意；同时，还须梳理历代注家对该词句解释的流变，并分析其变化的原因。经过一段时间的探索，笔者总结了仲景原文原意研究的几个基本步骤，并进行了一些具体案例的实践，现整理如下，以就正于同道。

### （一）仲景原文原意研究的方法

梳理注解流变、考证仲景原意是一项艰巨的任务，古文简奥，注家繁多，给这项工作带来许多困难。开展该工作的具体方法目前还在探索阶段，以下简要列出三个主要步骤。

**1. 版本校勘，明确仲景原文**

探究仲景原意，首先应确定仲景原书原文。虽然仲景原书在千年传承中已演变数版，但校勘各版本的差异，参考其他著作中之引文，仍为最重要、最基础的第一步工作。

钱超尘曾考证《金匮要略》诸版的流传，作"《金匮要略》版本传承一览表"，考证详实严密，参考价值极高。在"一览表"所列诸多版本中，以邓珍本、吴迁本、赵开美本、俞桥本、徐镕本、赵以德本最为重要，尤其应进行认真对照。2009 年，学苑出版社的《元邓珍本新编金匮要略方论校注》一书中，梁永宣对上述诸本进行了精心的汇校工作，将不同版本的文献进行比较，便于读者使用。

此外，《备急千金要方》《外台秘要》等隋唐方书，亦为校对《金匮要略》文本的重要参考资料。《备急千金要方》主要版本有二：一是北宋治平三年经宋臣点校刊行的《备急千金要方》，即"宋校本"；二是清嘉庆年间偶然发现的《新雕孙真人千金方》，即未经宋臣点校的"唐本"或名"新雕本"。一般认为，唐本保留原版面貌最多，远优于宋校本，惜非全本，部分卷帙缺失。

同时期的《外台秘要》则以引证量大且标注详实为特色。王焘于"台阁二十余载，久知弘文馆，得古今方"，所引皆有细致说明，如出自何书、何卷，又与何书相同等，对于考证仲景原文大有裨益。

在这一步骤的研究中，对于各版本出入较大者，应通过文字训诂评判何者为佳，但若有难以确定

的部分，可存疑待考，整理表格罗列异同，以待后续研究，而不宜径自取舍增删。

**2. 字义考证，回归仲景原意**

按王力在《汉语语音史》的定义，仲景生活的东汉属于上古汉语时期，与其后的中古汉语、近古汉语有着较大的不同。上古汉语的早期定义为《诗经》时代，也就是最早的确定可知的上古汉语时代，而晚期定义为东汉末年。因此，对《金匮要略》中字词的考证，宜以两汉时期前后的文献为主要参考资料。在训诂时，应考察每个字、词及语法在同时期文献中是否有相类似的用法。

在医学方面，这一时期的主要文献即《黄帝内经》《伤寒论》及《金匮要略》，以及稍后的《神农本草经》。其中，尤其以仲景书中其他篇章中对所考察字词的用法，具有更为直接的参考意义。

在非医学方面，上古汉语文献数目不少，亦应作为参考。对于中医学者而言，这些文献难以全部熟悉于心，所幸近年来有多种古籍数据资源平台，可实现线上分朝代检索功能，极大提高了此项工作的效率。

在治学方法上，应秉着"言必有据"的考据学精神，追求考据精详、引证确切，由字以通词，由词以达义。对有争议的字、词、义的每种解释分别列出文献证据，比较不同字、词、义的支持证据的优劣、多寡，判断取舍。总之，应以"小学"为主，医学为辅助，而不宜完全根据医理和个人临床经验进行取舍。

**3. 针对疑难问题，梳理注家观点**

应在详考历代文献的基础上，整理注家观点，结合时代背景和注家个人的学术经历，如徽派朴学对新安医家的影响、西学东渐对清末医家的影响等，从学科交叉的角度，在历史学、社会学、心理学等多维度、多视域之下辨析各注家观点的异同及其变化的原因，既要梳理"谁说了什么"，又要分析其"为什么这样说"，澄源析流，以更好理解仲景原文原意。

以下列出《金匮要略》注家主要参考书目共 23 种，包括赵以德《金匮方论衍义》、喻昌《医门法律》、张志聪《金匮要略注》、徐忠可《金匮要略论注》、程林《金匮要略直解》、李彣《金匮要略广注》、周扬俊《金匮玉函经二注》、沈明宗《金匮要略编注》（又名《张仲景金匮要略》）、魏荔彤《金匮要略方论本义》、尤怡《金匮要略心典》、吴谦《医宗金鉴·金匮要略注》、黄元御《金匮悬解》、陈修园《金匮要略浅注》、丹波元简《金匮玉函要略辑义》、丹波元坚《金匮玉函要略述义》、高学山《高注金匮要略》、戈颂平《金匮指归》、唐容川《金匮要略浅注补正》、曹颖甫《金匮发微》、黄竹斋《金匮要略方论集注》、汤本求真《皇汉医学》、陈伯坛《读过金匮卷十九》、陆渊雷《金匮要略今释》。

这一清单基本涵盖了《金匮要略》注家中较为重要的著作，如《金匮方论衍义》为唯一明代注本，《金匮玉函经二注》实际以赵注为蓝本，价值重大。张、吴、黄三家，分别为清代注家中成书最早者（1664 年）、流传影响最广者（清代官方教材全国推行）和体量最宏者。此外，亦纳入了唐容川、陆渊雷等近代注家以及丹波氏等较有影响力的日本注家。

## （二）仲景原文原意研究的意义

仲景医书自汉代著成以后，历经朝代更替、战火离乱，千年来命途多舛、跌宕起伏，版本流传几经更迭，却始终被历代医家视如珍宝，不断传承发扬，时至今日早已成为中医临床的重要组成部分，日复一日指导着中医临证治疗的决策。与难以计数的散佚在历史长河中的古代典籍相比，如此的传承和发展，既是仲景医书之幸，更是我辈之幸。

研究仲景学说的重要意义毋庸赘言，但考证仲景原文原意的重要性却尚未引起学术界广泛的关注。诚然，对于临床工作而言，有些原意的考证不一定对临床有太多指导价值。例如，下文将介绍的"疮家"一条，确如汤本求真《皇汉医学》中写到的："疮家有二说。有谓因割而成贫血者，有谓患腐骨疽、骨疡、溃疡等久排脓血者。未有定论，然减少血液、组织液则一也。"区别这两种含义孰对孰错，并不太影响其临床指导价值。但是，仲景原文原意如不及时澄清，则可能导致其学说在后世被逐步谬传和扭曲。例如，因将"家"理解为"素患某病的人"，有学者提出了仲景的"某家"即中医临床辨体质的先驱。这虽然是对仲景学说的一种发扬和创新，但不能将古人未有之意强加于古人。

受儒家思想影响，中国学者自古都有"述而不作，信而好古"的治学传统，凡有新的理论和见解，往往附之于坟典。在这种传统的影响下，辨别和剥离作者本意与后世注家心得，就显得尤为必要了。

### （三）仲景原文原意研究的实践

笔者近年来开展仲景原文原意研究，考证了仲景书中多项既往较为疑难的字词含义问题，现举两例，以飨读者。

#### 1. 由"成"字用法和含义考释肠痈证治

《金匮要略·疮痈肠痈浸淫病脉证并治》云："其脉迟紧者，脓未成，可下之，当有血。脉洪数者，脓已成，不可下也。大黄牡丹汤主之。"此句为倒装文法，即"脓未成，可下之"用大黄牡丹汤；脓已成则不可下。但方后注中的"有脓当下；如无脓，当下血"，则令人十分费解："脓已成，不可下"与"有脓当下"似有矛盾，然而考证诸版均同，并无文本差异。

历代注家对此解释不同：有注家认为此处原文不宜全遵，如尤怡直接提出大黄牡丹汤"肠痈已成未成皆得主之"；也有注家认为原文可能传抄有误，如曹颖甫提出"不可下三字大起疑惑……当作'当急下'也"，胡希恕提出"这个'脓已成'要活看"；当代研究者有认为"'不'字似为'亦'字之误，原文当作'脓已成，亦可下也'"。

经笔者考证，此处既非仲景之谬，亦非传抄之误，而是古今汉语理解之差。"成"字在《古代汉语词典》既有"变成，成为"之意，也有"长成，成熟"之意。前者多作"成某"，词典中的书证是："玉不琢，不成器"（《礼记》）和"通古今之变，成一家之言"（司马迁《报任少卿书》）；而后者多作"某成"，词典中的书证是"鸟兽孕，水虫成"（《国语》）。其后，"成"亦引申出了形容词用法，如表达成熟（《吕氏春秋》"五谷萎败不成"）、肥硕（《孟子》"牺牲不成"）、茂盛（《吕氏春秋》"松柏成"）之意。这些含义，都是由小到大、由少到多的程度发展变化，表达"长成，成熟"。这与"变成，成为"有着明显的区别。

《伤寒论》《金匮要略》中共有39处出现"成"字。置于名词之前者，最常见为表示疾病之形成，即"变成、成为某种疾病"，如"必成隐疹""所以成结胸者"等，共10处；另有形容大便"未定成硬"，在炮制方法中有"饭熟捣成泥"等3处，加减法中有加某药后"足前成四两半"等5处，均可译为"变成、成为"。

置于名词之后者，最常见于方药炮制法中，如白虎汤"煮米熟汤成"等，共14处，均为汤药制得成熟。此外，还有"谷入于胃，脉道乃行，而入于经，其血乃成"和"以伤寒为毒者，以其最成，杀厉之气也"，均可作"盛"理解。余下即与痈脓有关的4处，分别为"若能食者，脓已成也""始萌可救，脓成则死"以及前述的"脓未成"和"脓已成"。由此可知，这4处亦应表示"成熟、肥硕、茂盛"之意。

将上述观点验之于《黄帝内经》，亦多有佐证。如"阳化气，阴成形"，即阴气能够变成、成为、形成具体有形之态，即属于前一种用法；"病已成而后药之"则为后一种用法，即病已经发展到一定程度之意。值得注意的是，《黄帝内经》中常常将"生"和"成"对举，但二者含义并不完全等同，如"积之始生，至其已成"，显然"生"在先而"成"在后；另有"此天之所不足也，其任冲不盛，宗筋不成"，实际已蕴含了用"成"表示"盛"的含义。又如《神农本草经》中，有"五脏未虚，六腑未竭，血脉未乱，精神未散，服药必活；若病已成，可得半愈；病势已过，命将难全"的记载，说明：初病不重时，治疗即可痊愈（"服药必活"）；而当病情发展之后，治疗只能"半愈"；若病势更重，则预后危殆，"命将难全"。可见此处之"成"，亦为表示程度发展变化之意。

因此，"脓未成"并非"无脓"，而是脓少不盛之意，即脓浅量少的脓肿前期；"脓已成"亦不仅等同于"有脓"，而是指脓肿量多、病深迁延的脓肿后期。

这样的解释有助于理解仲景肠痈证治之辨治要点，即：肠痈前期"脓未成"者，治用汤剂涤荡，即大黄牡丹汤，以清热为主、排脓为辅；后期"脓已成"者，则治用散剂，即薏苡附子败酱散，以排脓祛湿热为法。

同时，这也说明了《肺痿肺痈咳嗽上气病脉证治》篇为何有"始萌可救，脓成则死"之句，因并非肺痈只要一出现化脓就已难治，而是痈脓发展太盛，脓多病久则预后不良。

**2. 由"剧"字用法、含义和句读看百合病第一条**

《金匮要略·百合狐惑阴阳毒病脉证治》篇第1条描述了百合病的定义和症状、脉象，具体如下："论曰：百合病者，百脉一宗，悉治其病也。意欲食复不能食，常默默，欲卧不能卧，欲行不能行，饮食或有美时，或有不用闻食臭时，如寒无寒，如热无热，口苦，小便赤，诸药不能治，得药则剧吐利，如有神灵者，身形如和，其脉微数。"其中"诸药不能治，得药则剧吐利"一句，令人费解，尤其是"剧吐利"这样严重的症状，与前文若有若无的症状相比显得比较突兀，需要详加考证分析。

从本条文在不同版本的记载看，邓珍本、吴迁本、赵开美本等版本中均为"诸药不能治得药则剧吐利如有神灵者"，记录完全一致。但笔者发现，在《外台秘要》引《诸病源候论》的条文中，本条记载为"诸药不能疗得药则剧而吐利如有神灵所加也"，显然应在"而"字之前断句。尽管以元刊本《重刊巢氏诸病源候总论》为底本的《诸病源候论校注》中未见此改动，说明这一变化可能是《外台秘要》作者添加的，但至少体现了唐代医家对这句条文的理解和断句的意见。可以说，这种改动是其在理解原文之后，为读者更易理解而进行的改写。正如丁光迪所说："《外台》《圣惠方》引用《病源》之文，在有些字句方面已经改动，而且改动处多较通俗易懂。"此外，在日本学者森立之的《金匮要略攷注》中，有"《医心》引《千金》云诸药不治治之即剧如有神灵所为也"的记载，可作为日本医家亦认同"剧"后应有断句的旁证。黄元御《金匮悬解》中的"诸药不效得药则剧吐利不测"，上下文均为四字一句，故此处亦应为"诸药不效，得药则剧，吐利不测"。

除《百合狐惑阴阳毒病脉证治》篇本条文外，剧字在仲景书中凡19见，如"春夏剧，秋冬瘭""剧者必衄""按法治之而增剧"等均指病情严重或加重，仅有 2 处与症状相连，即"近之则痛剧"和"其人振振身瞤剧"，连缀于具体症状之后，形容症状之剧烈。《黄帝内经》中有 3 处使用"剧"，分别是"甚则不可以动，动则咳剧""凡将用针，必先诊脉，视气之剧易"和"或发针而气逆，或数刺病益剧"。其中，"动则咳剧"再次印证了上古汉语中一般不将"剧"字置于症状之前，即更常用"痛剧""咳剧"，而非当代习用的"剧痛""剧咳"。

《汉语大词典》"剧"字条目的不同含义中，"艰难"所引为《后汉书·列女传·曹世叔妻》"执务私事，不辞剧易"，"极、甚"所引为《文选》所载东汉班彪的《北征赋》"剧蒙公之疲民兮，为强秦乎筑怨"。此两者时代均与仲景时代相近。而"猛烈"所引用最古文献为唐人所作的《陈书·袁宪传》"及宪试，争起剧难。宪随问抗答，剖析如流"。此处的"剧难"（激烈地诘难）也是第一个出现"剧 + 某某"结构以表示"激烈、剧烈的 / 地……"之意。此种表述可以说是唐宋以后出现的"剧暑"（即酷暑）、"剧战"（即激战）等词的鼻祖。至于"剧痛"一类当代常用词汇的出现则更为晚近。例如，闻一多《死水》诗集中的《什么梦》："一团剧痛沉淀在她的心里。"

据此，综合唐代《外台秘要》记载及明清注家黄元御等人的观点，本条文的句读如改为"诸药不能治，得药则剧，吐利如有神灵者"，可能更为合理。如此断句，即可以理解为：服用了各种药物，治疗效果都不好，甚至服药后病情加重，患者时而恶心呕吐，或有便溏腹泻，好像有神灵作怪一样。按此断句，与仲景书中其他篇章及其他上古汉语文献的习惯用法相符，可能更接近仲景原意。

除上述所举两例外，近年来笔者开展的仲景原文原意研究还有：①《仲景原文之原意澄清与流变梳理——以"疮家"新解为例》，从"疮"与"创"关系考证"疮家"并非"素患疮疥者"，而是受外伤的患者。②《〈金匮要略〉"三焦竭部"原意考证》，考证"竭"应作"亡"理解，《金匮要略》"三焦竭部"即《伤寒》"三焦不归其部"之意，而非枯竭之意。③《基于猪膏解毒功效的〈金匮要略〉"诸黄，猪膏发煎主之"再认识》，考证本草文献，发现猪膏功效古今记载差异，分析了猪膏发煎的临床应用价值。

总之，本论是为今后进一步开展仲景原文原意考证与流变梳理工作而进行的一次探索。这项工作既是新时代继续研究仲景学说的需要，也是我辈之使命所在，对于中医经典之继承发扬当会发挥出积极的作用。

（钟相根）

## 二、"病脉证并治"逐级分类循证推理之诊疗决策模式

概言之，仲景医学之核心价值可分为两个层次，一是仲景经方应用经验，二是仲景临床诊疗决策模式。近代医家多重视仲景经方应用经验，对仲景临床诊疗模式则多冠以"辨证论治"之说，然而以今解古，穿凿疏离在所难免，如何更加贴近仲景原意，仍是目前有待解决的问题。观宋本《伤寒论》及《金匮要略》各篇篇名，多称"辨×× 病脉证治"或"辨×× 病脉证并治"，演绎其条文，发现遵循"辨病→平脉→析证→定治"之临床诊疗决策过程。有鉴于此，我们将仲景临床诊疗决策模式概括为"病脉证并治"，并结合仲景原文进行解析。

### （一）"病脉证并治"临床诊疗决策模式内涵

在"病脉证并治"临床诊疗决策模式中，仲景首先辨清"病"这一级母分类，然后在此基础上，通过平"脉"（即辨"脉"），同时结合"证"的表现进行细分类（子分类），最后综合以上要素做出诊疗决策，即定治。具体分为以下四步。

**1. 第一步：辨病**

辨病是疾病诊治的前提，只有明确疾病的诊断，才能从整体上把握其发生发展规律及预后转归，并确定治疗大法。故仲景临床诊疗之第一步——辨病，即首先明确疾病的诊断，并给出诊断依据。辨病，包括辨病名、病因、病位、病程及鉴别诊断等要素。

病名，仲景多以"××病""×× 为病""×× 之为病""名曰 ××""名 ××"等形式表述，如"太阳病""太阴为病""阳毒之为病""名曰刚痉""名风湿"等。进而辨析病因，如湿病之麻黄杏仁薏苡甘草汤条言"此病伤于汗出当风，或久伤取冷所致也"，历节病为"汗出入水中，如水伤心"等。明确病位，如痰饮病之苓桂术甘汤为"心下有痰饮"，木防己汤为"膈间支饮"等。交代病程，如狐蜮病之赤豆当归散条言"初得之三四日""七八日"等。必要时进行鉴别诊断，如血痹病之黄芪桂枝五物汤条有"外证身体不仁，如风痹状"，血痹病以肌肉麻痹为主，如邪重者，亦可发生疼痛，而实非风痹之关节流窜疼痛之症，故曰"如"。

**2. 第二步：平脉**

在明确疾病诊断之后，仲景进行临床诊疗之第二步——平脉。宋版《伤寒论》首列《辨脉法》及《平脉法》，即反映了仲景对脉的重视。"病"反映了疾病的基本演变规律，而"脉"则体现了不同个体在罹患疾病之后邪正相争的真实状态。《素问·经脉别论》曰："气口成寸，以决死生。"因此，"脉"可以辨表里、别寒热、定虚实、决生死，其临床诊疗价值远远大于"证"，故仲景将"脉"置于"证"前。平脉，包括辨别脉位、主脉、兼脉及死脉等要素。

仲景首先辨脉位，以遍诊法言有寸口脉、跗阳脉、少阳脉、少阴脉等。以水气病为例，仲景论述水气病的形成机制时，涉及"脉浮而洪""寸口脉沉而迟""跗阳脉伏""少阳脉卑""少阴脉细"。不特别说明时，脉通常指寸口脉。在寸口脉中，又细分为寸口、关上、尺中等，如"血痹，阴阳俱微，寸口关上微，尺中小紧"。每类疾病均有其主脉，但因素体或感邪不同，各有兼脉。主脉是某病最典型的脉象，如太阳病"脉浮"、疟病"疟脉自弦"、水气病"脉得诸沉，当责有水"，浮为太阳病主脉，弦为疟病主脉，沉为水气病主脉。但体质有强弱之别，感邪有轻重之分，常可兼见其他脉象，如疟病"弦数者多热，弦迟者多寒，弦小紧者下之差"，弦为疟病之主脉，而数、迟、紧各为疟病之兼脉。若病情病势深重难解，则可见该病之死脉，如"水病脉出者死"，脉出指脉象轻举盛大、重按无根之意，乃阴盛格阳、阴阳离决之象，故曰"死"。

**3. 第三步：析证**

在辨病、平脉的基础上，仲景进行临床诊疗之第三步——析证。证即症状或临床证据，可分为自觉症状，如瘀血病"腹不满，其人言我满"；他觉症状，如虚劳病之大黄䗪虫丸"肌肤甲错，两目黯黑"。析证，包括主症、兼症、变证、死证、或然症及阴性症状等要素。

每种疾病均有主症，但因素体或感邪不同，各有兼症。主症是某病最典型的症状，如太阳病"头项强痛而恶寒"，痉病之栝蒌桂枝汤"身体强，几几然"。因素体有别或感邪轻重不同，尚可见到其他临床表现，可将其称为兼症，如太阳病"喘家作桂枝汤，加厚朴杏子佳"等。若病经误治，使疾病不按通常规律发展而出现其他变化，可将其称为变证，仲景曰"坏病"。如《伤寒论》第16条："太阳病三日，已发汗，若吐，若下，若温针，仍不解者，此为坏病。"对于某些在疾病发展过程中可能会出现的症状，可将其称为或然症，如小青龙汤"或渴，或利，或噎，或小便不利，少腹满，或喘者"。若疾病出现某些表现，预示结局不良，可将其称为死证。如《伤寒论》第296条："少阴病，吐利躁烦，四逆者死。"仲景为明确疾病诊断，有时也会提到某些当前不存在的、但具有鉴别意义的临床表现，可将其称为阴性症状，如《痉湿暍病脉证治》湿病见"自能饮食，腹中和无病"，提示"病在头中"。

### 4. 第四步：定治

在辨清疾病的前提下，经过平脉、析证，最后进入仲景临床诊疗之第四步——定治，此过程即"观其脉证，知犯何逆，随证治之"。定治，即确立治则治法、循证推导出方药之过程，包括治法、治则、方名、药物、剂量、炮制、加减法、煎法、服法、中病反应、调护、善后等要素。

如太阳中风病，治则为"微汗"；方药为桂枝汤；煎法为"以水七升，微火煮取三升"；服法为"去滓，适寒温，服一升"；中病反应为"遍身漐漐微似有汗者益佳，不可令如水流漓；将息"若一服汗出病差，停后服，不必尽剂；若不汗，更服依前法。又不汗，后服小促其间，半日许令三服尽。若病重者，一日一夜服，周时观之。服一剂尽，病证犹在者，更作服。若汗不出，乃服至二三剂"；调护为"禁生冷、粘滑、肉面、五辛、酒酪、臭恶等物"。

综上，"病脉证并治"是对仲景临床诊疗过程的高度概括，这一临床诊疗决策模式不仅强调临床诊疗的全过程（即"辨病→平脉→析证→定治"），同时也体现了现实中临床诊疗决策的复杂性，即在辨病的前提下，观其脉（脉位、主脉、兼脉、死脉）证（主症、兼症、变证、或然症、阴性症状、死证），知犯何逆（诊疗决策），随证（证据，依据）治之，是仲景圆机活法的生动体现。

### （二）"病脉证并治"临床诊疗决策模式解析——以栝蒌桂枝汤条为例

《痉湿暍病脉证治》篇有："太阳病，其证备，身体强，几几然，脉反沉迟，此为痉，栝蒌桂枝汤主之。"

#### 1. 第一步：辨病

仲景明确诊断"此为痉"，则必然具备诊断痉病的表现，即本篇第7条"独头动摇，卒口噤，背反张者，痉病也"。本条曰"身体强，几几然"，即符合痉病之表现。依据本篇第1条"太阳病，发热无汗，反恶寒者，名曰刚痉"，第2条"太阳病，发热汗出，而不恶寒，名曰柔痉"，本条但言"太阳病"，而未言及汗出情况，故诊断刚痉或柔痉均证据不足。在鉴别诊断方面，宋版《伤寒论·辨痉湿暍脉证》言："伤寒所致太阳病，痉、湿、暍此三种宜应别论，以为与伤寒相似，故此见之。"痉、湿、暍三病皆与外邪有关，疾病初起均可有太阳证。但伤寒为病"脉浮，头项强痛而恶寒"，而痉病"身体强，几几然，脉反沉迟"，二者截然不同，不可笼统作太阳病施治，以免误汗伤津。

#### 2. 第二步：平脉

此条言"脉反沉迟"。沉为痉病主脉，本篇第9条云："夫痉脉，按之紧如弦，直上下行。"所谓

"按之"，即需沉取探寻，为脉沉之意，此意亦于《脉经》之异文可证："痉家其脉伏坚，直上下。"迟为其兼脉，《金匮要略心典》云："沉本痉之脉，迟非内寒，乃津液少而营卫之行不利也。"伤寒若证见项背几几，其脉当浮；此证亦表现为身体强，几几然，但其脉沉迟，故称脉"反"沉迟，以示鉴别意。

### 3. 第三步：析证

"身体强，几几然"，为其主症。所谓"太阳病，其证备"，其证是指太阳病之主症，"太阳之为病，脉浮，头项强痛而恶寒"，此为痉病兼症，提示同时有外邪束表的因素存在，即痉病主症兼太阳病。依据汗出与否，太阳病可分为太阳中风和太阳伤寒。因此，本条虽诊断为痉病，但尚包括无汗之刚痉、有汗之柔痉两种可能。

### 4. 第四步：定治

"太阳病，其证备"，是指头项强痛、恶寒等太阳病主症俱备。"身体强，几几然"，是外邪痹阻太阳筋脉，筋脉挛急所致。太阳病，其脉当浮，今反沉迟，提示津液不足，筋脉不得濡养。太阳病有汗出与无汗之别。太阳病无汗，治当以麻黄汤发其汗，但其脉沉迟，兼有津液不足，为防止麻黄汤发汗太过而致痉病更重，权宜之下，故选用桂枝汤发汗以解外邪所致太阳病，同时予栝蒌根清热生津、柔润筋脉。用桂枝汤治疗太阳中风是典型用法，而用桂枝汤治疗体虚无汗之太阳伤寒亦是着眼于治未病。方后注云："取微汗。汗不出，食顷，啜热粥发之。"如服药后汗不出，仲景以"啜热粥"的方式来辅助发汗，而没有采用太阳病桂枝汤方后注中"温覆令一时许""后服小促其间"等辅助发汗的方法，也体现了治未病之原则。

## （三）现代学者对仲景辨"病脉证并治"的回归

作为最重要的中医临床经典之一，《伤寒论》《金匮要略》所蕴含的临床思维一直以来都是历代学者的研究重点。"辨证论治"作为相对晚出的概念，与1800年前的仲景医学并非处在同一理论范式之中，因此在使用"辨证论治"对仲景医学进行研究时不乏削足适履之感。在这样的背景下，回归经典临床思维已经成为当下中医发展的一个趋势。如闪增郁等指出，仲景"辨病脉证并治"的临床诊疗决策模式与现代"辨证论治"的临床诊疗决策模式有着本质区别，其区别之核心在于"辨病""平脉"这两个环节。孙鸿昌等则将仲景临床模式概括为以主症定病名、以脉象测兼证（或病因、治疗经过、预后等）、以问诊证脉象、以脉象立方药的临床诊疗模式，认为此即仲景书各篇标题命名为"病脉证并治"的真正含义。目前，对仲景"病脉证并治"的理论研究已经展开，但如何重构仲景"病脉证并治"诊疗决策体系，仍是亟须思考的问题。

## （四）融合现代信息技术，重构仲景"病脉证并治"逐级分类、循证推理之临床诊疗决策模式

### 1. 基于知识元标引，开发基于"病脉证并治"的《金匮要略》深度标引系统

知识元标引近年来在中医古籍现代化研究中运用广泛，已取得了瞩目成果。知识元标引，是在分析古代文献知识结构以及内容特点的基础上，以知识元为单位进行标引。具体而言，知识元标引是在对古籍标引的过程中，赋予知识元以检索标识，同时指明其内容特征的主题类属与相互关联，通过计

算机处理以实现对知识的检索,将古籍现代化成果从信息服务转变为知识服务。

《伤寒论》及《金匮要略》基本围绕仲景"病脉证并治"的诊疗模式展开,包含了病名、病因、病位、病程、鉴别诊断、脉位、主脉、兼脉、死脉、主症、兼症、变证、或然症、阴性症状、死证、病机、治法、治则、方名、药物、剂量、炮制、加减法、煎法、服法、中病反应、调护、欲解时、针灸、其他、医案,共计 31 个要素。基于这一特点,可创立"病脉证并治"知识元标引体系:对仲景"病脉证并治"临床诊疗决策模式中的动态知识进行标引,如对具有因果关联、时间顺序、空间位置、发生条件等关系的知识进行标引;在此过程中,不断探索、提高对古籍知识的标引效率和质量;并基于中医古籍叙词表,探索误标提示及对人工标记的规范化引导;同时,采用名老中医导读及审核机制,以实现标引质控。

**2. 融合本体规则与神经网络的中医知识推理与发现研究**

在"病脉证并治"临床思维指导下,可将《金匮要略》原文按照以上 31 个知识元数据进行语义提取,在此基础上建立不同级别的语义关联、知识体关联;同时,融合本体规则与神经网络的中医知识推理算法,以便于挖掘"病脉证并治"临床诊疗决策过程中各要素的隐含关系;基于中医古籍知识图谱,通过无标度模型的统计特征分析选取重要推理节点,结合中医本体生成推理规则;进一步将推理规则集成到卷积神经网络中,推理出各元素的隐含关系,实现知识融合及推理,从而再现中医古籍中临床诊疗思维的动态过程,重构仲景"病脉证并治"临床诊疗决策体系。

## (五)结语

"病脉证并治"是仲景临床思维的重要内容。回归"病脉证并治"逐级分类、循证推理之临床诊疗决策模式,对仲景诊疗模式与经验的发掘、仲景辨证论治体系的研究具有重要意义。从现实用途而言,重构的仲景"病脉证并治"临床诊疗决策模式,在中医院校学生临床诊疗决策思维训练、中医经典考试方案、住院医师规范化培训、临床思维专题培训、全科医生和乡村医生中医药知识与技能培训等方面,也具有一定的运用前景。

（钟相根）

## 三、《金匮要略》水气病篇病证概念疏证

水作为维持人体生命活动的重要物质,一旦出现运行输布障碍,则会引发系列疾病。综观《金匮要略》一书,论及水液输布失常的篇章甚多,诸篇中论述最多者为《水气病脉证并治》。多年以来,研究者从三焦气化理论探析《金匮要略》水气病者有之,从水与气的关系探析《金匮要略》水气病者有之,从《水气病脉证并治》浅谈气血水关系者亦有之,或专门探讨该篇某病,或单一探讨该篇某方。然若不能厘清该篇各病证之关系,对于病机、方证的分析都将失之偏颇,甚至离题千里。下将对水气与水气病的概念、原型,水气病与该篇他病之区别,及气分、血分、水分三者之关系进行逐一探讨。

### （一）水气与水气病

关于水气一词，目前尚未形成较为统一的解释。《中华医学大辞典》将水气释为寒水之气，并引《伤寒论》条文为例。更多辞书将水气解为病名、病症或病证名，如《简明中医病证辞典》将《素问·评热病论》之水气与《金匮要略》之水气病均释为水肿，认为《伤寒论》之"心下有水气"指痰饮、水饮。《中医大辞典》认为水气指水液停留体内而产生的病症，《金匮要略》所说的水气主要指水肿。《伤寒论研究大辞典》虽仍认为水气乃病证名，指水液停留体内而形成的病邪及由此引起的病变，但实际上其释义既包含致病因素，又囊括病证的内涵。总之，各中医辞书或认为水气为病邪，或将水气与水气病等同，或认为水气为广义的水液代谢障碍疾病。种种解释不一多因将水气与水气病混为一谈。

梳理《伤寒论》《金匮要略》中水气一词的使用，能够发现仲景所言水气与水气病虽关系密切，但二者实为不同的概念。水气为水液代谢异常形成的病理产物，多指病因，如《伤寒论》第40、41条小青龙汤证的"心下有水气"，《金匮要略·痰饮咳嗽病脉证并治》篇的己椒苈黄丸证见"肠间有水气"等。而水气病为病名，由水液代谢失常所致，以身体浮肿而重为主症，仲景作专篇系统论述该病证治。因此，水气是水气病的必要不充分条件：水气病由水气所致，但水气所致的疾病并不限于水气病。换言之，水气是一种致病因素，它可以导致水气病，也可以导致痰饮病或其他疾病，下将详述之。

### （二）水气与水气病的认知原型

在厘清水气与水气病的概念及关系后，需要进一步思考的是仲景为何使用水气一词来表示由水液代谢失常产生的、可引起多种病证的病理产物，以及在水气所致水气病、痰饮病、小便不利等病证中，水气病与其他疾病间的病机差异又是什么。从水气的认知原型，以及仲景如何根据这一认知原型理解水气病出发，能够更好地解答上述问题。

**1. 水气的认知原型为自然之液态水与气态水**

既往关于水代谢的隐喻认知研究指出，中医学对人体水代谢的认识是以自然界水循环为现实依据的，即"人体水代谢就是自然界水循环"。具体来说，人体是一小天地，雨从天而降，肺如自然之天，故《灵枢·九针论》云"五脏之应天者肺"，肺通调水道，向下布散水液精微；土壤、地表中的水液向上蒸腾为云雾，脾胃如自然之土地，故《素问·经脉别论》云"饮入于胃，游溢精气，上输于脾，脾气散精，上归于肺"。自然界的水以气态、液态、固态三种形式存在，较常见的自然现象是冰消雪融、云腾雨降，古人通过液态与固态水之变化理解寒温对水液流动性的影响，对于天地间水循环的认识则以水之液态与气态的相互转换为主。可以认为，水气的认知原型即为自然界水循环中液态与气态之水。自然界之云层堆积、暴雨骤降、水液泛滥等现象，被古代医家映射至人体病理状态，则为水液代谢异常所导致的人体内液态水与气态水的蓄积。

**2. 水气病的认知原型为自然之气态水**

对古人而言，从自然界液态水的蓄积认识人体内的水液积聚较为简单，如痰饮病的认知起点即为液态之流体。仲景在《痰饮咳嗽病脉证并治》篇便是通过自然界液态水的流动、蓄积及消散来认识

"四饮"的因机证治。高学山《高注金匮要略》云："是所饮者未曾变相而即为病，故曰饮。至水之所病……故其水气，由太阳之腑而上浮外鼓，以及太阳之部者也。是水症，虽亦由于饮，至此而已变为水相，故曰水也。"可见，高氏认为痰饮病与水气病的区别在于导致痰饮病之水饮"未曾变相"，即痰饮病是由液态水所致；而水气病之水气则是由太阳之腑"上浮外鼓"，水饮"已变为水相"，为水之气态。本节所言气态水之概念，即因高学山之论引发，明确这一概念则是为了区分水气病与痰饮病及其他疾病的致病因素。一方面，痰饮未变相，呈水液流动之形，故痰饮病少见浮肿；水气病之水气已变相，蒸腾宣发呈气态，故水气病以浮肿为主要表现；若言清浊，则相较之下当以水气为清邪，以痰饮为浊邪。另一方面，水气虽为气态水，实属水、气混杂，不若湿、雾之邪难觅水形，此时则应以湿、雾之邪为清邪，以水气为浊邪。水气病以气态水为认知原型，水液向气态水转化过度，而气态水向液态水的转化出现障碍，导致气态水的蓄积，正如仲景所提出的"气强则为水"，为水气病病机的关键。云气层层聚集，但不能下降为雨，水气大量汇聚于天空，引发古代医家形成人体内的水液蒸腾气化，向上部流动，肺功能失常，不能向下输布水液精微，从而水气在肌肤、头面积聚，发为水肿的认识。此即通过自然之气态水来认知水气导致水肿的思维过程。

### 3. 水气病的治疗方法

对于水气病的治疗，仲景提出"腰以下肿，当利小便；腰以上肿，当发汗乃愈"。腰以上肿，则水气在上部，如同天空阴云密布。自然界降雨后阴云即可消散。古人通过降雨认识发汗，如《素问·阴阳应象大论》所云"阳之汗，以天地之雨名之"，故通过发汗治疗上部水肿，以越婢汤为代表。腰以下肿，则水气在下部，如同自然界水液虽已气化，但接近地表。云由地气上腾所形成，靠近地表的水气可通过增强土地的吸收下渗作用，促进气态水向液态转化并引入地下径流。因此，古代医家通过健脾土、利小便治疗下部水肿，以防己黄芪汤为代表。

## （三）水气病、黄汗病、气分病三病之分立

如前所述，从气态水认知水气病的因机证治，以此为前提进一步分析《水气病脉证并治》，可发现该篇所论各病并非皆为水气病，实乃围绕水气病之主症水肿进行的病证鉴别。

### 1. 三病分立之文献证据

一般认为，《脉经》第八卷记载了现今《金匮要略》的主要内容，《脉经·卷第八·平水气黄汗气分脉证第八》与《水气病脉证并治》基本相同，从篇名可知《平水气黄汗气分脉证第八》一篇论述了水气病、黄汗病、气分病三个疾病。巢元方亦将"气分"视为独立的疾病。如《诸病源候论·卷十三·气病诸候》云："夫气分者，由水饮搏于气，结聚所成。气之流行，常无壅滞。若有停积，水饮搏于气，则气分结而住，故云气分。"《三因极一病证方论·卷之十四·气分证治》将气分病单列一节，也可证明气分病的独立，其言："气分与胸痹、中满皆相类，但胸痹属气实，中满为气虚，气分则挟涎饮。"黄汗病同理，《诸病源候论》将黄汗归入"黄病诸候"，《备急千金要方》则将黄汗与黄疸、谷疸、酒疸、女劳疸归为五种"伤寒发黄"。

由林亿等人所作的《金匮方论》序可知，校订前后的《金匮要略》存在霄壤之别。非只《金匮要略》，凡经宋臣校订的著作，无一未被删改者。结合上述文献依据或可推测《金匮要略》篇名但言"水气病"而舍黄汗、气分之名，很可能正是孙奇等人重订时所为。若进一步推测其原因，最主要者

则可能是校订者认为水气、黄汗、气分皆属于水气致病，因此混淆了"水气"与"水气病"的概念。然正如前文所述，水气可以导致水气病、黄汗病、气分病的发生，但黄汗病、气分病并不属于水气病的范畴。

**2. 三病之因机证治不同**

《水气病脉证并治》第2条言："气强则为水。"如前所述，此处是通过自然界之云气不能下降为雨，聚集于天空，隐喻认知人体之肺输布失常，水气聚于人体上部、体表所致之水肿。第8条中的"寸口脉浮而迟……跌阳脉浮而数……沉则络脉虚，伏则小便难，虚难相搏，水走皮肤，即为水矣"，则描述了肺之阳气沉潜，不能向外发散水气为汗，脾之阳气内伏，不能运化水气为小便，水气流于肌肤之间为水肿的致病过程。总之，水气病以肺卫失宣、水气停于肌肤为主要病机。

《水气病脉证并治》第1条于风水、皮水、正水、石水之后，复有黄汗病，黄汗病可见四肢头面肿，此为水气病的典型特征，但其病机、治法与水气病并不相同。第28条详论黄汗的病机与证治："问曰：黄汗之为病，身体肿，发热汗出而渴，状如风水，汗沾衣，色正黄如柏汁，脉自沉，何从得之？师曰：以汗出入水中浴，水从汗孔入得之。"从症状表现看，"状如风水"四字最为紧要，其蕴含了黄汗虽有像风水一样的浮肿，但似水而实汗，以汗出色黄为特异性症状。从发生机制看，仲景通过容器隐喻来认知黄汗病的形成：汗孔如同容器上的小孔，水液从汗孔进入人体如同水液从小孔流入容器，与以气态水为认知原型的水气病病机不同。黄汗病乃因表虚受邪，水湿郁遏，留于肌肉经脉，阻碍营卫运行，使卫郁不能行水，滞留于肌肤，从而表现出类似风水的症状；又营郁而热，湿热交蒸于肌肤，热蒸湿动，故而发热汗出。因此，黄汗病虽见身肿，但不宜用发汗法治疗，故多以调和营卫、固表为主。可见，仲景在此处应为鉴别黄汗病与水气病之意。

《水气病脉证并治》篇有关气分病发生的条文是第30条，"师曰：寸口脉迟而涩，迟则为寒，涩为血不足。跌阳脉微而迟，微则为气，迟则为寒，寒气不足，则手足逆冷；手足逆冷，则荣卫不利；荣卫不利，则腹满肠鸣相逐；气转膀胱，荣卫俱劳，阳气不通即身冷，阴气不通即骨疼；阳前通则恶寒，阴前通则痹不仁；阴阳相得，其气乃行，大气一转，其气乃散；实则失气，虚则遗溺，名曰气分"。气分病缘于气虚，寒气乘而入侵，使得营卫不利，进而营卫俱虚，再令阴阳失调，症见手足逆冷、腹满、肠鸣、身冷、骨痛、肌肤不仁等，病机关键在于营卫不利、阴阳不通。《灵枢·胀论》云："黄帝曰：胀者焉生？何因而有……阴阳相随，乃得天和，五脏更始，四时循序，五谷乃化。然后厥气在下，营卫留止，寒气逆上，真邪相攻，两气相搏，乃合为胀也。"此段从营卫、阴阳论胀之形成，与《水气病脉证并治》篇第30条何其相似。这也就不难理解后世王肯堂为何于《证治准绳·杂病·胀满》将"气分"分属于胀满病，云"气分谓气不通利而胀，血分谓血不通利而胀，非胀病之外，又有气分、血分之病也"。

综上，水气病、黄汗病和气分病的发生均与营卫失调、水气停滞有关。然水气病重在卫气失宣，水停肌肤，性质偏寒，临床以水肿为主要表现，治疗以发汗、利小便为主；黄汗病重在卫气不足，水湿郁遏营阴而化热，临床表现虽有浮肿，但以汗出色黄为主要特征，治宜调和营卫、行瘀退黄；气分病营卫俱虚，气滞重而水停轻，且气滞偏于内，临床以脘腹痞胀为主要表现，治宜温阳行气、消痞除胀。

### （四）气分、血分与水分之关联

除气分外，《水气病脉证并治》篇还载有血分和水分。气分、血分、水分显然有着某种联系，将其相互比较有助于我们理解仲景在《水气病脉证并治》篇论述三者的意图。首先从命名来看，需重点关注的是分字。《说文解字》云："分，别也。从八刀，刀以分别物也。""分"字本义即分开。"分"之古字形象用刀将物一分为二，故气分、血分和水分之本义应为气、血、水像被刀切开斩断一样，不能正常连接、运行。第30条关于气分病的论述也有着相同的意蕴，"阳气不通即身冷，阴气不通即骨疼；阳前通则恶寒，阴前通则痹不仁"，既直言气不通，又言"前通"。"前"字古假借作"剪"，故"前通"即断绝流通之意。前后互文，指出气分病因气如被切开一般无法连续导致各种症状。因此，气分、血分、水分病应分别指人体之气、血、水不能流通所致之疾病，其病机可概括为（气、血、水）滞而不通者病，体现出仲景"以通为和"的学术观点。

从气、血、水之不通可解读气分病、血分病和水分病，但三者的病证范围较为广泛，似乎与本篇所论血分、水分病不符。血分、水分病的相关论述见第19条"少阳脉卑，少阴脉细，男子则小便不利，妇人则经水不通。经为血，血不利则为水，名曰血分"，以及第20条"问曰：病有血分、水分，何也？师曰：经水前断，后病水，名曰血分，此病难治；先病水，后经水断，名曰水分，此病易治。何以故？去水，其经自下"。后世多将血分病局限于妇科病证，但第19条从少阳脉、少阴脉论血分病的形成并言及男子，可知血分病应不限于妇人经水为病。人体之气、血、水皆运行全身，关系密切，致病容易相互影响，临床上尤为常见。仲景提出气、血、水三者相互影响致病的基本命名原则为：X（气或血或水）先不通为病则为"X分"，即便之后影响其他两者，命名也只与初始的 X 有关。

《水气病脉证并治》篇关于气分病、血分病和水分病的论述较少，从《水气病脉证并治》篇的内容与结构来看，论述此三病应是以"病水"为核心鉴别三者。气分、血分、水分病都可出现"病水"的症状，先病水而后致气、血运行瘀滞不畅，名水分病；先气、血运行不畅进而导致病水，则分别名气分病、血分病。

### （五）小结

人体水液代谢障碍引起的水气蓄积可致多种病证，古代医家大都依据主症特点对疾病进行划分。仲景从自然界水循环中气态水的形成、聚集与消散认知水气病，提出了"气强则为水"与发汗法等病机与治法，不同于痰饮等其他水液代谢障碍病证。《金匮要略·水气病脉证并治》篇本论水气病、黄汗病、气分病、血分病等多种疾病，而今人多皆做水气病解读，故难免佶屈聱牙。《水气病脉证并治》篇所载黄汗病、气分病、血分病和水分病实乃围绕水气病之主症水肿，以及气、血、水三者关系进行鉴别。厘清《水气病脉证并治》篇的概念及概念间的关系，将有助于深入了解仲景的杂病诊疗思想。

（贾春华　赖敏）

# 四、经方本草功效变迁研究

张仲景的《伤寒杂病论》集秦汉以来医药理论之大成，为方书之祖。徐灵胎称仲景"所用之方皆古圣相传之经方"。本节所言之经方即专指仲景书中所记载的方剂。经方选药精良、立法严谨、疗效显著，在现今医疗实践中仍占据举足轻重的地位。医者对经方中本草功效的掌握程度将直接影响到临床疗效。

## （一）回归仲景时代理解经方本草具有重要现实意义

### 1. 本草功效认识变动不居

药物的治疗作用是药物自身具有的客观属性。本草著作中的功效记载是人对客观治疗现象的发现与主观认识。本文所谈及的功效变迁显然并非药物客观属性的改变，而是人们对药物功效认识的历时演变。认识过程主要是理性思维的过程，同时又包含非理性因素的参与。所有认识都会随时间、实践的发展与认识主体的变化而变化，即认识具有无限性。因此，人们对本草功效的认识在其药用价值被发现的那一刻起就不断变化。可以说，功效变迁是认识发展的必然过程，故具有普遍性。这种持续深化的认识不仅与临床的不断实践有关，又与每个时代不同的知识背景有关。以当今为例，现代的中药功效研究中不乏降血糖、降血脂、抗肿瘤、抗氧化之类的新认识，而且呈现出细胞、机制层面的研究，这完全与西医学知识有关。可以说，每个时代的功效认识都有其时代烙印。

本草功效在早期主要呈现出累积的趋势与面貌。当然，在历史局部也有不少功效兴起与消失。由此看，功效的变迁有两种显而易见的形式，一是新功效的出现，二是原功效的消失。另外有一种较为特殊的变迁形式，即因为医学范式等的转变引起的功效表述上的改变，这种变迁本质上是对相同治疗现象的不同解释。

### 2. 以今之总结认识经方本草不利于把握仲景经验

仲景对本草功效的认识立足于东汉及以前所积累的本草知识。以后世认识，尤其是现代中药学，以及各种药典等材料中记载的功效解读仲景用药经验无疑忽略了时代语境，难免牵强附会，背离仲景原意。以下列举几例经方本草功效误识纠正以作说明。

（1）病－方－药的互动影响百合功效认识：如今多将《金匮要略》疗百合病诸方中的百合功效解读为养阴润肺、清心安神，即今之中药学教材和药典的认识。实际上，该功效已经是历代认识变迁的结果。《神农本草经》中载百合"主邪气，腹张心痛，利大小便，补中益气。生川谷。"后世本草文献记载则在此基础上不断扩增。明清以来，百合的功效逐渐被总结归属于心肺经，这影响了医家对百合病病机的认识，反之，医家对百合病阴虚内热病机的认识又对百合本草记载起到了修正作用，使得百合在《神农本草经》中补中益气的功效逐渐边缘化，又或者说其补益作用从补中益气逐渐转移为养阴润肺、清心安神，也使得百合病的病机逐渐稳定到心肺阴虚上。即，医家对百合功效及百合病病机的认识之间的互动关系使得二者互相影响，更详细的过程已有专文论述。百合补中益气的作用鲜见于现代中药学教材或著作并不是因其无用而被删汰，相反，这一功效是基于药食同源的日常饮食经验。正如后世《本草图经》言百合"人亦蒸食之，甚益气"，《本草蒙筌》言"蒸食能补中益气，作面可代粮过荒"。

（2）小麦利小便、降逆气的作用被忽视：仲景对小麦的运用十分灵活，入药形式有小麦原粒、小麦汁、小麦粥。《黄帝内经》有云"五谷为养"。因小麦为五谷之一，注家对小麦功效的解读总关乎补养，尤其在解读小麦粥这种日常食物时，几乎不会联想到其药用价值。以《金匮要略》治产后腹痛之枳实芍药散为例，原文载"并主痈脓，以麦粥下之"。麦粥为小麦粥，除匡扶正气外，其还可利小便以助芍药祛水排脓。小麦利小便的功效早有记载。《名医别录》载小麦"利小便"。《备急千金要方》曰："治小儿小便不通方车前草（切，一升），小麦（一升）。"《外台秘要方》治小儿诸淋："小麦（一合），葱白（一握）。"宋代方书《太平圣惠方》《圣济总录》中亦有类似记载。可见，小麦利小便功效确切。另外，仲景尚用小麦汁（即煮小麦后去滓所得之汁）降逆气，一者缓急镇咳，二者降逆止呕。如治疗"咳而脉浮"之厚朴麻黄汤用小麦汁煎煮其他药物，后人即用小麦治冲咳、痉咳；又如妊娠养胎之白术汤，方后言"若呕，以醋浆水服之；复不解者，小麦汁服之"；治疗胃反呕吐之茯苓泽泻汤亦用小麦一升。可见，小麦确有利小便、降逆气之功，但鲜见于现今中药学著作。药食同源类本草，尤其是日常食用本草的药用价值恐怕均需重新审视。

（3）回避原文，以现在常见功效局限了猪膏的运用：《金匮要略》载"诸黄，猪膏发煎主之"。经方猪膏发煎在古代多有应用且疗效颇佳，但在近现代被局限于专为胃肠燥结萎黄而设。然而，从汉末佚书（如《名医别录》）到明清集大成之本草著作（如《本草纲目》）均记载猪膏具有解毒功效。分析《金匮要略·黄疸病脉证并治》篇布局安排的内在逻辑和"诸黄"二字的字词含义，均可发现猪膏发煎的功效并非仅限于补虚润燥，还应包括解毒、消瘀、通利，这也更符合仲景对黄疸病机和治则的基本认识。猪膏发煎的主治范围应包括多种原因引起的黄疸，尤其侧重于黄疸病篇前部未详及治法的各类少见黄疸，如各种动植物、矿物药的肝毒性诱发的黄疸等。从此例可看出，对仲景原文以及仲景运用猪膏的认识不足局限了猪膏发煎的临床运用，这是仲景治疗经验、经方临床效用的遗失。

**3. 小结**

从以上数例可以看到，经方本草的功效存在一定程度的误读，影响了经方及方中药物的使用。提高经方运用精准度及临床价值要求对仲景诊疗思维与用药经验有更准确的把握。其中，临床医生对经方中本草功效的把握将直接影响到其对经方方义、化裁方法、运用时机的领悟。因此，回归仲景时代重新审视本草功效，从仲景用药现象中总结提取其对本草功效的认识是不容回避的课题。基于此，立足仲景用药原意检视仲景对本草功效的认识在后世如何遗失或继承，此种反思亦有助于理解仲景用药思想。

## （二）从经方本草切入可窥本草功效变迁图景之一斑

**1. 仲景用药经验对药物功效变迁影响深刻**

从古代本草文献到现代中药学，药物的功效随着时代不断变迁，有些功效被发现，有些功效被遗忘。仲景用药习惯在其中所起的作用不可谓不大。谨举桃仁与杏仁为例说明。

桃仁主瘀血、杏仁主咳喘为中医学界所共识。两者的基源、性状、成分等有诸多相似之处，为何功效迥然相异？即便是现代研究证实了桃仁具有抗凝血或抗血栓形成的作用，也仍然无法回答这一问题。因为二者的现代药理学研究完全被各自的功效记载限定在独立的轨道上，可以说这种带有自证目的的检测，忽略了其他的可能性，因而只起到验证已知的作用，却不具备发现未知的能力。也就是说，从杏仁与桃仁的诸多相似推断，杏仁和桃仁很可能兼具活血化瘀、止咳平喘的作用，但在仅以验证杏仁主咳喘、桃仁治瘀血为目的的临床或实验研究中，其其它功效难以被发现。

实际上，早在《名医别录》中即载有桃仁具有"止咳逆上气"的功效。桃仁、杏仁均含有一定量的苦杏仁苷，二者各自的含量在《中华人民共和国药典（2020年版）》中均有规定，前者不得少于2.0%，后者不得少于3%。该成分具有镇咳作用，作用机制为苦杏仁苷能被苦杏仁酶水解，所产生的氰氢酸和苯甲醛对呼吸中枢有抑制作用，能使呼吸加深，咳嗽减轻，痰易咳出。《圣济总录》卷六十七治上气喘急之双仁丸即用等量的桃仁和杏仁。今日临床上亦有经验丰富的医家以桃仁止咳。如国医大师伍炳彩治疗咳嗽的临床常用药中，桃仁与杏仁、麻黄等皆属于使用频次较高的药物，其中，除以苇茎汤的配伍出现外，桃仁与桔梗、桃仁与甘草、桃仁与陈皮药对出现的频度也较高。

郑金生曾指出，本草药效具有多源性。即，并不是所有药物或药物功效都来自医疗实践，除了医家用药总结外，本草功效亦可来源于巫药残余、灵物、风俗药效、道家用药理论，等等。郑金生论及的几例属于灵物类来源的本草（如铜镜等）常常用于妇女的癥瘕、血闭、漏下，桃与桃仁位列其中。这反映出当时妇女此类疾病的病因常被归结为鬼神精物。据说，因为古代的神在桃树下审鬼，所以与桃相关之物均可治疗与鬼相关的疾病，因此也就具有了治疗女子血闭、癥瘕等作用。从《神农本草经》中与桃相关的记载即可看出其与邪魅精物的密切关系："桃核仁，味苦平。主瘀血，血闭瘕邪，杀小虫。桃花，杀注恶鬼，令人好颜色。桃凫，微温，主杀百鬼精物。桃毛，主下血瘕寒热，积寒无子。桃蠹，杀鬼邪恶不祥。生川谷。"唐代《删繁方》中治疗妇女难产，数日不出，取桃仁一个，劈开两半，一片书"可"字，另一片书"出"字，合起来吞下，即可催生。郑氏由此推想，仲景以桃仁下瘀血的认识很难说不是来源于桃的灵物之效。这或许连仲景自己都未能发觉。

北宋《本草衍义》举抵当丸为证，为桃仁活血化瘀功效之依据，后世本草著作也多以此为例，至今言及其功效也必举仲景桃核承气汤、桂枝茯苓丸、抵当汤、大黄牡丹汤等例。原本在《新修本草》《证类本草》中尚存的几个桃仁治咳之验方在后世也几近消失，可见仲景用法对后世的深刻影响。至明清时期，在这些千年活血化瘀名方的烘托下，在"喘家作，桂枝加厚朴杏子佳"等如警句般的强调下，桃仁与杏仁的功效渐趋固定。可以说，仲景在其中所起的作用不容小觑。重看《金匮要略》中"治咳有微热，烦满，胸中甲错，是为肺痈"的苇茎汤，方中桃仁历来作破血排脓解释，或许桃仁实际上就发挥着止咳的功效。但需要说明的是，桃仁是否确实可以祛瘀又是另外的话题了。

除上文桃仁、杏仁外，本团队通过挖掘仲景运用地黄的经验理论发现，仲景对地黄功效的认识很多时候与《神农本草经》中治"伤中，逐血痹，填骨髓，长肌肉"等记载相呼应。地黄是一味脾肾双补、补虚祛瘀的代表药，而其祛瘀与补脾之功现今往往鲜少提及，另也发现仲景肾气丸的经典名方地位对地黄补肾功效的固定与彰显有重要影响。还有很多类似情况表明仲景用药经验是药物功效变迁史中承上启下的重要节点。

**2. 经方本草代表性强，对其功效变迁进行研究具有示范作用**

仲景虽未明言药物具体功效，但也将之蕴含于真实的诊疗场景记载中，故《伤寒杂病论》是考察早期医家掌握药物实际功效的可靠材料。同时经方本草多为临床常用药物，且在仲景书之注本与本草著作中论述均较多，无疑是医家认识较为深刻的药物，由此切入可更快为临床运用提供参考，同时，亦对本草功效的变迁研究具有示范意义。

以仲景用药场景为切入点，追溯经方本草功效的来源，甄别后世对仲景用药经验的继承与遗失，探究经方本草部分功效变迁及其原因，进而辨识功效的可靠性，方能更好勾勒本草发展图景，更精准地指导经方临床运用，亦是对本草学知识体系构建过程的积极、有益探索。

### （三）经方本草功效变迁研究路径

经方本草功效变迁研究的基础是明确仲景用药原意，在此基础上方可剥离后世对仲景原意的延伸解读，以及梳理后世认识之流变。因此在阐述功效变迁研究路径之前，尚需对仲景本草认识及运用经验的研究方法进行简单说明：首先以仲景运用某药之所有方证条文为研究对象，运用校勘学方法，考证明晰条文原貌，并运用训诂学方法，回归仲景时代语境，参考上古医学与非医文献，重点依靠上古汉语文献考证难解字词，并沿着上古汉语文献至历代注家的纵向脉络，溯流澄源辨析条文中的疑难问题，结合字义考证结果力图贴近仲景原意；横向上从主治病症、功效认识、适宜脉象、炮制配伍、煎服法等多角度挖掘某药应用的共性，分析特性，挖掘尚未被充分认识的仲景经验。

**1. 纵横两进路的充分挖掘**

为充分勾勒本草功效的历时变迁图景，可分纵横两进路挖掘。

（1）纵向：沿着仲景以前、仲景时代、仲景以后的历史脉络，梳理本草著作中的功效记载，并对比分析仲景对前人本草认识的扬弃，以及后世对仲景用药经验及理论的继承与发挥。

（2）横向：在各历史时期，横向旁及方书、农书等记载的药物的临床运用等知识，其中，方书内容以药物组成少、目标药物为方中主药为宜，还需关注出土医方，全面挖掘各时期不同人群对本草功效的认识与互动情况。

**2. 从源至流的全过程呈现**

仲景身处东汉末年，其对本草功效的认识与当时积累的知识密不可分。徐大椿言："汉末张仲景《金匮要略》及《伤寒论》中诸方，大半皆三代以前遗法，其用药之义与《本经》吻合无间。"《神农本草经》为仲景时期的本草著作，徐大椿之言实为真知灼见。同时，研究还需将《神农本草经》中点状、静态的功效记载，与出土医方简牍、医药文物等真实反映本草应用的直接史料结合，运用二重证据法实现二者的互相修正、补充与印证，完成仲景前的本草功效总结，进而基于前人认识对仲景用药经验进行总结提炼。从后世的继承与发挥回看仲景用药经验，剥离附着于仲景原意之上的后世观点，可辅助理解经方与方中本草功效。

**3. 内外两因素的全面考察**

前文提到了三种功效变迁形式，前两种涉及功效新增与消失，但这不仅缘于医家实践，还与外部环境密不可分，因此这类功效变迁的临床指导价值尚需确认。也就是说，不仅需要明确标示变化的节点，还应该通过考察变迁原因以甄别相关功效的有效性。故在功效变迁考察的过程中，对影响变迁因素的考察是题中之义，更是重中之重。而欲全面考察本草功效变迁需关注内因与外因两方面。

（1）内因是本草本身的属性以及中医诊治理论：随着本草越来越多的治疗效果被观察被记载，医药学家不满于"知其然"，而欲"知其所以然"。例如，主治相同病证的不同药物临床应该如何选择？它们是否发挥着不同的作用却能达到同样的效果？眼前的患者属于哪种情况？古今中外人们处理知识的一般路径，即收集知识、分析知识、传播知识、应用知识。古代医家对中药知识的处理亦不出此过程。功效认识是思辨的产物，换言之，功效认识是人对服药反应的描述和解释。金元时期出现大量的药效解释，医家运用脏腑经络、五行六气等理论解释药物的起效原理，构建了药物理论体系。日本学者冈西为人认为，金元以后本草学之所以呈现以药理辩论为中心，其直接原因还是在于编撰者的文人出身。

另一方面，同时期的中医理论、中医诊疗模式在无形中对本草的药用功能书写方式施加了具体的要求。即，本草的药用功能需要与诊断、治法的理论相适应，药用功能的书写应尽可能反映治法。以辨证论治为主的诊断模式必然要求药用功能向"对证发挥何种作用"这一方向改写，如此方能完成临床诊与治的闭环，医者所学的理论方能指导其临床实践。例如，在脏腑辨证的模式下，石膏的功效为清肺胃热；而在卫气营血辨证中，石膏的功效则为清气分热。

经由上述两个因素的交互影响，本草的药用功能逐渐从朴素的、直接的对主治疾病、症状的描述记载升华提炼为与当时论治模式相符的奏效原理，即功效。主治不断被消解在功效中，功效也不再是对观察的忠实记载，而是思辨的产物，而且顺应理论范式作出相应变化。在金元时期药效解释、功效提炼的学术氛围下，为使解释融贯，医家只好抓住药物的主要功效。这一时期，医家对前代积累的药物功效还进行了大量的简化，将不符合当时理论的功效被排除于记载之外。例如，本团队前期研究发现地黄凡属"动"的功效，如"逐血痹""逐痹"等就在药效简化的过程中被舍弃。以上是本草功效变迁的内部因素。

（2）外因通过影响本草著作作者施加于本草知识上：药效认识还来源于道士、巫觋等，因此本草功效就必然受到道教理论、巫术等因素的影响。这些无疑是本草功效发展变化的一种外因。同时，本草功效作为人类知识之一种，并不孤立于环境自我发展，它仍然身处历史与社会的洪流中，同样在政治、经济等外部因素的影响与裹挟中变动。作为时代文化、社会思潮的被动接受者，又作为本草学知识的主动运用者、记录者，历代医药学家受到外部因素潜移默化的影响，而对本草知识进行改造。例如，随着理论发展以及医患对治疗现象背后蕴含原理的追求，本草学术主题发生从功效积累到药效解释的转变，在这个过程中，时代文化、社会思潮等外部因素隐身于医药学家的思想中，原有的功效经医药学家的解释可能衍生出新的功效，也有一些功效可能经简化、中医理论范式转换而隐而不彰。

此外，一些外部因素如强权加诸医学活动使药物功效变形，都或多或少地造就了本草功效的知识史。如本团队研究发现医药分家、药品作为商品的流通，促使明清时期药商在经济利益驱动下将炮制术作为药品的商业包装改变了药品的功效认识，如九蒸九晒、多种辅料的熟地黄制法促使了熟地补肾功效的认识深化。从这一层面看，商业、经济对药物功效认识亦产生了影响。

又如，本草著作作为一种文本，其呈现形式受到时代制约，时代语言、文学体裁或写作方式均可对本草功效产生影响。如《神农本草经》更偏向于散文，元代《本草歌括》、清代《本经便读》等则受当时韵文、诗歌的影响，对功效的总结也讲究对仗工稳、言韵铿锵，遂多以四言为文，易于记颂，但又有"以文妨义"的缺点。现今的药物功效即沿用这种文体，这种文体在某种程度上造成了功效的损失。

### 4. 总结

精确把握仲景的本草功效认识是复现其经验、开发经方成药的前提，然而条文中尚存在许多悬而未决的疑难问题，本草的功效从仲景时代至今已有明显变化，仲景的部分认识在今天已鲜为人知，部分经方的具体运用场景尚不明朗。故以原文原意考证为前提、以仲景时期已经形成的本草功效认识为基础对仲景用药经验进行挖掘，并对经方本草的变迁过程及影响因素的全链条研究是亟待展开的课题。需要说明的是，在本研究过程中最需审慎且应不断强调的是重返时代语境的解释转向，条文原貌、字词含义、本草的功效认识，均侧重于借助仲景同时代的文献进行理解。

追溯经方本草运用、功效记载之源，探析后世功效之变迁，立足仲景回看东汉以前，立足后世回看仲景，这种溯源、探流与回视的全过程梳理不仅可以帮助理解仲景的用药经验和本草认识，还有助于思考本草功效的认识和研究将去向何方。

（钟相根　徐爽）

## 五、"方证相对"续论

续论者，续前已有之论也，是接着前人已经讲过的继续讲下去。接连不断的"续"构成了学术史。中医学派的形成以及学说的演变，都是持续、继续的结果。方证之名，由来已久。相形之下，"方证相对"这一术语出现较晚，明确提出"方证相对"并给予定义者大概是日本江户时期的名医吉益东洞，吉益东洞言"夫仲景之为方也有法，方证相对也"，但这并不是说中国没有早于吉益东洞具备"方证相对"思想的医家。晚近"方证相对"的研究文章层出不穷，作为"方证相对"近义语的"方证相关""方证相应"亦时有所见，于此不做过多区分。诸学者或追溯方证之源流，或探讨"方证相对"基本问题，或探究"方证相对"之逻辑关系。学者认为从《伤寒论》《金匮要略》证的内涵角度分析，"方证相应"乃是中医理论系统中理法方药规律的具体体现；而在现代药理学视域下"方证相应"实则是药证对应。

"方证相对"是中医辨证论治法则之魂，欲探索现代辨证论治，需构建"方证"体系。但迄今为止，方证的概念有待规范，"方证相对"的研究范围亦需界定，"方证相对"中方与证的逻辑关系尚待进一步澄清，"方证相对"的优点与不足亦有待恰当中肯的评价。行文至此，必须提及现今中医学界研究"方证相对"的几位代表人物的观点。胡希恕说："方证是辨证的尖端。"刘渡舟认为："方与证乃是伤寒学的关键，而为历代医家所重视，所以，方证相对论的提出，起到了非凡的积极作用。"在众多医家为"方证相对"理论欢呼雀跃之际，王玉川则"论证了'有是证用是方'的方证相对观念及其以方测证之法，并不是中医辨证论治普遍适用的规律。它不可能为'同证异方，同方异证'的现象作出合情合理的解释"。

### （一）"方证相对"源流

考稽方证源流者，往往会将方证之源头上溯至《五十二病方》，以示方证之源远流长。然现今可见最早以方名证者乃仲景《伤寒论》，书中所言"桂枝证""柴胡证"是其明证。"方证相对"理论源自《伤寒论》第317条"病皆与方相应者，乃服之"。如果将唐代孙思邈《千金翼方·卷九》所云的"今以方证同条，比类相附，须有检讨，仓卒易知"视为方证研究之开端，则方证研究的历史已有一千余年。高保衡、孙奇、林亿在《金匮方论》序中言："尝以对方证对者，施之于人，其效若神。"

此语非但指出书中所载方剂疗效神奇，抑且蕴含仲景方的使用方法。宋代朱肱是"方证相对"的倡导者，于《类证活人书·卷第十二》阐述药证并药方加减法云："所谓药证者，药方前有证也，如某方治某病是也。伤寒有证异而病同一经，药同而或治两证，类而分之，参而伍之。审知某证者，某经之病。某汤者，某证之药，然后用之万全矣。"

明清以降，方证关系受到越来越多的关注。喻嘉言于《寓意草·先议病后用药》言："故治病必先识病，识病然后议药，药者所以胜病者也……病经议明，则有是病即有是药，病千变，药亦千变。"这揭示了病证与方剂的关系，强调方随证转。柯琴于《伤寒来苏集》提出"以方名证""以证名篇"的编撰原则，大大丰富和发展了"方证相对"理论，其在《伤寒论翼》中更言："仲景之方，因证而设，非因经而设，见此证便与此方，是仲景活法。"有研究表明，明末清初中日的海路贸易，开通了《伤寒来苏集》传入日本的途径。吉益东洞的"方证相对"说见于《方极·序》，书中言"夫仲景之为方也有法，方证相对也，不论因也，建而正于毒之中，此之谓极也"，意在说明仲景制方用药之法是"方证相对"，故将"方证相对"作为处方用药的法则。吉益东洞更于《古书医言》称"盖视毒之所在，随发毒之证而处方，仍毒之所在如故，而证异于毒之所在，则因其异而异其方"。因毒处方、方随证转即为吉益东洞治疗疾病的法则，其不汲汲于病因的探索，因病因不可见，病证犹可求，故求可见之证，而不索难窥之因，临证之时只要病证与方证相合，则可径用该方无疑。

### （二）方证相对研究的基本问题

"方证相对"是中医学的特有概念，它要表达的是方剂与证候的吻合程度。那么应该如何研究"方证相对"？要研究"方证相对"，就要证明"方证相对"的存在。方证相对究竟是一种怎样的存在？"尝以对方证对者，施之于人，其效若神"是对这种存在的具体描述，翻译成今天的白话，大概是说：曾经有人，恰好遇到与书中条文记载病证一样的患者，施与了该方，患者用后效如桴鼓。不难看出"方证相对"这种存在是一种关于事实、事件的存在。

**1. 方、证与相对**

"方证相对"由方、证、相对（或相应、相关）三部分构成，方是方剂的简称，证乃证候的缩写，相对表示方剂与证候的对应关系。如此就可以围绕着方剂、证候与相对三个部分展开讨论。方剂是一组中药的有机组合；证候是疾病状态下的一组症状体征。一首方剂从创制之初到临床的广泛应用与证候不可离之须臾，然证候学的研究并非一定要涉及方剂。"方证相对"研究的是方剂与证候的交互作用。从临床的立场看，"方证相对"要研究的重点是方剂对证候的干预，即证候在方剂的干预下所产生的变化。

**2. 方与证的条件关系**

医家不会平白无故创制出一首方剂，方剂的创制一定是人们先观察到了病证，并依据病证组成方剂。如此而言，病证或证候成为制方的条件。中医学家是在病证或证候的约束下，目的鲜明地创制方剂，试图通过方剂的干预，使人体趋于康复，因而方剂干预后的人体是否趋于康复，就成了"方证相对"的一个评价标准。需要人们谨记的是，证候、方剂虽有先后之分，但当一首方剂的功效和主治明确之后，方剂就会游离于证候而独立存在，并且医者将以此方剂的功效和主治为标准，判定患者所患的病证是何方证，进而以该方剂之名来命名患者表现出的证候，即"以方名证"。

### （三）"方证相对"集合关系的表述

"方证相对"的理想状态是，对于任何一个证候都存在一首与之相应的方剂。如此，证候与方剂则呈现出一种映射关系。设证候集合为 A，方剂集合为 B。按照某种对应法则 f，对于集合 A 中的任何一个元素，集合 B 中都存在与之对应的元素，这样的对应（包括集合 A、B 以及 A 到 B 的对应法则 f）就是集合 A 到集合 B 的映射，记作 f：A → B。

将证候与方剂设定为集合，并将两者的对应关系视作映射关系的假定与中医药理论并非完全符合，有进一步解释的必要。应该承认，针对某一个证候一定存在着一首最为适宜的方剂，如果方剂的集合是一个无限集，对应于证候的方剂是"没有最好，只有更好"；但于有限的方剂集合中，一定存在着一首最为适宜的方剂。那首最为适宜的方剂可以看作方剂集合中的那个"唯一元素"，类似于《伤寒论》中的表述——"病皆与方相应"。

疗效之有无是判定"方证相对"的标准，简单说，有效就是"方证相对"，而无效很显然就不是"方证相对"。然临床上的疗效判定并非如此简单，"痊愈""显效""有效"的分级评价亦时有出现，如何以集合的形式来表述？在此以集合中的"相等""包含""包含于""交集"等基本概念来说明之。设任一证候为 Ax，它由症状、体征序列组成，代表机体失调的状态；与之相应的方剂为 Bx，由一组中药组成，代表方剂对失调机体的整合作用。治疗结果的"痊愈"可以表示为 Ax = Bx 或 Ax ∈ Bx，证候与方剂完全对应或方证"包含"证候。其解释是，机体失调的状态恰好或能够为方剂的整合作用调节而恢复正常。非理想状态的"方证相对"起码也应该是"包含于"的关系，以 Bx ∈ Ax 表示方剂的主治证候包含于临床表现证候之中；或者是"交叉"关系，以 Ax ∩ Bx 表示方剂的主治证候与临床表现证候存在交叉。包含于与交叉关系皆可以表述为机体失调的状态为方剂的整合作用调节而部分恢复正常。而无效显然是证候集合与方剂集合没有"交集"。当然，这只是基于集合关系的一种解释，它忽略了方剂与证候间复杂的相互作用。

### （四）如何确定"方证相对"

"方从法立，以法统方"的观念在人们的思想中是根深蒂固的，因而治法是组成方剂的根据。然而治法源于辨证，辨证必赖于证候。以理法方药体系来看，不过是治法与方剂邻近而已。而先于治法存在的证候与病机是临床处方的直接依据。

**1. 依据证候处方**

依据证候处方，即通过比较临床所见证候与方剂主治证候的相同程度来处方。原则上说，临床所见证候与方剂主治证候越相同，则"方证相对"程度越高，疗效越好。但按照方书所载得病的人毕竟很少，因此，据证候处方之法，亦不必拘泥临床表现与方剂主治的完全相同，但求其主症的一致即可，此即后世所言之抓主症。

**2. 依据病机处方**

依据病机处方，是指通过对临床表现的分析，辨明其证候的病机所在，从而选择针对该证病机的方剂与之。这种方法常应用于主症并非显著，但病机相同或相近的情况。众所周知，病机的相同并不代表主症的相同，如同属肾气亏虚，既可表现为腰膝酸软，亦可出现须发早白，也可宫寒不孕、阳痿早泄。因而但求病机的相同，不求于主症的一致。依据病机制方，有着更多的灵活性。

**3. 依据证候特征与病机特点处方的优势及缺点**

依据证候特征与病机特点进行处方两者并不相悖，各自均有其优势所在。依据证候特征处方，有着直接、简明的特性，它要求病证与方证的相合，要求对症状的收集、掌握与甄别，符合人们的直觉；依据病机特点处方，可以弥补临床症状不显著的欠缺，它要求对证候进行更深层次的理性分析，而不拘于症状的相同，其灵活性显著，宜于更大范围中选择应用处方。

然而在二者相对优势的背后又隐藏着各自的欠缺，依据证候处方易造成处方时的拘谨，依据病机处方易导致处方的散漫。从逻辑学的角度来看，临床处方的依据，一是证候的外延，一是证候的内涵。如何将二者灵活运用，则需要反复的临床实践。在中医学辨证论治的发展历程中，处方之原则存在着由临床表现到病因病机转移的倾向。《伤寒论》小柴胡汤方加减法云："若胸中烦而不呕者，去半夏、人参，加栝楼实一枚；若渴，去半夏，加人参，合前成四两半，栝楼根四两；若腹中痛者，去黄芩，加芍药三两；若胁下痞硬，去大枣，加牡蛎四两；若心下悸，小便不利者，去黄芩，加茯苓四两。"《温热论》则称："初用辛凉轻剂。夹风则加入薄荷、牛蒡之属，夹湿加芦根、滑石之流。或透风于热外，或渗湿于热下，不与热相搏，势必孤矣。"不难看出仲景组方用药多依据症状，而叶天士用药处方更依据病因病机。

## （五）如何获取方剂主治病证

获取方剂主治病证的方法不越两种途径。其一，搜罗古籍中有关该方剂的主治病证，将该方主治证纳入方证中，并作为应用该方剂的重要参考。源于古人以一方治多证，这样造就了方证之证的不断扩大。王玉川对五苓散的考证足以说明这一现象。北宋开宝年间，高继冲进献的《伤寒论》之"伤寒叙论"言："若得伤寒病无热，但狂言烦躁不安，精气言语与人不相主当，勿以火迫，但以五苓散三二钱服之，可与新汲水一升或一升半可至二升，强饮之，指刺喉中吐之，随手便愈。"《千金要方·卷九·伤寒上·发汗散第四》记载："五苓散，主时行热病，但狂言烦躁不安，精彩言语不与人相主当者……水服方寸匕，日三，多饮水，汗出即愈。"《外台秘要方》卷三十二"头发秃落方一十九首"里收载的"深师茯苓术散"，其方所用药物与五苓散全同，其主治证为"发白及秃落"，如此这般的记载与仲景《伤寒论》五苓散的主治证全不相干。《医宗金鉴》言其主治有二，"一治水逆，水入则吐；一治消渴，水入则消"，很显然这是以仲景《伤寒论》《金匮要略》为依据。汪昂《医方集解》则说五苓散"通治诸湿腹满，水饮水肿，呕逆泄泻，水寒射肺，或喘或咳，中暑烦渴，身热头痛，膀胱积热，便秘而渴，霍乱吐泻，痰饮湿疟，身痛身重"。这是从历代医家的临床经验中总结而来。由此可见，归纳总结一首方剂的方证实为不易。丰富方证的另一种方法，就是将古方应用于新病证的治疗，如现代医家将荆防败毒散应用于新型冠状病毒感染的治疗。由此可知，方证其实是一个开放的集合，随着方剂治疗病种的增多，方证集合里的元素也在随之增加。

## （六）同病异治与异病同治中的"方证相对"

同病异治的经典表述如《胸痹心痛短气病脉证治》所言"胸痹心中痞，留气结在胸，胸满，胁下逆抢心，枳实薤白桂枝汤主之；人参汤亦主之"。异病同治的重要例证是《金匮要略》肾气丸一方治疗"脚气""虚劳""痰饮""消渴""转胞"五种病。同病异治源于"病同而证异，证异而治异"，异病同治在于"病异而证同，证同而治同"。

"同病异治"与"异病同治"的此种解释约定俗成，似成定论。然而人们应时刻清楚的是，此种解释是基于对"病"的"证候"与其后所选方剂不同的集合划分法。众所周知，内科杂病"证候"的划分通常采用脏腑划分法，而不是"方证"划分法。一般情况下，人们会说某病是"心脾两虚证""肾气不足证""肝血虚证"，而不说"归脾汤证""肾气丸证""酸枣仁汤证"。因"心脾两虚证"常常应用"归脾汤"治疗，"肾气不足证"常常应用"肾气丸"治疗，"肝血虚证"常常应用"酸枣仁汤"治疗，于是不知不觉中将"心脾两虚证"等同于"归脾汤证"，"肾气不足证"等同于"肾气丸证"，"肝血虚证"等同于"酸枣仁汤证"。这里面存在着一个逻辑学中的概念转换，违反了条件命题的推理原则，犯了肯定后件，继而肯定前件的错误，即"肾气不足证"与"肾气丸证"两者是不能等同的，也是不对称的。以脏腑划分法得到的证候只是一种或多种属性，而任何一首方剂都是一个个体，以脏腑划分的证候属性和以方剂划分的证候没有对应关系。言说此种状态下的"方证相对"，不过是证候的属性和方剂个体中的部分属性的相应。由此可以引发对同病异治与异病同治的新思考和新诠释。

## （七）小结

理想状态下的"方证相对"犹如锁匙，其证候与方剂应该是一对一的关系。它可以表述为机体失调的状态恰好为方剂的整合调节作用而可令机体恢复正常。然而这是难以实现的，但不否认在有限的方剂集合中存在着一首最为适宜该证候的方剂。可以通过一则隐喻来说明"方证相对"。当观众手持入场券步入剧场或影院，会按票面上标明的座次寻找相应的位置，俗称对号入座。假如在没有任何限制的情况下，并非所有的观众都可以获得最佳的观赏座位。但如果增加一些条件来考虑，则发现对号入座的座位是观众购票时能获得的最佳位置，因为当下座位的获得受购票时间的先后、不同的票面价格等多因素的限制，更为重要的是这种对号入座对维护整个剧场或影院的秩序起到了无可替代的作用。观众由此可以进一步思考，当观赏结束后，根据这次购票位置的好坏，下次购票时能对此进行修正。这与患者复诊时医生根据患者服药后的反应修改处方又是何其相似。"方证相对"理论是一种偏重于怎么办的理论，它可能更多地告诉医者在 X 情景下，应当采取 Y 行动。

（贾春华）

## 六、桂枝汤调和营卫的功用如何被说出

人拥有眼、耳、鼻、舌等感觉器官，诸器官各司其职又相互协同，感知外在世界并接收感觉信息。人通过视觉识别颜色，嗅觉捕获气味，听觉获取声音，触觉感受温度、湿度和硬度，从感觉通道而来的直接体验在信息认知加工过程中不可或缺。本文要论述的是，在以肉身感知为信息来源的古代，先民是如何构建起如此精致的中医理论系统？那原本不可感知的生理、病理机制，人们究竟是如何认识到的？又是如何将认识到的生理、病理机制成功地转译为某种功能并赋予方药？要全面展开以上问题的讨论几乎不可能，但选择某一点亦可窥一斑而知全豹。为实现这一目标，不妨从方剂功用出

发，探讨中医学家是如何构建出那些不可能为肉身感知的内在的生理、病理变化过程，又是如何形成那些描述方剂功用的概念。我们选取被冠以仲景"群方之魁"的桂枝汤，分析其"发汗解肌，调和营卫"的功用如何被说出。需事先说明的是，对方剂功用的概括，有一部分源于对方剂中药物功效的认识，即方剂研究者以方中某药之功用代表了该方剂之功用，然药物功用与方剂功能的认知途径并无二致，故不再进行区分。

### （一）桂枝汤之"发汗解肌，调和营卫"被说出的语境

#### 1. "发汗解肌""调和营卫"之界定

讨论桂枝汤之"发汗解肌，调和营卫"如何被说出前，需首先界定"发汗解肌""调和营卫"的含义，以明其指归。"发汗"是指患者服用桂枝汤后会有汗出的表现，这一现象也是古代医家提出桂枝汤具有发汗作用的依据。"解肌"一词已有歧义，在此将其理解为：桂枝汤之"发汗解肌"系与麻黄汤"发汗解表"相对而言，是指桂枝汤的发汗力度不似麻黄汤之峻猛，尽管桂枝汤发汗作用不强，但仍能解除肌腠之邪，故谓之"解肌"。在此种解释中，"解肌"与"解表"只有发汗力度的强弱差异，两者都指向治疗邪在肌肤的表证。这亦是古今大多医家所持的观点。如果"解肌"也是治疗表证的一种方法，那么"发汗解肌"的含义就是通过发汗但非峻汗的方法达到治疗表证的目的。"调和营卫"即桂枝汤可以将营卫失调的状态调节至营卫和谐的状态。

发汗解肌与调和营卫虽都是桂枝汤的功效，但是两者陈述的依据不同，言说的现象有异。发汗解肌是能够看见的现象，即在一个最佳观察的角度能观察到患者服用桂枝汤后汗出，外在的表证亦随汗而解，但桂枝汤调和营卫的功用肉眼观察不到。发汗解肌是对服用桂枝汤后汗出表解现象的描述，调和营卫则是对桂枝汤作用机制的解释，其中分别蕴含着"是什么"与"为什么"两种理论。至此，关于桂枝汤之"发汗解肌，调和营卫"的含义已大致说明，我们将在这种语境下探讨本文的主题：一个观察不到的作用或机制，人们是凭什么说出的？

#### 2. 后世认为桂枝汤调和营卫之依据

如果说桂枝汤能调和营卫，那么就一定存在营卫失调；存在营卫失调，就一定要有营卫的存在。首先，回归《伤寒论》语境下的桂枝汤分析营卫失调的所指。《伤寒论》第 53 条："病常自汗出者，此为荣气和。荣气和者，外不谐，以卫气不共荣气和谐故尔。以荣行脉中，卫行脉外，复发其汗，荣卫和则愈，宜桂枝汤。"第 54 条："病人脏无他病，时发热，自汗出而不愈者，此卫气不和也，先其时发汗则愈，宜桂枝汤。"第 95 条："太阳病，发热汗出者，此为荣弱卫强，故使汗出。欲救邪风者，宜桂枝汤。"上述条文中出现了一些关键性概念，"荣气""卫气""和""和谐"，我们将此处的"荣气"直接等同于"营气"而不予论证，将"卫气不共荣气和谐"等同于"营卫失调"而不予说明。

以这三条为代表的条文成为后世说出桂枝汤能调和营卫的理论依据，其言说的大体脉络可概括为："病常自汗出""病人脏无他病，时发热，自汗出而不愈""太阳病，发热汗出"等都属于营卫不和，服桂枝汤后被归为营卫不和的症状表现好转，故桂枝汤就有了调和营卫的功用。也就是说，人体存在"营卫失调"的状态，桂枝汤对此种状态的作用被概括为"调和营卫"。以下将进一步探讨"营卫"是什么，它如何成为中医理论的重要概念，又是如何被用以解释人体的生理、病理机制并表达方剂的功用。

### （二）人体之"营卫"概念来自何方

人体的营卫指人体之营气与卫气。从现存文献看，营卫理论当是秦汉时期医学的一个非常重要的理论。《黄帝内经》对营卫有诸多论述，许多疾病的病因病机都以营卫理论来解释。已有研究表明，《黄帝内经》营卫理论的构建与古代军事学、天文学、漏刻计时技术等有着密不可分的关系。人体之营卫的概念引自军事学中的"军营""卫戍"，《战国策·赵策四》之"以卫王宫"，《史记·五帝本纪》之"迁徙往来无常处，以师兵为营卫"等早于《黄帝内经》的文献记载均是明证。

从"营""卫"二字的字义演变角度来看，"营"最初之意为环绕而居，后引申出"军营"之义。"营气"的运行则取其环绕之意，如《灵枢·营气》所云"行于经遂，常营不已，终而复始"。"卫"在西周金文中有防卫、保护的意思，也与军事关系密切。"卫气"则能起到保护与防控作用，如《灵枢·本脏》所云"卫气者，所以温分肉，充皮肤，肥腠理，司开阖者也"。战争隐喻是解释疾病发生发展的基本隐喻。在这一隐喻结构的运用下，医家认为人体会受到内外因素的损伤、侵犯，人体中也应当具备循行环绕、保卫防护的物质或功能，故将军事的营卫概念引入中医学。在气一元论的语境下，营卫又与气学理论相结合，演化出"营气""卫气"的概念。军事之营卫需要配合协调，因而古人认为人体之营气、卫气也需要相互配合。需要说明的是，在此只是指出营卫的名称与含义来源于军事术语，并未否认营卫理论是多因素作用下的产物。长期的临床实践、大体解剖学观察以及生产生活实践，都可以成为医家构建营卫理论的直接或间接材料。营卫学说的发生既有内在实践经验的提升，又有外源理念的移植。

### （三）营卫是一种怎样的存在

营卫是古代医家发现的某种人体结构，还是为解释某些现象经验而构建的理论模型，或两者兼而有之？对营卫存在的辨析，是理解桂枝汤调和营卫这一认识如何形成的基础。

**1.《黄帝内经》描述的营卫**

《黄帝内经》一书对营卫的生成来源、运行方式、生理作用和相互关系皆有详细的描述。《灵枢·营卫生会》所载"人受气于谷，谷入于胃，以传与肺，五脏六腑，皆以受气，其清者为营，浊者为卫，营在脉中，卫在脉外，营周不休，五十而复大会，阴阳相贯，如环无端"，堪为论述营卫生成、循行及两者关系之经典。从这段文字可以看出，营卫来源于水谷精微，是人体内运行的"气"，二者因清浊的不同，分别被古代医家赋予"营气""卫气"之名。营在脉中，卫在脉外，二者阴阳相随，出入内外，循环无端。不难发现，营卫之气言说的语境是气学与阴阳学说。换言之，要想洞悉营卫之气，就必须将语义上溯至中国的气学理论与阴阳学说。其中，气是构成世界的基本物质，如《庄子·知北游》所云"通天下一气耳"；阴阳是对事物属性的划分，任何事物均可分阴阳。

**2. 营卫实体与功能之争**

在追求眼见为实的准则下，人们不遗余力地探求营卫究竟为何物。中华人民共和国成立初期，有关营卫的争鸣将这一讨论推向了高潮。因难以一睹营卫之真身，1957年，胡毓寰首先质疑《辞海》《辞源》《中国医学大辞典》所谓"营即动脉血，卫即静脉血"之说，提出《黄帝内经》之"营是指血液中所运送着的营养物，卫是指血管外的淋巴系统"，拉开了中医界关于营卫大讨论的序幕。周东浩将这次争鸣的焦点归结为：营卫有形还是无形，即营卫是一种解剖结构还是一种生理功能；营气之营养周身是通过运输着的营养物质实现还是血液本身；卫气的防卫作用是维持体温以抵御外界环境的寒热变化，还是指淋巴或者白细胞的防御作用，抑或是神经的机能，等等。

一言以蔽之，营气、卫气是否对应着一种实体存在？如果有，桂枝汤调和营卫是通过作用于该实体发挥功效吗？这种无法通过肉眼观察的机制又是如何被古代医家发现？如果没有，营卫的功能当如何核实、检测？桂枝汤调和营卫的功用形成又应当如何理解？营卫的实体与功能之争显现出中西医理论的差异，人们或许已经认识到中西医学的概念之间没有一个简单的、可以套用的公式。中医学所谓的营卫之气，是在"人之生，气之聚"背景下的言说：体内存在与军事之营卫功能相似的气，二者相互配合，营养并保卫着人体。如果将营养和保卫功能作为标准，在体内探寻具有这样功能的物质，可能不会局限于西医学所说的单一系统，因为按照营养与护卫功能划分的人体系统与西医学的人体系统划分采用了不同的标准。因此，一定是在中医学的语境下，才能说出桂枝汤调和营卫，如果在西医学的语境下言说，桂枝汤将具有抗病毒、解热镇痛、调节免疫等作用。

### （四）桂枝汤被赋予调和营卫功用之始末

#### 1. 药物与方剂发现之回溯

论及桂枝汤被赋予调和营卫功用的过程，有必要先简述一下药物的发现。我们的祖先会患病，出于本能，在患病时会采取或寻找一些减轻、消除病痛的手段方法，其中某些使用或食用后能够治疗疾病的东西被称为"药"。最初，古人根本不知道哪些东西对疾病有效，只能不断尝试，在经历的无数次实践中偶然有所发现。随着一次次成功经验的积累，那些使疾病缓解或痊愈的东西就成了药。人类最初发现的应当是单味药，在某些偶然的情境下，人们将已发现的一些单味药联合使用，意外获得了更好的效果，经过如此反复的实践，各式各样的方剂逐渐产生。另外，方剂很可能是古人"用众"思想指导下的产物。

#### 2. 桂枝汤调和营卫功用的形成

原始状态下，无论是单味药或是方剂，人们只知道它们对疾病有效，但并不知道为什么有效。我们可以设想这样一个场景：在一个兵连祸结的时代，有一位锋镝余生的患者前来求治，医家询证平脉后得知"发热，汗出，恶风，脉缓"诸症，于是给患者开具了包含桂枝、芍药、炙甘草、生姜、大枣五味药的处方，药后效如桴鼓。自此，类似之患者接踵而至，皆覆杯而愈。人们不但需要知道怎么做以解决实际问题，还有追寻为什么的心理诉求。医家在多次取效后难免思考患者患病的原因与药物获效的机制，不断追问终有所获。人之患病，犹如战争，外邪入侵，正邪交争则发热、恶风，同时兼有汗出、脉缓，说明人体固护之力不足，不能全力抗邪，正如战争中敌人入侵，敌我交争，但我方防御之力不足，后方缺乏补给，前后方配合失调，导致战事失利。服药之后，患者温覆取汗，发热恶风等症随之而去，此非祛邪（敌）之外出乎？而具祛邪（敌）之力，必赖人体（军队）之营卫和谐。因而"发热，汗出，恶风，脉缓"是外感风邪、营卫失调，疾病痊愈自是风邪已去、营卫和谐。将营卫失调恢复至营卫和谐的处方则被赋予调和营卫的功用。

这是桂枝汤被赋予调和营卫功用的节略版。事实上，从发现桂枝这味药到组成桂枝汤，再到形成桂枝汤调和营卫的功用认识，可能跨越了百千年。如果这个故事从医家具有营卫理论开始讲起，则更简洁。"头痛，发热，汗出，恶风，脉缓"是感受风邪、营卫失调，服用桂枝汤之后诸症皆消，自然是风邪得去、营卫调和，桂枝汤焉能不具备解肌祛风、调和营卫之功用？如此我们可对桂枝汤调和营卫的功能认识作如下之论证：①营卫失调导致"头痛，发热，汗出，恶风，脉缓"，需要服药调和营卫。②服药后"头痛，发热，汗出，恶风，脉缓"消失是营卫恢复正常，故所服药物具有调和营卫的功用。③又因所服药物是桂枝汤（桂枝、芍药、炙甘草、生姜、大枣），所以桂枝汤具有调和营卫之功用。

### （五）分析桂枝汤调和营卫后的启示

#### 1. 基于战争隐喻的作用机制描述

通过逐层分析桂枝汤如何具备调和营卫的功能，不难发现中医学有关作用机制的概念、描述具有隐喻性，这与第二代体验哲学的理论基础"抽象概念是隐喻的"不谋而合。在战争隐喻的结构中，治疗手段或方法常被隐喻为敌我之外的第三方力量而存在。众所周知，正确的治疗有助于机体康复，错误的治疗将加速病情恶化。因而无论是方剂、针灸，还是药物疗法与非药物疗法，总在充当"调解员"或"作战人员"的角色。高明的调解员可调解矛盾以化解纷争，水平低下的调解员则可能激化矛盾；作战人员既可协助正义力量驱逐外敌，又可助纣为虐引敌深入。治疗手段的介入，使原本"敌 – 我"对立的二元关系演变为有第三方加入的三元关系，然无论二元、三元，都是对战争情景中"人际关系"的类比。

#### 2. 中医学概念的体验性与结构性

中医学的基本概念与命题常不需论证推理而可直接用以解释说明各种生理、病理现象，因此，常常使人忽略其形成背后的具身经验。"阴阳""正邪""营卫"以及在此基础上衍生的医学术语"调和营卫""扶正祛邪"等，这些曾经被认为是天经地义的概念，不过如尼采所言，是一枚失去了印花图案的硬币，现在被认为是金属，而不再是硬币。本文旨在告诫人们不要忘记中医学概念来源的生活世界，同时，强调中医学的任何一个概念都不是孤立存在的，如中医的营卫概念既以气学理论为基础，又具有阴阳的对立统一属性，还在"疾病是战争"的结构隐喻下与正邪概念共同描述疾病发生发展机制。每一个概念都和幕后成体系的知识库紧密相连，组成了一个庞杂的中医知识网络，对网络中任何一个概念的解释，都可能引起"牵一发而动全身"的效应。在当今一切以眼见为实的标准下，中医学的部分概念可能要走向"有目共睹"才能破解争端。

### （六）小结

认知是包括大脑在内的具身的认知，人体的构造决定了人能看到的事物。在不借助仪器设备的情况下，人对外界的感知是有局限的。肉眼可见的光区范围为380～780nm，人耳则仅对20～20000Hz的频率范围敏感。世界的绝大部分存在是人类肉身无法直接感知的，而对不可见事物、运动的描述也只能是隐喻的。"桂枝汤调和营卫的功用如何被说出"旨在揭示"我们如何知道"。通过分析营卫概念的来源与桂枝汤的使用，可以剖析我们是经由什么途径知道桂枝汤具有调和营卫的功用，进而论证中医学抽象概念的隐喻特征。

（贾春华　赖敏）